JN200535

休み時間の ワークブック 薬理学

1テーマ10分

柳澤輝行 小橋 史 著
Yanagisawa Teruyuki　Kobashi Fumi

講談社

ブックデザイン──安田あたる
カバーイラスト──Martine

まえがき

　本書は、看護系の学生を念頭において、医療系・介護系の初学者のための薬理学と薬物治療学の入門書です。

　現代の医療には薬物療法が必須です。薬理学は薬物療法の基礎となるものです。ところが、薬理学は多くの初学者にとって苦手科目の筆頭になっているのが現状です。病気を学んでいない状態でその治療薬を学ばねばならないのですから、学生の皆さんに同情します。

　著者は講談社サイエンティフィクから『休み時間の薬物治療学』を出版するときに、まえがきに「薬物の基礎から治療への道の、迷いやすい所の道しるべ（目の付け所）、渡りにくいところの置石（ちょっと丁寧な説明）になるように、と考えながらこの本を作りました。」と書きました。この度、本書を出版するにあたって、まったく同じ思いであります。ワークブック形式でStageの最後に確認の問題を置くことで、読者の記憶の確認と補強につなげることができると信じております。Level upも含め、ところどころに少し難しい内容と記述があるかもしれません。それは、薬を使いこなすには細かい点まで注意深い配慮が必要であるからです。ですので、すぐ理解できないところは気にしないで、まず本書を読み進め、問題で勘所のキーワードを確認してください。一度読んだ後、飛ばしたところにもう一度挑戦してください。

　この度はかわいい猫のイラストが入り、猫が病気になったり治ったり、薬物分子の追跡者になったりして、活躍してくれています。このおかげできっと読者のイメージを広げてくれているはずです。その上、記憶のための語呂合わせもあります。視覚と聴覚、目と耳で記憶の助けにしたいとも、工夫しています。

　本書は初学者の入門書ではありますが、薬理学や薬物治療学を学びなおしたいと考えている医療人や薬物に興味を持っている一般の人にも手に取って読んでいただきたいと願っております。そして、薬物と治療の世界がもっともっと社会に正しく伝わることを希望しております。

令和元年9月吉日

柳澤輝行、小橋 史

休み時間のワークブック　薬理学

contents

Chapter 4

循環器・血液系に作用する薬 63

Chapter 5

呼吸器・消化器系に作用する薬 97

Chapter 1

作用機序、治療機序、薬物動態、剤形

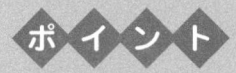 **ポイント**

◆薬の効果は、作用機序と治療機序に分けて学ぼう

◆副作用の要因を理解しよう

◆生体内で情報が伝わるしくみを理解しよう

◆受容体とそのはたらきを理解しよう

◆薬の吸収から排泄までの流れを理解しよう

◆薬の血中濃度が変化するしくみを理解しよう

◆医薬品や剤形の分類を理解しよう

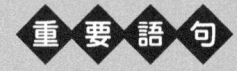 **重要語句**

選択性、特異性、副作用、標的細胞、受容体（レセプター）、アゴニスト、アンタゴニスト、吸収、分布、代謝、排泄、クリアランス、生物学的利用率、剤形

Stage 01 作用機序：分子から細胞レベルまで

薬理学とは

　薬理学とは、病気の診断、治療、または予防に用いられる薬についての正しい知識を与える学問であり、薬物治療と創薬の根幹を担っています。また、薬の投与を受ける人々を守るために、生命と化学物質、疾患と医薬品との関連を危険性と利益の両面から研究します。薬理学では主に薬が生体に与える作用（薬力学）と、生体が薬に与える作用（薬物動態学）を学びます（**図 1-1**）。薬理学を学ぶことで皆さんは生命科学の扉を開けることになります。

薬はリスク！

　薬剤を用いるときには常に、治療効果と有害作用とを考慮して、薬効と副作用のバランス（危険／利益の割合）を考えねばなりません。それゆえに、治療には薬効と副作用に関する薬理学の知識が必須です。「薬はリスク！」なのです。

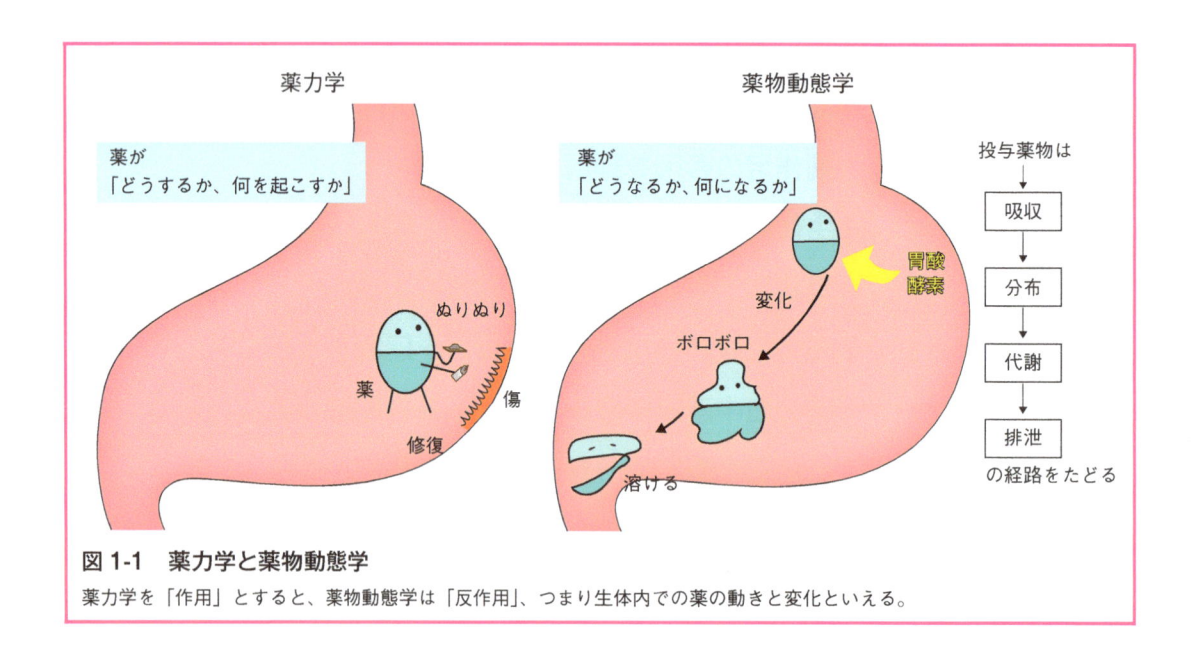

図 1-1　薬力学と薬物動態学
薬力学を「作用」とすると、薬物動態学は「反作用」、つまり生体内での薬の動きと変化といえる。

分けてわかる薬理学

　薬理学を理解するには、階層に分けて薬の効果を考える必要があります。作用機序とは、薬分子が生体分子に結合して、細胞小器官、そして細胞に作用するはたらきのことをいいます（**図 1-2**）。

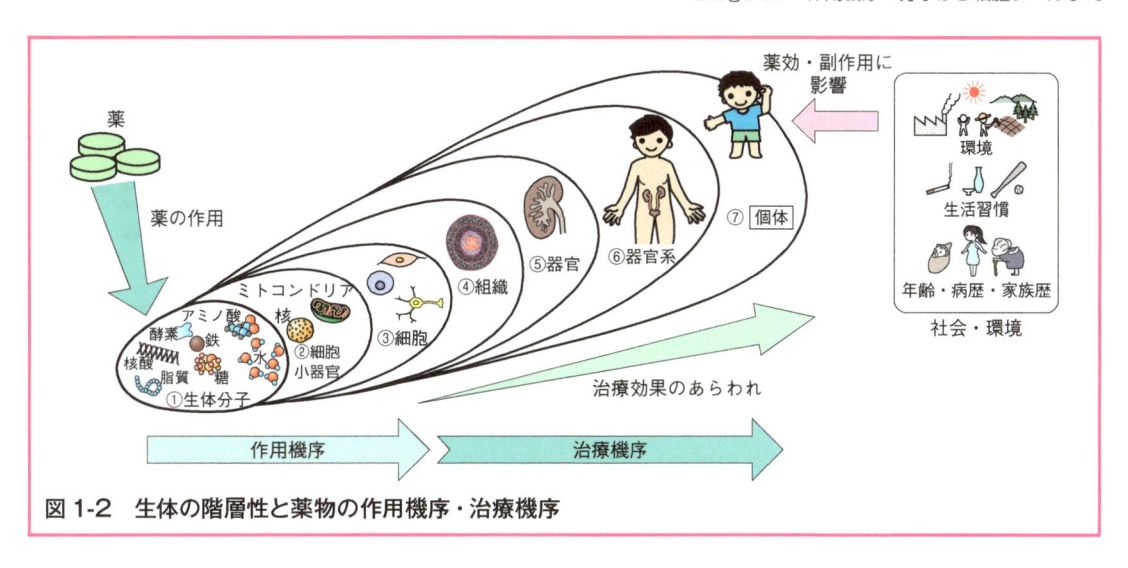

図 1-2　生体の階層性と薬物の作用機序・治療機序

薬分子は生体分子（受容体）に結合して細胞の活動、ひいては個体の状態に影響を与えます。反応が進むときを促進または刺激・活性化、進まないときを抑制・阻害といい、そして本来の分子が結合できなくなるときを遮断・拮抗といいます。薬分子が特定の生体分子と結合するとき、反応する相手がどのくらい限定されるかを**選択性**といいます。極めて選択性が高い場合は**特異性**といいます。

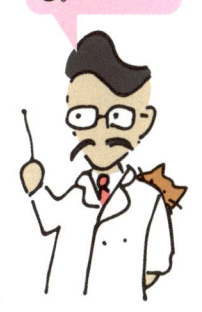

Point
★薬は生体分子に結合して機能を促進または抑制する。
★細胞の種類により薬物への反応は異なる。

練習問題

次の文章の（　　）内に適切な語を入れましょう。

1. （^{1}　　　　）とは、薬の分子が人体の細胞にどのように作用するかのメカニズムのことである。
2. （^{2}　　　　）は、薬が体内の受容体と結合することで反応が進むことである。薬が受容体と結合することで反応が進まなくなることを（^{3}　　　　）といい、本来の分子の結合を阻むことを（^{4}　　　　）という。
3. 薬分子が特定の生体分子と結合するとき、反応する相手がどのくらい限定されるかを（^{5}　　　　）といい、（^{5}　　　　）が極めて高い場合は（^{6}　　　　）という。

【解答】1. 作用機序　2. 促進（刺激・活性化）　3. 抑制（阻害）　4. 遮断（拮抗）　5. 選択性　6. 特異性

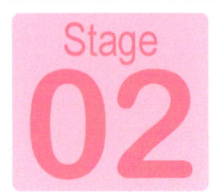

Stage 02 治療機序：細胞から生体レベルまで

　薬物治療では、作用機序をもとに個体までの薬物の効果が治療効果としてどのようなことが期待されるのか、また、副作用としてどんなものがあるのかを考えます。目の前の患者において、年齢、性、体重、仕事、生活習慣、特に、肝機能、腎機能などを考慮し十分に検討します。診断できた疾病の治療や症状の緩和が最重要ですが、「1つ病気を見つけて喜ぶな」という言葉もあるように、ほかの疾患が隠れていることもあるので注意しなければなりません。また、併せもつ病気がある患者には、優れた治療薬でも使えないことがしばしばです。また、併用している薬物や食事、嗜好品との相互作用も考慮します。

用量

　薬効を得るために比較的高い用量を投与すると、他の身体的機能にも影響を与える危険性があり、有害作用や死につながります。たとえば、カルシウム拮抗薬は通常の用量では冠血管拡張や降圧作用という治療効果をあらわしますが、用量が増えるにしたがって血圧が下がりすぎて立ちくらみやショック症状があらわれたり、心拍数が極端に減少したりする有害作用の危険性が増えます。

　薬物の作用の強さの指標として、薬物を投与した半数に作用があらわれる用量が用いられます。

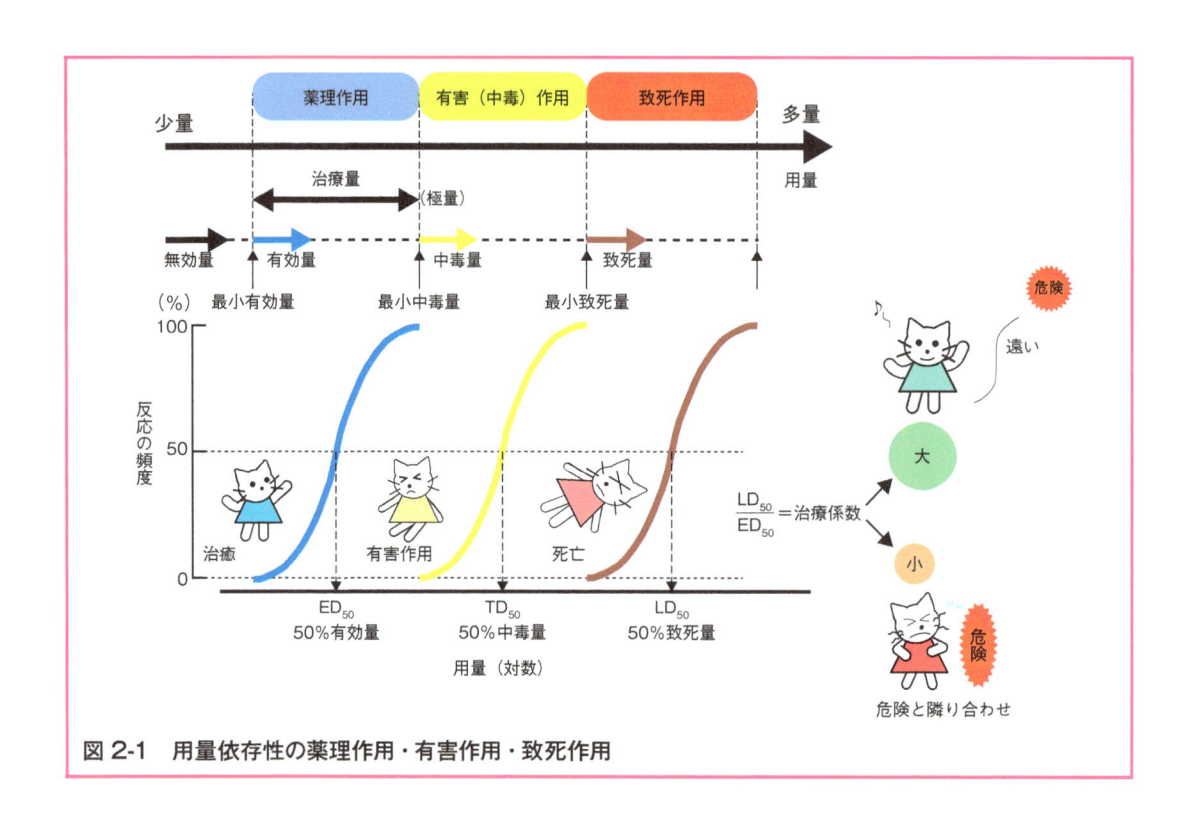

図 2-1　用量依存性の薬理作用・有害作用・致死作用

たとえば、半数の個体に薬理作用があらわれる量を50％有効量（ED_{50}）といいます。薬理作用があらわれる最小の量は最小有効量、すべての個体に薬理効果があらわれこれ以上用いると危険な量は極量といいます。同じように、半数の個体に有害（中毒）作用があらわれる量を50％中毒量（TD_{50}）といい、半数の個体が死亡する量を50％致死量（LD_{50}）といいます。LD_{50}とED_{50}の比（LD_{50}/ED_{50}）を治療係数といい、この値が大きいほど安全性が高い薬といえます（**図2-1**）。

薬剤の有害作用と副作用

　薬の望ましい作用（主作用、薬効）は疾患の症状を軽減するように生体機能を変化させることです。しかし、薬物はときに有害作用をあらわすこともあり、狭い意味での副作用とよばれます。

　有害作用の原因には①薬理学的作用に基づくもの（**表2-1**）と、②特異体質（感受性の亢進、遺伝的因子）や過敏症などの体質が影響するもの（例：薬物アレルギー、薬物過敏症）に大別できます。一方、有益な副作用もあり、副作用が創薬の出発点となることもあります。

　また、ある医薬品が特定の患者に悪影響を及ぼすために禁止されていることを**禁忌**とよびます。有名な例として、緑内障患者への抗コリン薬や、気管支喘息患者へのβ遮断薬が禁忌です。投薬のみでなく、医療行為全般に禁忌があります。

表2-1　薬理学的作用に基づく副作用の要因

要因	例
薬物動態の変化	加齢、肝機能障害、腎機能障害、遺伝子多型
薬力学の影響と変化	薬物の特異性の欠如、受容体や酵素の活性および量的変化
投与上の問題点	適応疾患、併せもつ疾患、用法用量の不適正
相互作用	併用投与の薬物との相互作用（相性）、飲食物や嗜好品との相互作用（相性）

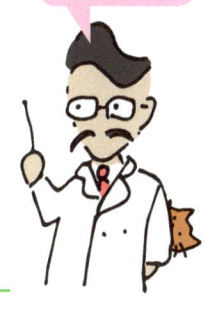

Point
★すべての物質は用量次第で毒物になる。物質そのものが毒物というわけではない。（パラケルスス）

練習問題

次の文章の（　）内に適切な語を入れましょう。

1. 50％致死量を50％有効量で割った値を（¹　　　）といい、この値が（²　　　）ほど、投与量に注意が必要である。
2. 薬は有害作用をあらわすことがあり、狭い意味での（³　　　）とよばれる。医薬品が特定の患者に悪影響を及ぼすために禁止されていることを（⁴　　　）という。

【解答】1. 治療係数　2. 小さい　3. 副作用　4. 禁忌

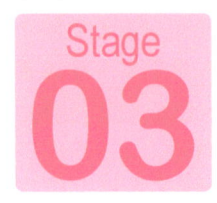

Stage 03 情報伝達系

生体内情報伝達機構

　生体は外界からの刺激を受容し、それに対処するための情報を、対応する体内の器官または組織に送らなければなりません。この中心的な役割を果たしているのが神経系ですが、これに加えて、内分泌（エンドクリン endocrine）系、オータコイド（autacoid）・免疫（immune）系があります（**表3-1、3-2**）。薬物にはこの情報伝達系に作用して治療効果をあげるものが数多くあります。情報を受け取る細胞は標的細胞（効果器細胞）とよばれます。標的細胞に存在し、伝達物質と反応する、つまり情報を最初に受け取る分子を受容体（レセプター）といいます。

表 3-1　生体内情報伝達機構

	伝達様式	伝達物質
神経系	ON スイッチ　は〜い　伝達物質　標的細胞 電気信号（活動電位の伝導）で遠い局所まで速く伝える。標的細胞には神経伝達物質が作用する。	ドパミン ノルアドレナリン アセチルコリン セロトニン ヒスタミン
内分泌系	伝達物質　血管　標的細胞 血液を介して伝達物質が標的細胞に届く。伝達速度は比較的遅く、長時間作用する。	インスリン アドレナリン チロキシン 糖質コルチコイド 性ホルモン
オータコイド・免疫系	標的細胞　伝達物質　標的細胞 伝達物質を出す細胞と標的細胞は同一組織内かその近くにある。	ヒスタミン セロトニン プロスタグランジン類 サイトカイン 一酸化窒素

神経系では活動電位の伝導により神経終末から伝達物質を放出する。伝達物質はシナプス間隙を拡散して受容体に結合する。内分泌系ではホルモンが血液中に分泌され血流を介して運ばれ受容体に到達する。一方オータコイド・免疫系は、組織内に分泌され、組織内で拡散によって標的細胞の受容体に達する（パラクリン）。一部では自分自身を刺激したり（オートクリン）、細胞表面のリガンドと受容体とが細胞同士で接着する（ジャクスタクリン、例：マクロファージからT細胞への抗原提示、白血球の内皮細胞への接着）こともある。

表3-2　受容体に関連する重要な用語

アゴニスト（作動薬、作用薬、刺激薬）	結合すると受容体を刺激（活性化）する物質。ときには抑制するものもある。「受容体作動薬」「受容体作用薬」「受容体刺激薬」の「受容体」の部分が省略され、単に「作動薬」「作用薬」「刺激薬」などとして使われることも多い。
→部分アゴニスト	受容体に結合しても、最大の効果を発揮できないアゴニスト。
→逆アゴニスト	受容体に結合し、受容体の構成的活性を抑え、かえって逆方向の反応が細胞に生じる物質。
アンタゴニスト	受容体に結合しても、受容体を刺激（活性化）しない。原則として、アゴニストの作用を阻害する薬物。例：アンジオテンシンアンタゴニスト＝ACE阻害薬＋ARB（p.76）
→遮断薬	受容体に結合し、受容体の活性化を抑える物質。それ以外ではイオンチャネルに結合して開けなくしたり、イオン電流を抑制・遮断する薬物という意味の場合もある。
→拮抗薬	伝達物質の結合を妨害して、受容体の活性化を抑える薬物。例：競合的拮抗薬
インヒビター（阻害薬）	主に酵素活性を阻害するという意味で用いられる。例：アンジオテンシン変換酵素（ACE）阻害薬
受容体（レセプター）	薬物が結合する生体分子。結合により細胞機能に影響を及ぼす。
→受容体結合部位	受容体分子の中で、直接生体物質や薬物分子の結合が起こる部分。
濃度反応曲線	薬物の濃度（対数）をX軸、効果をY軸にプロットしたグラフ。S字状になる。薬物の定量化のため、効力（ポテンシー：X軸）と最大効果（エフィカシー：Y軸）を求めるために重要。
リガンド	受容体に結合する因子の総称。アゴニストもアンタゴニストも受容体のリガンドである。

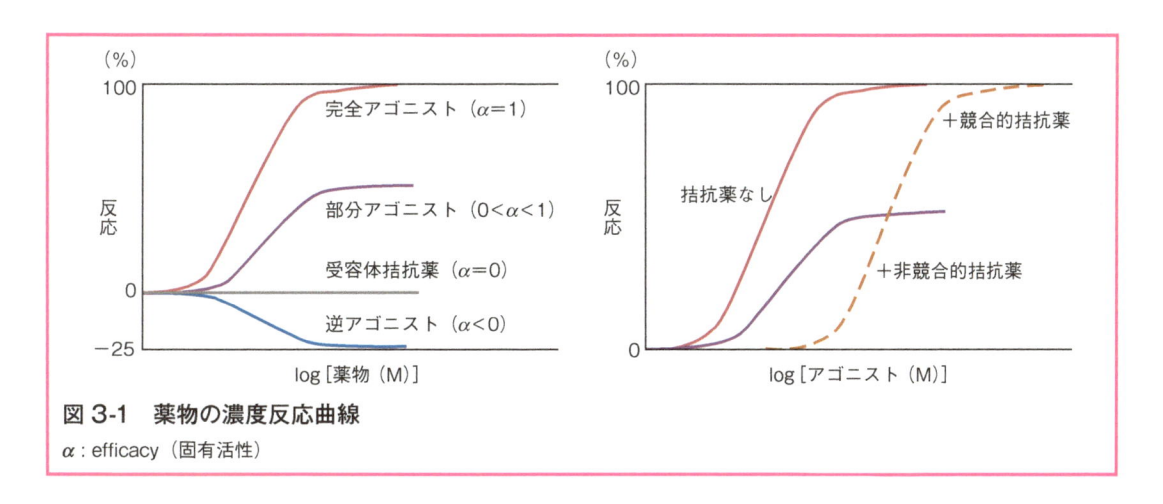

図3-1　薬物の濃度反応曲線

α：efficacy（固有活性）

練習問題

次の文章の（　　）内に適切な語を入れましょう。

1. 情報を受け取る細胞は（¹　　　　）とよばれ、（¹　　　　）に存在し伝達物質と反応する分子は（²　　　　）とよばれる。

2. 人間の情報伝達系には、大きく3種類に分けられる。（³　　　　）系は、細胞内伝達が電気信号で、標的細胞には神経伝達物質が作用する。（⁴　　　　）系は、血液を介して伝達物質が標的細胞に伝わる。比較的（⁵ 長・短）時間作用する。（⁶　　　　　　）系は、伝達物質を出す細胞と標的細胞が同一組織内にある場合が多い。伝達方式でさらに（⁷　　　　　　）、（⁸　　　　　　）、（⁹　　　　　　）の3種類に分類される。

Point

★情報伝達機構は、神経系、内分泌系、オータコイド・免疫系。

【解答】1. 標的細胞　2. 受容体（レセプター）　3. 神経　4. 内分泌　5. 長　6. オータコイド・免疫　7〜9. パラクリン、オートクリン、ジャクスタクリン（順不同）

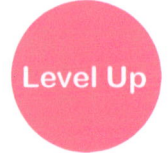 ## 受容体という概念

受容体と細胞内情報伝達系

　細胞外と細胞内とでは環境がまったく違います。細胞内で情報がはたらくためには、外と内との連絡を正確に行わなければなりません。この機能を担うものが、細胞表面に分布する細胞膜受容体です（**図1**）。細胞膜受容体はその信号変換様式から大別して①酵素共役型、②イオンチャネル内蔵型、③Gタンパク質共役型（GPCR）に分類されます（**表1**）。さらに、細胞内受容体（細胞質受容体、核内受容体）や薬物受容体としての輸送体（**表2**）や酵素（**表3**）もあります。

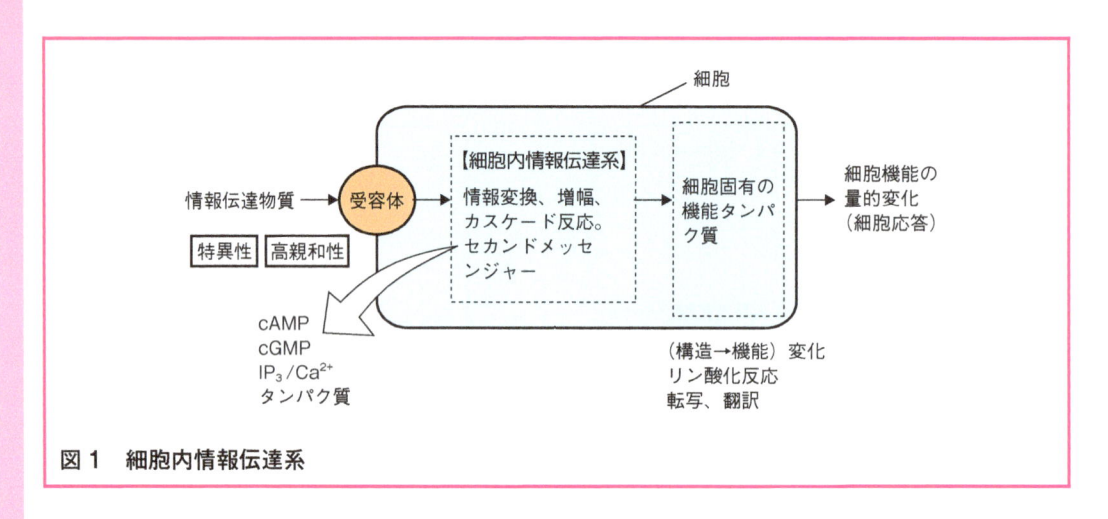

図1　細胞内情報伝達系

表1　受容体の分類と構造

	酵素共役型	イオンチャネル内蔵型	Gタンパク質共役型（GPCR）	細胞内受容体
細胞外 細胞膜 細胞内				
受容体	チロシンキナーゼ受容体、サイトカイン受容体、ナトリウム利尿ペプチド受容体	ニコチン受容体、セロトニン 5-HT$_3$ 受容体、グルタミン酸受容体、GABA$_A$ 受容体	ムスカリン受容体、アドレナリン受容体、ドパミン受容体、セロトニン受容体、ヒスタミン受容体、グルタミン酸受容体、GABA$_B$ 受容体、エイコサノイド受容体、ニューロペプチド受容体	ステロイドホルモン受容体、甲状腺ホルモン、レチノイン酸、ビタミンD、ペルオキシソーム増殖剤活性化レセプター
代表的な薬物	インスリン、インターフェロン	局所麻酔薬、I群抗不整脈薬、抗てんかん薬、カルシウム拮抗薬、ダントロレン	アセチルコリン、ノルアドレナリン	ステロイドホルモン甲状腺ホルモン

表2　薬物受容体としての輸送体

	輸送物質	関連する代表的薬物・毒物
イオンチャネル	ナトリウム（Na^+）	局所麻酔薬、I群抗不整脈薬、抗てんかん薬、トリアムテレン（利尿薬）、テトロドトキシン（フグ毒の成分）、アコニチン（トリカブト毒の成分）
	カルシウム（Ca^{2+}）	カルシウム拮抗薬、ダントロレン（筋弛緩薬）
	カリウム（K^+）	III群抗不整脈薬、スルホニル尿素（SU）薬、ニコランジル（狭心症治療薬）、吸入麻酔薬
	塩素イオン（Cl^-）	ベンゾジアゼピン系薬（抗不安薬、催眠薬、抗てんかん薬【$GABA_A$受容体】）
イオンポンプ	ナトリウム（Na^+）	ジギタリス（うっ血性心不全治療薬）
	プロトン（H^+）	プロトンポンプ阻害薬（消化性潰瘍治療薬）
トランスポーター	セロトニン	三環系抗うつ薬、SSRI（選択的セロトニン再取り込み阻害薬、抗うつ薬）
	ノルアドレナリン	三環系抗うつ薬、SNRI（セロトニン・ノルアドレナリン再取り込み阻害薬、抗うつ薬）、アンフェタミン
	ドパミン	コカイン（局所麻酔薬、覚醒作用）、アンフェタミン
	小胞モノアミン	レセルピン（阻害、アミン枯渇）
	$Na^+/K^+/2Cl^-$	ループ利尿薬
	Na^+/Cl^-	サイアザイド系利尿薬
	Na^+／グルコース	ナトリウム・グルコース共輸送体（SGLT）2阻害薬（糖尿病治療薬）
	コレステロール	エゼチミブ（脂質異常症治療薬）

表3　薬物受容体としての酵素

薬物標的分子	代表的薬物
アセチルコリンエステラーゼ（AChE）	コリンエステラーゼ阻害薬（ドネペジル：認知症治療薬、フィゾスチグミン、エドロホニウム、サリン）
アンジオテンシン変換酵素（ACE）	ACE阻害薬（カプトプリル、高血圧症治療薬）
ホスホジエステラーゼ（PDE）	テオフィリン（平滑筋弛緩薬）、ミルリノン（強心薬）、シロスタゾール（抗血小板薬）、シルデナフィル（勃起不全ED治療薬）
HMG-CoA還元酵素	スタチン系薬（脂質異常症治療薬）
シクロオキシゲナーゼ（COX）	非ステロイド性抗炎症薬（NSAIDs）、セレコキシブ（COX2阻害）
キサンチンオキシダーゼ	アロプリノール、フェブキソスタット（痛風・高尿酸血症治療薬）
炭酸脱水酵素	アセタゾラミド（利尿薬、緑内障治療薬）、ゾニサミド（抗てんかん薬、抗パーキンソン病薬）
逆転写酵素	ジドブジン、ネビラピン（HIV感染症治療薬）
ジヒドロ葉酸還元酵素	メトトレキサート（抗悪性腫瘍薬、抗リウマチ薬）、トリメトプリム（抗菌薬ST合剤の成分）

Gタンパク質共役型受容体（GPCR）とセカンドメッセンジャー

　GPCRは細胞膜を7回貫通する構造をしていて、そのアゴニストを感受すると細胞内のGタンパク質に結合、活性化します。活性化したGタンパク質はそれぞれの効果器分子で、セカンドメッセンジャーを介して作用します（**表4**）。

表4　GPCRから作用まで

受容体	Gタンパク質	効果器分子、セカンドメッセンジャー（カッコ内は作用を表す）
β、D_1、H_2	Gs	AC（活性化）、cAMP（↑、心拍数増加、心収縮力増加）
α_2、M_2、D_2、μ、ソマトスタチン、$GABA_B$	Gi	AC（抑制）、cAMP（↓、心筋収縮力低下） K^+チャネル（開口、過分極、心拍数減少） シナプス前Ca^{2+}チャネル（遮断、放出抑制【自己受容体】）
α_1、M_1、M_3、H_1、AT_1、$5-HT_{1C}$	Gq	PLC（活性化）、IP_3（生成）、$[Ca^{2+}]_i$（↑、血管平滑筋収縮）
トロンビン、TXA_2、AT_1	G12	細胞骨格再編成や細胞増殖に関与する。平滑筋ではCa感受性を高め収縮力を増強する。
ロドプシン（光受容体）	Gt	PDE-6（活性化）、cGMP（↓、過分極）

AC：アデニル酸シクラーゼ、PLC：ホスホリパーゼC、PDE-6：ホスホジエステラーゼ-6

Stage 04 薬物動態①：薬の吸収、分布、代謝、排泄

薬物動態と生体膜通過

薬物は投与されてから、吸収、分布、代謝、排泄の過程をたどります。脂質二重層でできている生体膜を通過できるかどうかが、薬物の吸収、細胞内や細胞小器官への移行（分布）を決定します。物質は3つの方法①拡散、②輸送、③小胞輸送で生体膜や細胞を通り抜けます（**図4-1**）。ほとんどの薬物は拡散あるいは輸送で通過します。

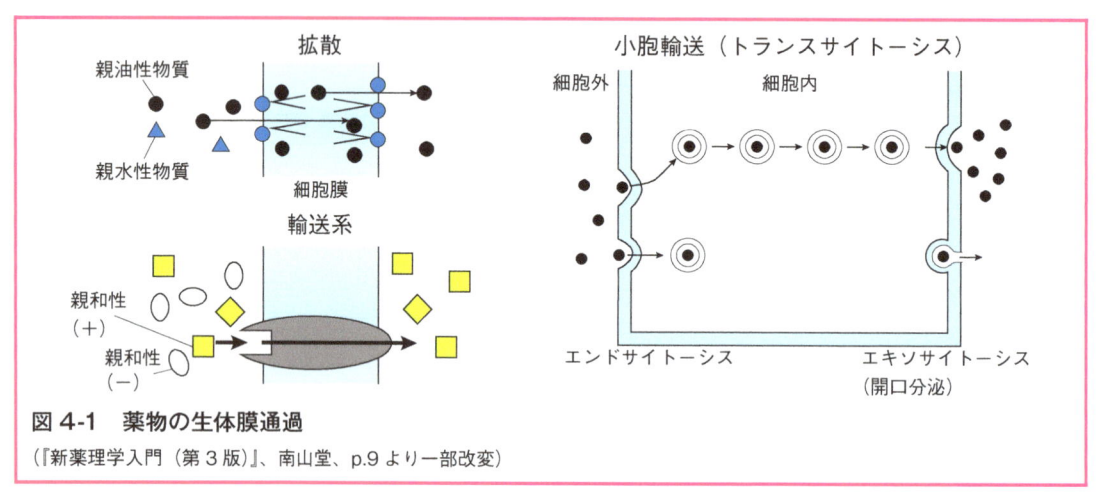

図4-1　薬物の生体膜通過
（『新薬理学入門（第3版）』、南山堂、p.9 より一部改変）

薬の吸収と分布

薬物は血液中に入る（吸収される）前に、皮膚と粘膜からなる関門を通過しなければなりません。静脈内注射（静注）は吸収のバリアーをバイパスしていることになります。

吸収された薬物は血流により組織に到達し、細胞外液や細胞内にも分布します（分布容積、p.12）。薬物の中には組織との結合が強いために、排泄が行われなくても、血中濃度が速やかに低下するものがあります。血液内で薬物は血漿タンパク質（アルブミンが主要）と速やかに結合します。この結合は可逆的で、細胞にはたらきかけるのは、遊離型の薬物です（**図4-2**）。

薬物の生体内変化（代謝）

多くの薬物は体内で化学変化を受け、これを生体内変化といいます。生体内変化は原則として薬物の不活性化（効果の消失）と親水性の増加を伴います（**図4-3**）。親水性が増すことにより膜透過性が低くなり、尿細管からの再吸収が減少するため、腎臓から排泄されやすくなります。薬物の完全な不活性化と再吸収ゼロを目的としたものが、薬物代謝第二相の抱合反応です。

薬の排泄と除去

薬物とその代謝物は主に腎臓から尿中に排泄されます。肝臓から胆汁を通じての排泄経路もあります。代謝と排泄を合わせて体内から薬物が失われることを、除去（消失）とよびます。

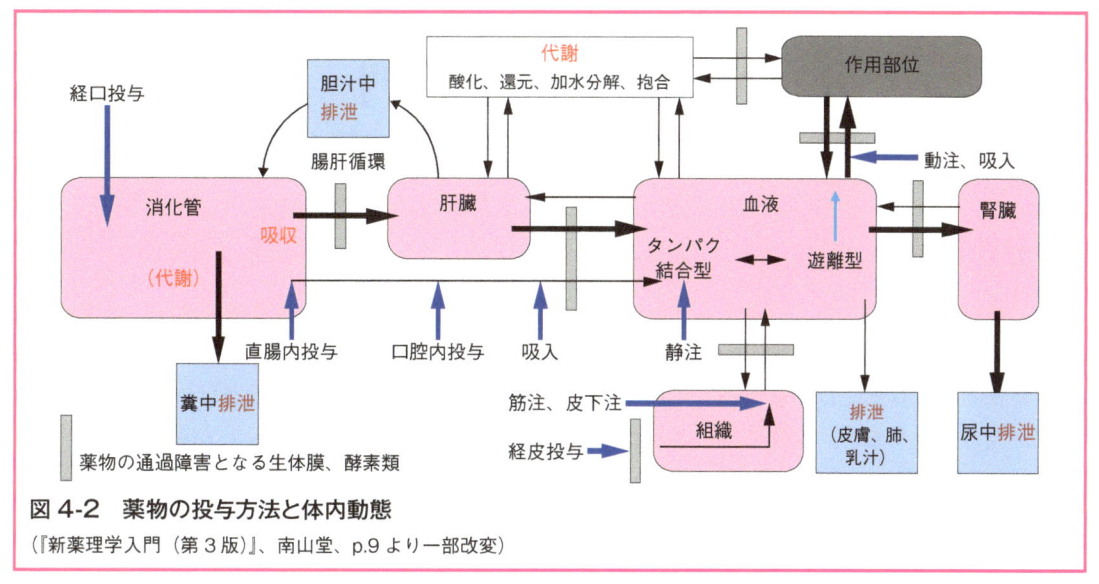

図 4-2　薬物の投与方法と体内動態

（『新薬理学入門（第3版）』、南山堂、p.9 より一部改変）

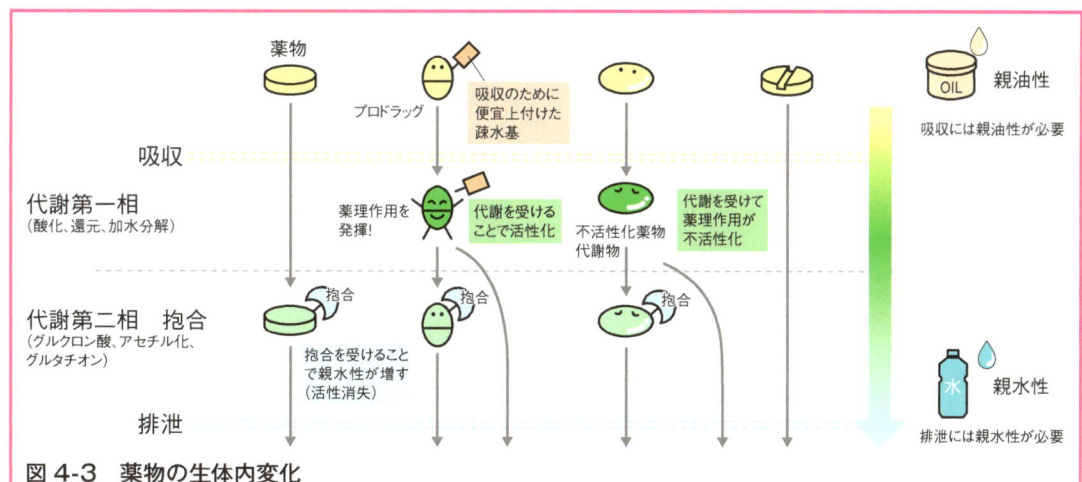

図 4-3　薬物の生体内変化

生体内変化を逆に利用したのがプロドラッグで、薬物を不活性な形で効率よく吸収させた後、生体内で薬物代謝第一相、特にエステラーゼによる加水分解で活性をもつようにデザインした薬物である。

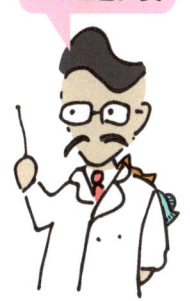

Point

★薬物動態の過程の頭文字を取ってADMEという。

練習問題

次の文章の（　　）内に適切な語を入れましょう。

1. 薬物は体内に投与されてから、吸収、（¹　　　　）、代謝、（²　　　　）の過程をたどる。
2. 薬物代謝での化学変化は原則として、薬物の（³　　　　）化と親（⁴　　　　）性の増加を伴う。
3. 薬物とその代謝物は主に（⁵　　　　）から尿中に排泄される。

【解答】1. 分布　2. 排泄　3. 不活性　4. 水　5. 腎臓

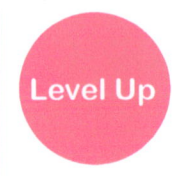

Level Up　分布容積と血液脳関門

分布容積

　薬物が体内に均等に分布すると仮定したときの見かけの容積を分布容積（Vd）といいます。薬物の体内にある量（D）と血中濃度（c）がわかっているときは、Vd ＝ D/c で求められます。薬物が細胞膜または細胞小器官の膜に結合し蓄積するときには、均等分布は生じないので Vd が大きくなります。血漿タンパク質に結合する割合の高い薬物は分母（c）が大きくなるので、Vd が小さくなります（**図1**）。

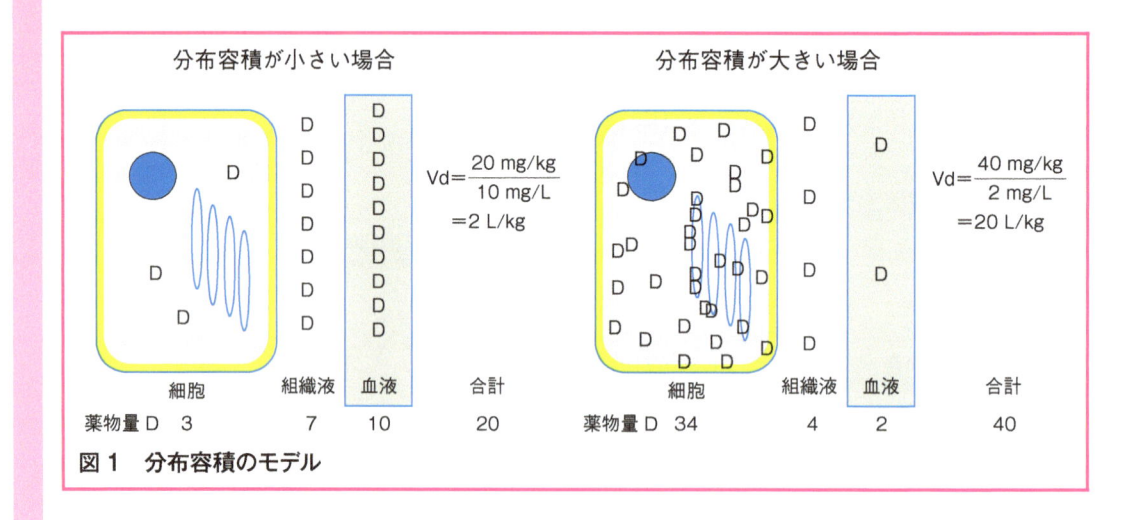

図1　分布容積のモデル

血液脳関門

　血液中から脳と脊髄（中枢神経系）への物質の移行を制限する機能を血液脳関門（blood-brain barrier：BBB）といいます。BBB は、脳の毛細血管の内皮細胞、周皮細胞（ペリサイト）、アストロサイト（グリア細胞の1つ。細胞体から複雑な形の突起を伸ばして、脳の空間を満たしています）により形成されています（**図2**）。内皮細胞は密着結合（タイトジャンクション）で強く結合し隙間がなく、小胞性輸送も少ないです。さらにアストロサイトの突起が毛細血管を包んで異物の透過を阻んでいます。これらをかいくぐって中に入れても、能動的な P 糖タンパク質ポンプで血液側に排出される物質も数多くあります。なお P 糖タンパク質とは、消化管粘膜、腎尿細管上皮細胞、脳血管内皮細胞（BBB ですね）などで、異物や薬物などを ATP のエネルギーを用いて細胞外へ排出する ABC トランスポーターファミリーの1つです（**図3**）。

　BBB は有害物質などから脳組織を保護するための生理的機能で、薬物の移行も制限します。そのため、局所麻酔薬を腰椎穿刺で脊髄腔に投与（髄腔内投与、Stage 14）したり、中枢神経

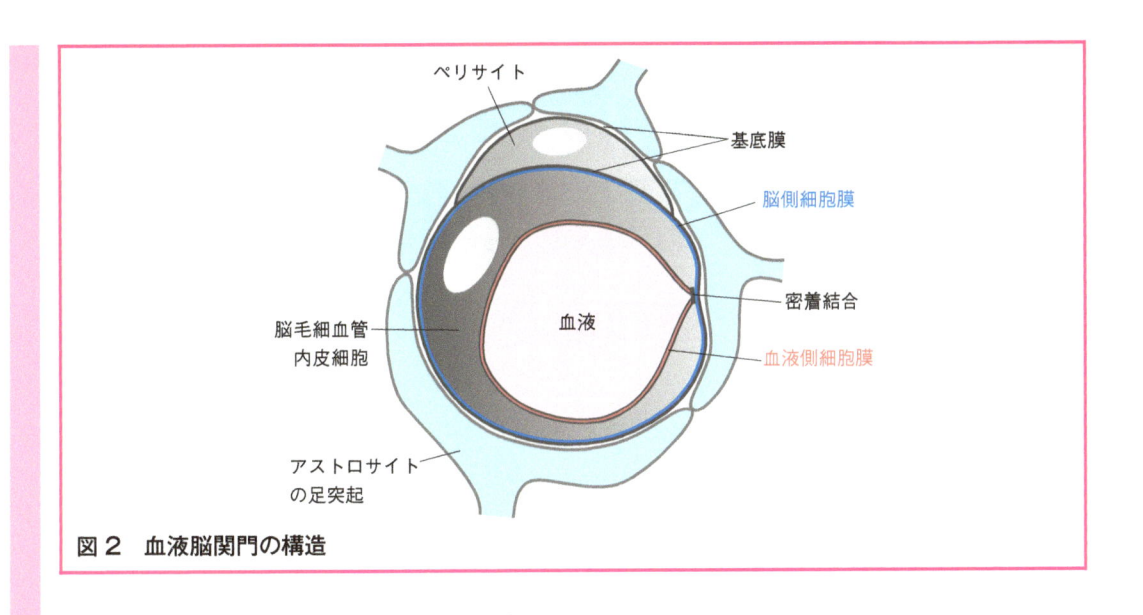

図2 血液脳関門の構造

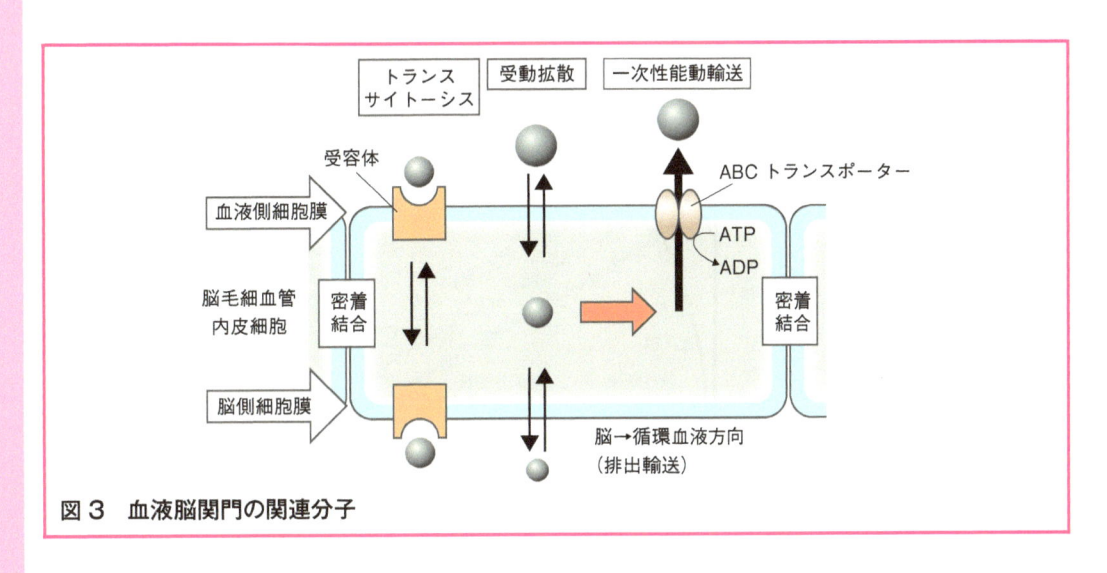

図3 血液脳関門の関連分子

系に移行しにくい抗生物質を脳脊髄炎や髄膜炎のときに脊髄腔内に注射したりする必要があります。

 Stage 05 薬物動態②：血中濃度の時間経過

薬物の血中濃度の時間経過

1）血中濃度の時間経過の成因

薬物は体内に取り込まれ、いくつかの経路を経て除去されます。薬物の血中濃度は流入（吸収や静注による）と流出（代謝・排泄による）により決まります（図4-2）。

経口投与の場合、薬物は胃腸の粘膜から吸収され、血中濃度が上昇します。血流にのって薬物が個々の臓器に到達し取り込まれる（分布）と、血中濃度が低下します（**図 5-1**）。肝臓と腎臓への薬物の流入は、それぞれ代謝、排泄臓器に入ることを意味します。

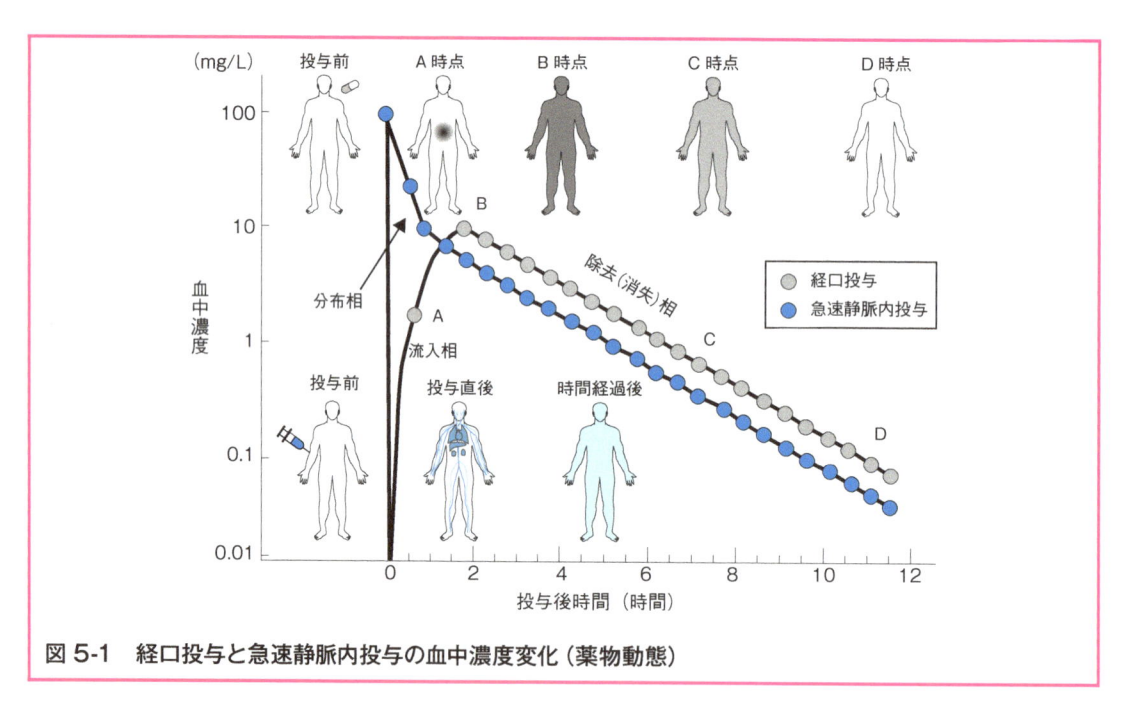

図 5-1　経口投与と急速静脈内投与の血中濃度変化（薬物動態）

2）薬物濃度の時間依存性

薬物の吸収と除去（消失）は時間的に指数関数であらわされます。薬物濃度の半減する時間間隔（半減期、$t_{1/2}$）は常に一定になります（**図 5-2**）。単位時間内に薬物が完全に除去される血漿量を仮定的に考えたものをクリアランスといいます。腎クリアランスという場合、尿中に排泄されるある物質について、どれくらいの血漿が完全に浄化されるかを示します。

3）静脈内1回投与（図5-1）

薬物を静脈内に1回で注射すると、体内分布が除去よりはるかに速く起こります。これは血液供給の良い臓器（脳、肺、心臓、肝臓、腎臓）が他の臓器よりはるかに多くの薬物を受け取って、薬物がまずそこに分布するからです。血中濃度は最初速やかに、次いでゆっくりと低下します。

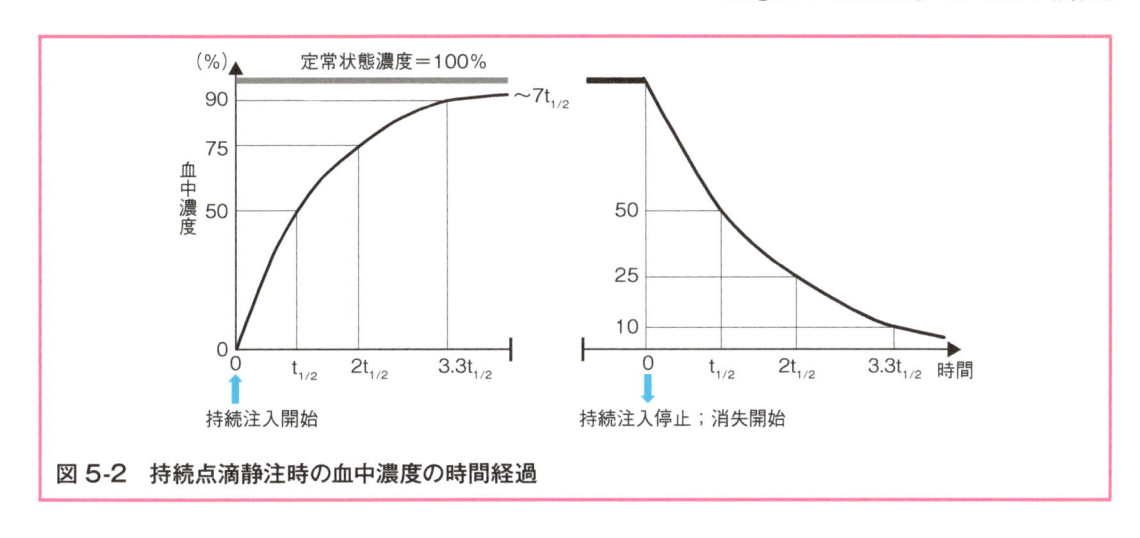

図 5-2　持続点滴静注時の血中濃度の時間経過

4）曲線下面積と生物学的利用率

　投与された薬物が、どれだけ全身循環血中に到達し作用するかの指標を生物学的利用率（バイオアベイラビリティ）といいます。静脈内投与だと100％ですが、それ以外の投与方法だと全身循環に移行する前に消化管や肝臓で代謝される（初回通過効果）ので、値は小さくなります。生物学的利用率は、非静脈内投与時の血中濃度–時間曲線下面積（AUC）を静脈内投与時 AUC で割ることで求められます（図6-1 も参照）。

蓄積と効果減弱

　薬が有効であるためには、治療有効濃度を維持し、かつ中毒濃度を避けなければなりません。経口投与では1日総用量を2〜3回に分割する方法が用いられています。決められたとおりに服用され有効濃度を維持した薬物でも、腎性排泄の変化や、肝臓の薬物代謝酵素の誘導や抑制により、除去が促進され効果が減弱することもあれば、代謝が遅れ中毒濃度に達することもあります（図7-2左も参照）。

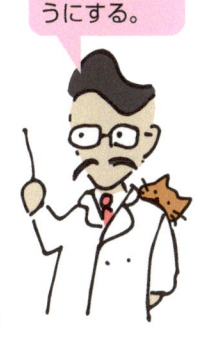

Point
★薬効を得るには、治療有効濃度を維持し、中毒濃度を超えないようにする。

練習問題

次の文章の（　）内に適切な語を入れましょう。

1. 薬物の血中濃度が半減する時間間隔を（¹　　　　）とよび、この時間間隔は、常に（²　　　　）である。
2. 薬物が完全に除去される単位時間あたりの血漿量を仮定的に考えたものを（³　　　　）という。
3. 投与された薬物がどれだけ全身循環血中に到達し作用するかの指標を（⁴　　　　）という。

【解答】1. 半減期　2. 一定　3. クリアランス　4. 生物学的利用率（バイオアベイラビリティ）

Stage 06 剤形

医薬品の剤形

薬は、その物理化学的性質や使用目的に応じて、錠剤、注射剤、軟膏剤などさまざまな剤形の製剤に加工して、患者に用いられます。日本薬局方*の製剤総則には、投与経路および適用部位別と生薬関連の合計 12 種類に分類して製剤が掲載されています（**表 6-1**）。剤形や投与方法による血中濃度の時間的変化を**図 6-1** に示します。

表 6-1 剤形の分類

1	経口投与する薬剤	錠剤、カプセル剤、顆粒剤、散剤、経口液剤、シロップ剤、経口ゼリー剤
2	口腔内に適用する製剤	口腔用錠剤（トローチ）、口腔用液剤、口腔用スプレー剤、口腔用半固形剤
3	注射により投与する製剤	注射剤
4	透析に用いる製剤	透析用剤
5	気管支・肺に適用する製剤	吸入剤
6	目に投与する製剤	点眼剤、眼軟膏剤
7	耳に投与する製剤	点耳剤
8	鼻に投与する製剤	点鼻剤
9	直腸に適用する製剤	坐剤、直腸用半固形剤、注腸剤
10	膣に適用する製剤	膣錠、膣用坐剤
11	皮膚などに適用する製剤	外用固形剤、外用液剤、スプレー剤、軟膏剤、クリーム剤、ゲル剤、貼付剤
12	生薬関連製剤	エキス剤、丸剤、酒精剤、浸剤・煎剤、茶剤、チンキ剤、芳香水剤、流エキス剤

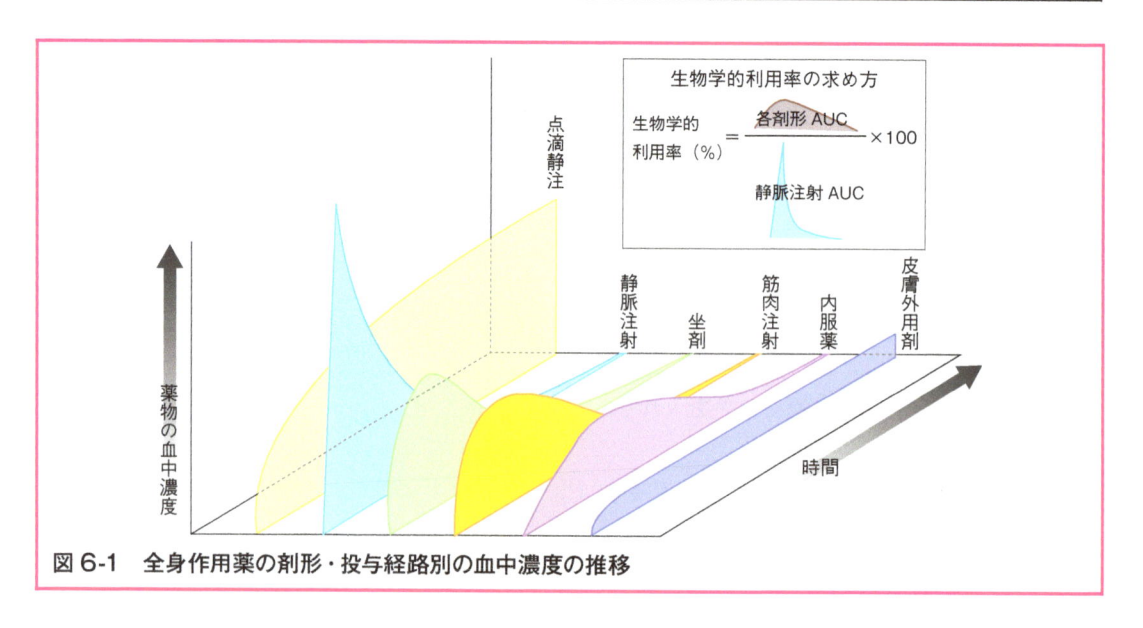

図 6-1 全身作用薬の剤形・投与経路別の血中濃度の推移

---

* 日本薬局方：薬機法第 41 条により、医薬品の性状及び品質の適正を図るため、厚生労働大臣が薬事・食品衛生審議会の意見を聴いて定めた医薬品の規格基準書。

医薬品の種類

医薬品は、体内に入る経路により、内用薬、外用薬、注射薬に分類されます。経口投与と非経口投与、また全身投与と局所投与のようにも分類できます。使用区分から、医療機関で取り扱う医療用医薬品と、医師の処方せんや指示なしに市中の薬局で購入できる一般用医薬品（OTC 薬：over-the-counter drug）に分けられます。

薬機法*（旧名は薬事法）では、医薬品のうち毒性、劇性の強いものを、毒薬、劇薬として厚生労働大臣が品目を指定し、

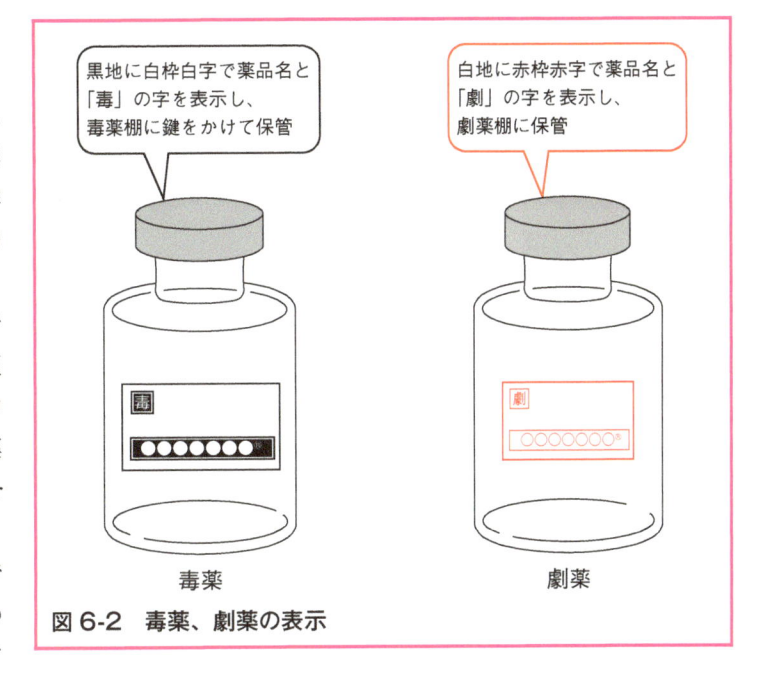

黒地に白枠白字で薬品名と「毒」の字を表示し、毒薬棚に鍵をかけて保管

白地に赤枠赤字で薬品名と「劇」の字を表示し、劇薬棚に保管

毒薬　　　　　　　劇薬

図 6-2　毒薬、劇薬の表示

取り扱いを定めています（**図 6-2**）。毒薬、劇薬以外のものは普通薬といい、薬用量と致死量との幅が広い医薬品を指します。またそのうち、扱い方により生体に危害を及ぼす可能性のあるものを要指示薬といい、日本薬局方では薬物名の後に要と記します。また、麻薬と向精神薬はその依存性ゆえに、麻薬及び向精神薬取締法により、厳重な管理が義務付けられています。

＊薬機法：正式名は「医薬品、医療機器等の品質、有効性及び安全性の確保等に関する法律」。進歩の著しい医療機器や将来性のある再生医療を見すえた薬事法を改正し、2014 年（平成 26 年）11 月に施行された。

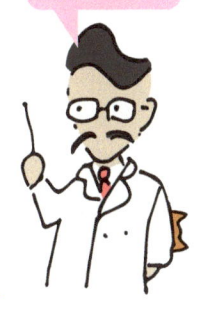

Point

★麻薬、向精神薬、毒薬、劇薬は、法律で厳しい管理が義務付けられている。

練習問題

次の文章の（　　）内に適切な語を入れましょう。

1. 医薬品は、体内に入る経路により（¹　　　）薬、（²　　　）薬、（³　　　）薬に分類される。また、医療機関で取り扱う（⁴　　　）医薬品と市中の薬局で購入可能な（⁵　　　）医薬品（OTC）に分類される。

2. 麻薬および向精神薬は、（⁶　　　）性があるため厳重な管理が義務付けられている。

【解答】1 ～ 3. 内用、外用、注射（順不同）　4. 医療用　5. 一般用　6. 依存

Stage 07 薬物療法

チーム医療と薬物療法

　薬物療法でも、医師・看護師・薬剤師の連携により、安全かつ有効な医療と患者の早期回復が図られます（**図7-1**）。人数が多く、患者と接する時間が多い看護師は、①誤薬の防止、②治療効果の確認、③有害作用の早期発見と予防、④服薬に関する患者指導、⑤患者・家族に対する治療の説明、⑥患者情報の医師・薬剤師への報告と共有など、重要な役割をもっています。

　誤薬の防止のために、医薬品に関して以下の5つのRが提唱されていて、個々の場面で確認が求められています。

① Right patient：正しい患者　　② Right drug：正しい薬物　　③ Right dose：正しい量
④ Right route：正しい投与経路　　⑤ Right time：正しい時間

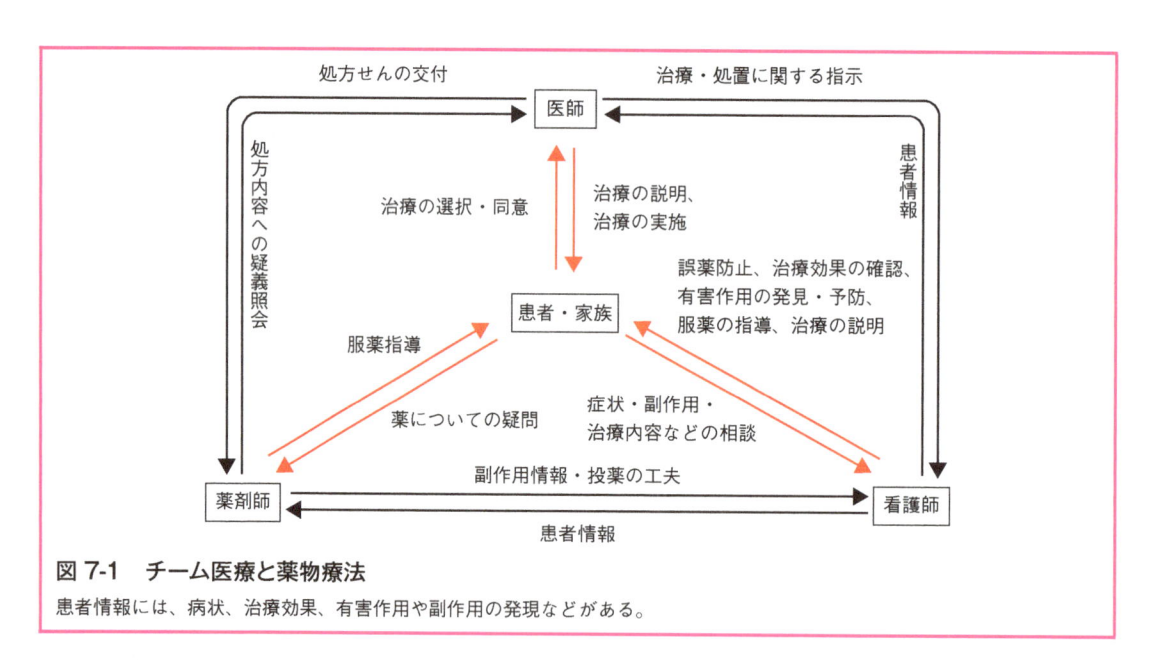

図 7-1　チーム医療と薬物療法
患者情報には、病状、治療効果、有害作用や副作用の発現などがある。

薬効に影響する因子

1）一般的に見られる因子

　①体重、②年齢、③性差・妊娠、④病気の状態（特に肝臓と腎臓の機能）、⑤薬の連用による脱感作と耐性、⑥遺伝的因子、⑦アドヒアランス（患者が積極的に治療方針の決定に参加し、その決定に従って治療を受けること）などがあります。

　心理的な影響も大きいです。新薬の効果を調べる（治験）ときは、医師も患者も本物の薬かプラセボ（偽薬）か分からないようにする**二重盲検法**を行います。

2）薬物相互作用

　薬を2種以上同時に与えたとき（併用）、効果の和よりも効果が大きくなることがあり、薬の相乗作用といいます。本来効果がない物質により効果が増強される場合もあります。一方、作用を打ち消し合う場合は、拮抗作用といいます（**図7-2**）。

3）薬物依存と薬物乱用（Stage 25）

　薬物を連用しているうちに、次第に効果が弱くなることを**耐性**といいます。また連用により、常にその薬をのみたいという心理状態になってくることがあります。さらには、その薬に対する欲求がこらえられないほど強くなり、身体のほうもその薬がきれると禁断症状をあらわすまでに、薬に対する**依存**が生ずることがあります。依存を起こしやすい薬は麻薬や覚醒剤として法律により取り締まれています。

　薬物乱用とは薬物を医学的に用いるのではなく、個人の健康や社会経済的機能が著しく障害されるまでにもなる薬物の用い方をいいます。

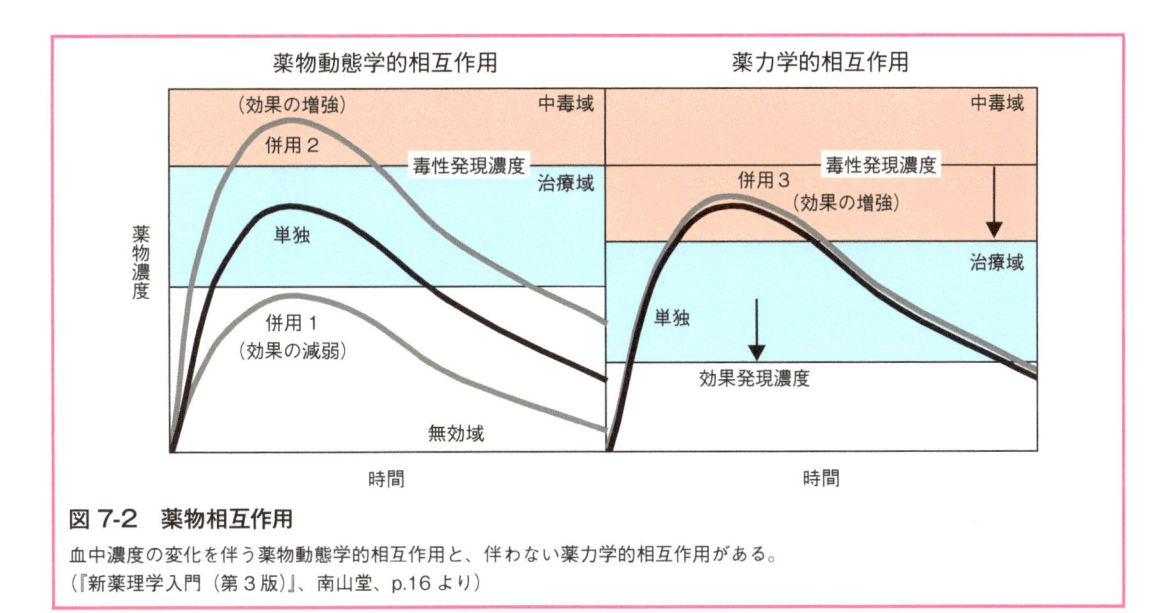

図7-2　薬物相互作用
血中濃度の変化を伴う薬物動態学的相互作用と、伴わない薬力学的相互作用がある。
（『新薬理学入門（第3版）』、南山堂、p.16より）

練習問題

次の文章の（　）内に適切な語を入れましょう。

1. 薬物の効果に影響する要因として、患者が積極的に治療方針の決定に参加することである（¹　　　　　）がある。新薬開発の臨床試験では、医師も患者も本物の薬か偽の薬かわからない状態で薬効を判定する（²　　　　）法を用いる。

2. 薬物相互作用には、薬を併用したときに効果が加算した場合より強められる薬の（³　　　）作用と、併用した薬がお互いに作用を打ち消しあう（⁴　　　）作用がある。

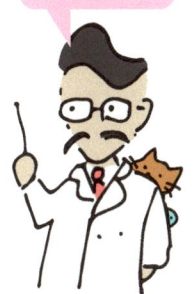

Point
チーム医療で看護師は重要な役割を担う。

【解答】1. アドヒアランス　2. 二重盲検　3. 相乗　4. 拮抗

Chapter 2

末梢神経系に
作用する薬

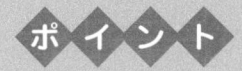

◆交感神経と副交感神経の作用の違いを理解しよう

◆交感神経作動薬・遮断薬の作用を理解しよう

◆副交感神経作動薬・遮断薬の作用を理解しよう

◆末梢神経系の接続様式と伝達物質を理解しよう

◆筋弛緩薬の分類と作用を理解しよう

◆局所麻酔薬の作用機序を理解しよう

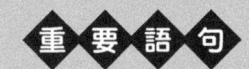

交感神経、副交感神経、ノルアドレナリン、アドレナリン、再取り込み、α受容体、β受容体、アセチルコリン、アセチルコリンエステラーゼ、コリンエステラーゼ阻害薬、ニコチン受容体、ムスカリン受容体、Na^+チャネル

自律神経系総論

交感神経と副交感神経はアクセルとブレーキ

　神経細胞の中は、電流で信号が伝わります。神経終末で他の細胞に情報を渡すには、ノルアドレナリン（NAd）やアセチルコリン（ACh）という化学物質（神経伝達物質）が使われ、伝達物質がNAdである神経をアドレナリン作動性神経、AChである神経をコリン作動性神経とよびます。神経系に作用する薬物を理解するには、伝達物質の種類やその受容体と効果器のはたらきを理解することが大事です。

　不随意器官（平滑筋、心筋、外分泌腺など）の運動と分泌を調節するのが自律神経系です（**図 8-1**）。生体の恒常性の維持に重要な役割を果たしています。自律神経系は交感神経系と副交感神経

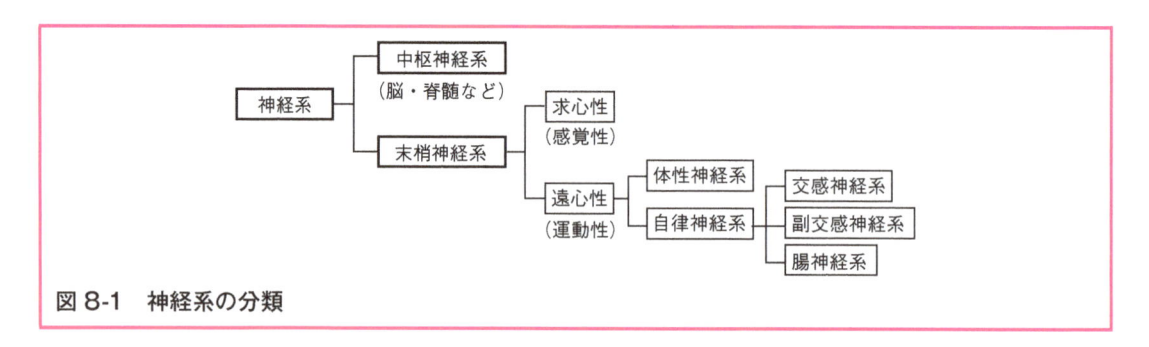

図 8-1　神経系の分類

表 8-1　交感神経と副交感神経

		交感神経		副交感神経	
		受容体の種類	反応	受容体の種類	反応
眼	瞳孔散大筋	α_1	収縮	—	—
	虹彩括約筋	—	—	M_3	収縮
	毛様体筋	β_2	弛緩	M_3	収縮
心臓	心筋収縮力	β_1	増強	M_2	減弱
	心拍数	β_1	増加	M_2	減少
血管	皮膚	α_1	収縮		—
	骨格筋	β_2	拡張		—
呼吸器	気管支平滑筋	β_2	弛緩	M_3	収縮
消化器	分泌	—		M_3	促進
	壁平滑筋	β_2、α_2	弛緩	M_3	収縮
	括約筋	α_1	収縮	M_3	弛緩
腎臓	レニン分泌	β_1	増加		—
泌尿器	膀胱排尿筋	β_3	弛緩	M_3	収縮
	括約筋	α_1	収縮	M_3	弛緩
皮膚	立毛筋	α_1	収縮		—
	汗腺	M^*	全身性発汗		—
		α_1	局所的、ストレス発汗（アポクリン腺）		
代謝	肝臓	α_1、β_2	グリコーゲン分解と糖新生促進		—
	脂肪組織	β_3	脂肪分解促進		

＊アセチルコリン（ACh）が交感神経から放出される。

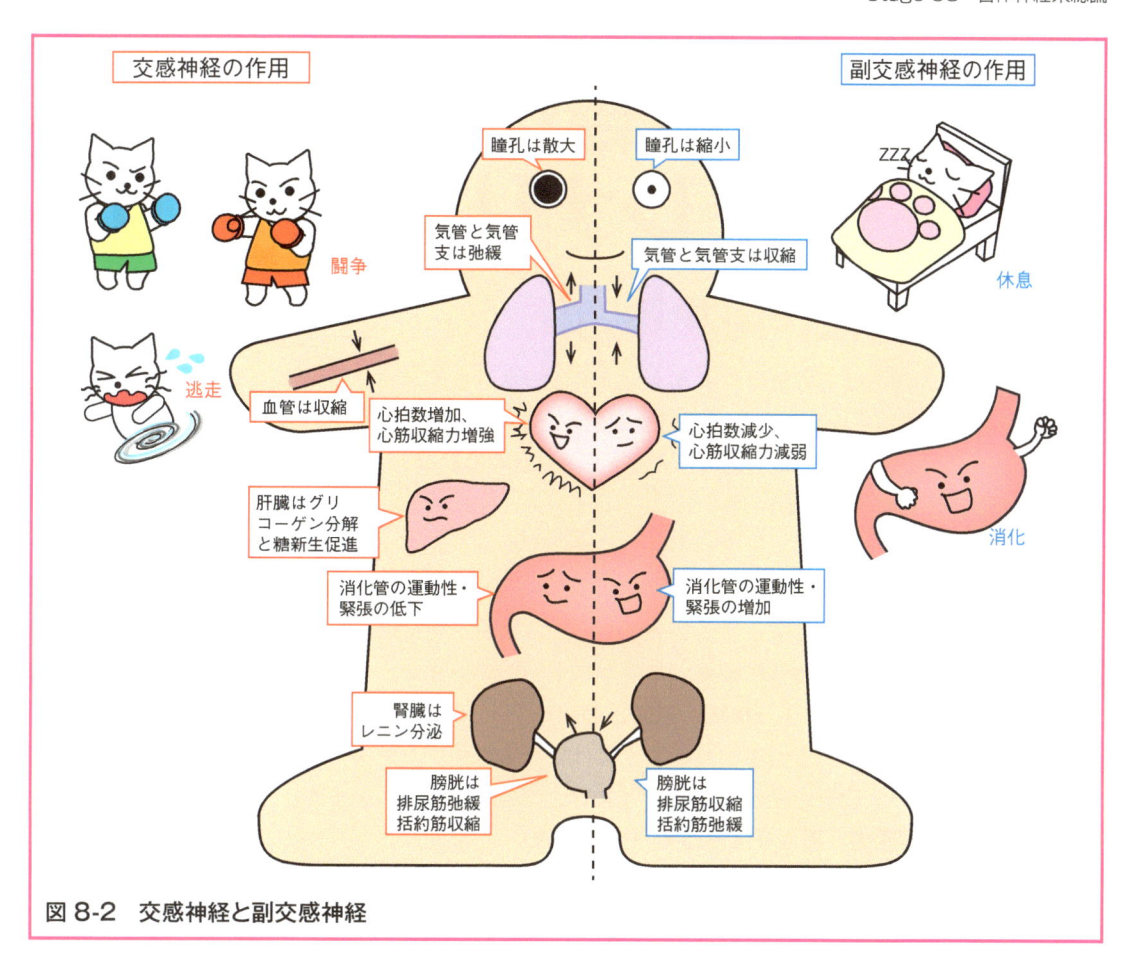

図 8-2　交感神経と副交感神経

系からなり、両者は拮抗的作用（アクセルとブレーキ）をしています。交感神経系がはたらくときは闘争と逃走、副交感神経がはたらくときは休息と消化です（**表 8-1**、**図 8-2**）。

練習問題

次の文章の（　　）内に適切な語を入れましょう。

1. 自律神経には、自動車のアクセルにあたる（¹　　）神経とブレーキにあたる（²　　）神経がある。神経終末では、他の細胞に情報を伝えるためにノルアドレナリンや（³　　）という（⁴　　）物質が使用される。
2. 交感神経が優位であるとき、眼の瞳孔は（⁵　　）し、心拍数は（⁶増加・減少）し、消化器の運動性は（⁷上昇・低下）する。副交感神経が優位である場合、身体の反応はまったく逆になる。

Point

★交感神経の作用を覚えてしまえば、副交感神経はその逆です。

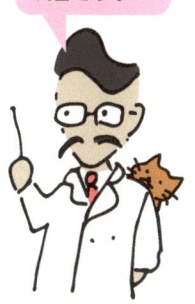

【解答】1. 交感　2. 副交感　3. アセチルコリン　4. 神経伝達　5. 散大　6. 増加　7. 低下

Stage 09 交感神経作動薬 （アドレナリン作用薬）

薬で神経系に作用する方法

神経系に薬を作用させる方法は、大きく分けて 5 つあります。

1）神経の電気的興奮を変化させる（神経全般的）

自律神経も神経ですから、電気的な伝導を抑えれば情報は伝わりません。

2）伝達物質の生成阻害（抑制）

合成酵素などを阻害すれば、伝達物質がなくなって抑制されます。

3）伝達物質のアゴニスト（刺激）

伝達物質そのものや、同じように受容体に作用する物質を使えば、神経作用をまねることができます。このような物質を受容体作動薬（アゴニスト）といいます。

4）伝達物質のアンタゴニスト（拮抗、遮断、抑制）

受容体に結合するけれども伝達物質のようにははたらかず、ただ塞いでしまう物質は神経活動を抑えます。このような物質を受容体遮断薬（アンタゴニスト）といいます。

5）伝達物質の分解阻害、再取り込み阻害（刺激持続）

放出された物質がもう一度細胞に取り込まれる過程を再取り込み（リアップテイク）とよびます。伝達物質が、分解されたり、神経終末に再取り込みされたりすることで刺激が終了するような場合、分解や再取り込みを阻害する物質が刺激を持続させる作用を示します。

交感神経とノルアドレナリン

交感神経がはたらくと、神経伝達物質の NAd が神経終末から開口分泌により放出されアドレナリン受容体に結合し、いろいろな細胞、器官が「緊張！」の反応をします（表 8-1、図 8-2）。NAd の体内での最初の原料はアミノ酸のチロシンで、レボドパ（L-ドーパ）、ドパミン、NAd、アドレナリンの順に生成され、ドパミン以降の誘導体を総称してカテコールアミンといいます（**図 9-1**）。ドパミンや NAd は神経伝達物質として、アドレナリンはホルモンとしてはたらきます。

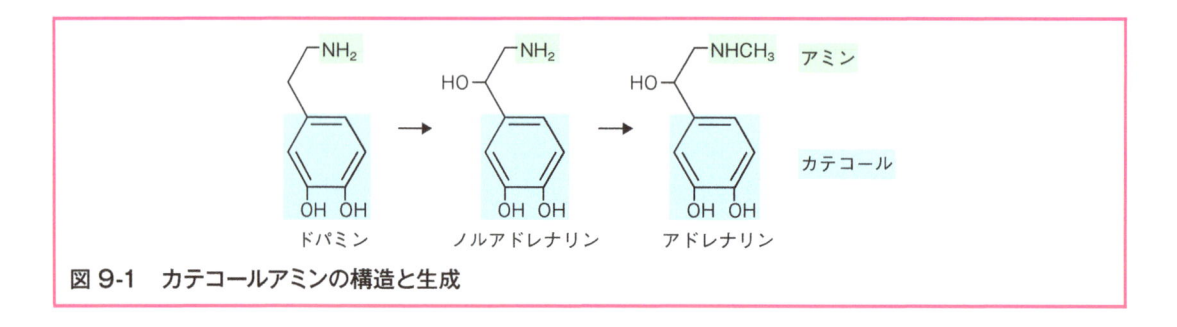

図 9-1　カテコールアミンの構造と生成

ごろごろ薬理　**フェニ**さんと**アン**さんの**ア**ドレス交換
（フェニレフリン）（アンフェタミン）（アドレナリン）（交感神経刺激薬）

交感神経作動薬（アドレナリン作用薬）

　NAd と同じようにはたらくのが交感神経作動薬（アドレナリン作用薬）です。アドレナリン受容体には大きく分けて α と β の 2 種類があります。細胞内情報伝達は、α_1 受容体は Gq（$[Ca^{2+}]_i$ ↑）α_2 受容体は Gi（cAMP 減少）、β 受容体は Gs（cAMP 増加）に共役しています（p.9 表4）。組織による受容体の違いをもとにそれぞれの受容体のアゴニストが、治療薬として血圧を上げたり喘息の治療に用いられたりと使い分けられています（**表 9-1**）。

表 9-1　交感神経作動薬（アドレナリン作用薬）

受容体	作用薬	薬理作用（G タンパク質）	臨床適用
α_1	フェニレフリン、ミドドリン	血管収縮（Gq）	低血圧症
	ナファゾリン	局所血管収縮（Gq）	鼻充血、結膜充血
α_2	クロニジン	中枢性降圧（Gi）	高血圧症
	デクスメデトミジン	神経伝達抑制（Gi）	鎮静、鎮痛
β_1	ドブタミン、デノパミン	心機能亢進（Gs）	心原性ショック、心不全
β_2	サルブタモール、プロカテロール サルメテロール、ツロブテロール	気管支拡張（Gs）	気管支喘息
	リトドリン、イソクスプリン	子宮弛緩（Gs）	切迫早産・流産
β_3	ミラベグロン	膀胱弛緩（Gs）	過活動膀胱

伝達物質再取り込み阻害薬

　交感神経のはたらきは、放出された NAd がトランスポーターで神経内に再取り込みされることで終わります。この再取り込みを阻害するものが、覚醒剤のコカインや三環系抗うつ薬です。覚醒剤のアンフェタミンは、再取り込みを逆回転することで NAd をむりやり放出させて、作用後はシナプス小胞内のアミンが空になり、かえって気分は大きく低下します。

練習問題

次の文章の（　　　）内に適切な語を入れましょう。

1. 自律神経系に作用する薬のうち、伝達物質そのものや、伝達物質と同じように受容体に作用する薬物を（^{1}　　　　　　　　　）とよぶ。受容体に結合し、本来作用をもつ生体内物質のはたらきを妨げ神経活動を抑えるはたらきをする薬物を（^{2}　　　　　　　　　）とよぶ。

2. 交感神経は、（^{3}　　　　　　　　　）受容体で信号を伝達している。交感神経がはたらくと（^{4}　　　　　　　　　）が神経から分泌され、さまざまな臓器が緊張する。

3. 交感神経のはたらきは、放出された（^{4}　　　　　　　　　）が再び神経内に取り込まれることで終わる。この過程は、（^{5}　　　　　　　　　）とよばれる。

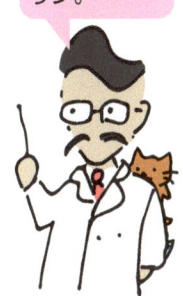

Point
★伝達物質はノルアドレナリン。

【解答】1. 受容体作動薬（アゴニスト）　2. 受容体遮断薬（アンタゴニスト）　3. アドレナリン　4. ノルアドレナリン　5. 再取り込み（リアップテイク）

Stage 10 交感神経遮断薬

交感神経遮断薬は、抗アドレナリン作用薬ともいわれ、作用機序の違いからアドレナリン作動性神経遮断薬とアドレナリン受容体拮抗薬に大きく分けられます。前者は臨床ではほとんど用いられません。

アドレナリン作動性神経遮断薬のレセルピンは、交感神経終末にはたらきシナプス小胞内のNAd を枯渇させることで遊離を抑制し、神経伝達をブロック（遮断）します。かつて高血圧治療に使用されましたが、うつ状態や胃潰瘍の副作用のため、現在では用いられません。

アドレナリン受容体拮抗薬

アドレナリン受容体拮抗薬は、受容体に結合することで、NAd の受容体への結合を阻止し、神経伝達をブロックします。α 遮断薬と β 遮断薬が広く使用されています。

α 遮断薬

α_1 と α_2 の両方の受容体を遮断するフェントラミンは、褐色細胞腫の術中血圧管理に使用されます。α_1 受容体を選択的に遮断するプラゾシンは、前立腺肥大による排尿障害や高血圧の治療に用いられ、α_{1A} 受容体を選択的に遮断するタムスロシンは、排尿障害の治療に用いられます。これらの副作用として、起立性低血圧があります。エルゴタミン（片頭痛治療薬）やエルゴメトリン（子宮収縮薬）など麦角アルカロイドも α 受容体遮断作用をもちます。

β 遮断薬

β ブロッカーともよばれ、交感神経の心刺激作用を抑制し心筋酸素需要を減少させるので、狭心症や不整脈、高血圧の治療に用いられます。心拍数を減少させ収縮力を低下させ、心拍出量を減少させます。また、緑内障、振戦、甲状腺機能亢進症などにも用いられています。

β 遮断薬には、プロプラノロール（**図 10-1**）を原型薬*に、これより派生したチモロール（緑内障治療に点眼）、慢性心不全の治療に低用量から注意深く用いるビソプロロール（選択的 β_1 遮断）、カルベジロール（α_1 遮断作用ももつ）などがあります。エスモロールは超短時間作用型です。

β 遮断薬の禁忌には気管支喘息（気管支の平滑筋を収縮させるため）、心原性ショック、高度の徐拍、急性心不全、冠動脈平滑筋の病的収縮により生じる攣縮性狭心症があります。また、低血糖を生じやすく（アドレナリンによる糖新生は β_2 受容体を介するため）、また頻拍を抑制するため、低血糖の発見を遅らせてしまうことがあるため、糖尿病患者への使用には注意しましょう。なお、β 遮断薬を長期的に用いていると、β 受容体の数が増えていくことがあります（受容体アップレギュレーション）。その状態で、β 遮断薬を突然中断すると、不整脈や心筋梗塞を起こすことがあります。

---

*原型薬：現在使用されている数千の薬物のほとんどすべては約 80 の薬物群に分けて並べることができる。それぞれの薬物群の中の多くの薬物は、薬力学的にも薬物動態的にも似ている。ほとんどの薬物群では、1〜数個の原型薬といわれる薬があり、その薬物群の特徴を典型的に示している。

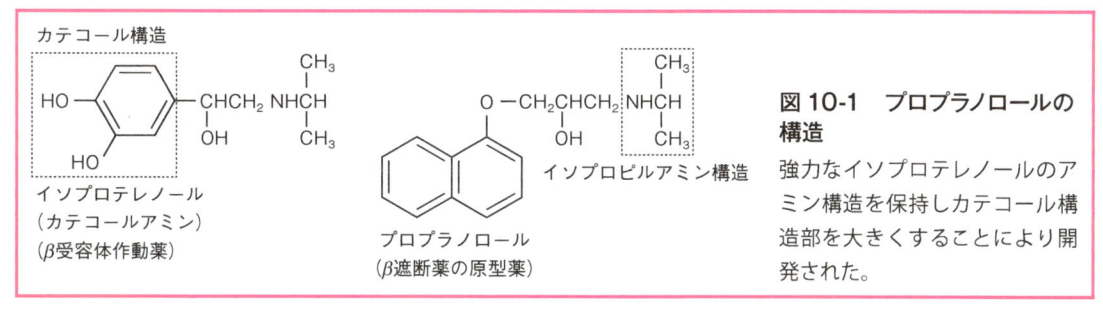

図 10-1　プロプラノロールの構造

強力なイソプロテレノールのアミン構造を保持しカテコール構造部を大きくすることにより開発された。

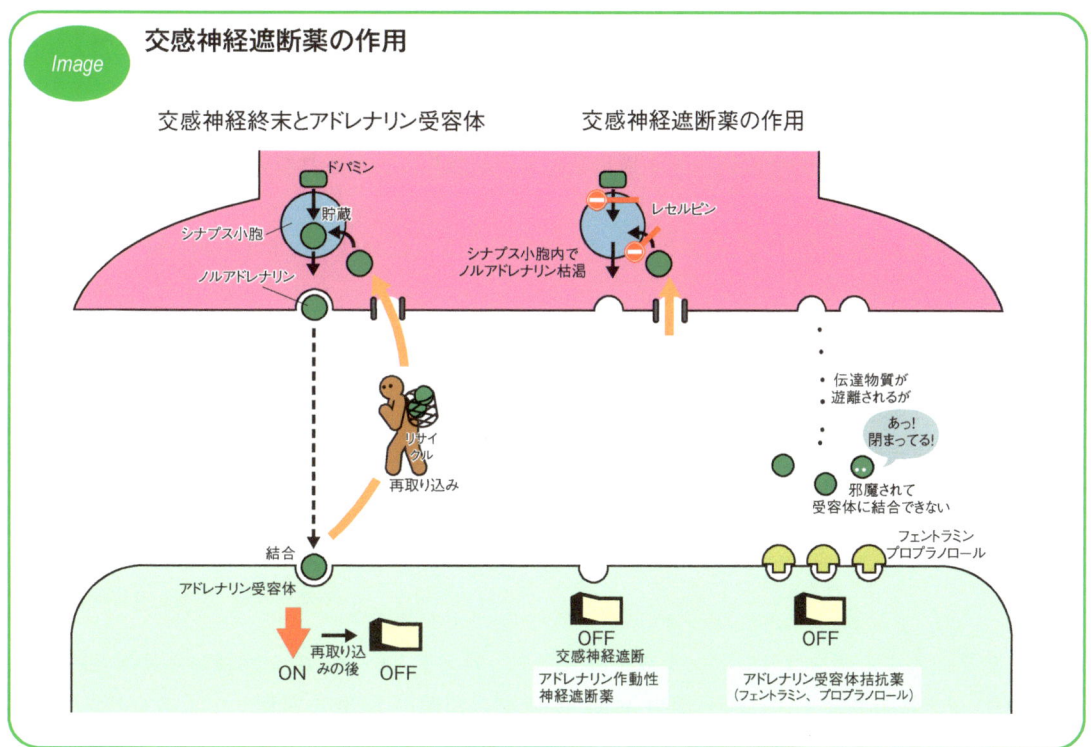

Image

交感神経遮断薬の作用

交感神経終末とアドレナリン受容体　　　　交感神経遮断薬の作用

練習問題

次の文章の（　　）内に適切な語を入れましょう。

1. 交感神経遮断薬には、交感神経終末にはたらき（¹　　　　　）の遊離の抑制などで神経伝達をブロックする薬物と、競合的に（²　　　　　）に結合することで作用する薬物がある。

2. α遮断薬のプラゾシンは、（³　　　　　）による排尿障害の治療に用いられる。

3. ビソプロロールは（⁴　　　　　）受容体を選択的に遮断する。β遮断薬は（⁵　　　　　）の発見を遅らせてしまうことがあるため、糖尿病患者への使用には注意する。

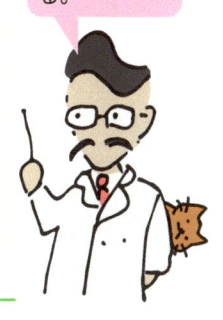

Point

★β遮断薬は、循環器疾患や緑内障治療に使われる。

【解答】1. ノルアドレナリン　2. アドレナリン受容体　3. 前立腺肥大　4. β_1　5. 低血糖

副交感神経作動薬、副交感神経遮断薬

Stage 11

鍵はアセチルコリンとコリンエステラーゼ

　副交感神経の作動と遮断の鍵を握るのは、神経末端から放出されるアセチルコリン（ACh）と、ACh をシナプス間隙で分解するアセチルコリンエステラーゼ（AChE）です。ACh は、AChE により速やかに分解されることと臓器特異性がないことから、薬物としてほとんど使われません。代わりに、副交感神経の受容体に結合する構造をもち、AChE に分解されない薬物が副交感神経作動薬として使用されます。

　ACh 受容体は、ムスカリン受容体とニコチン受容体の 2 つに分けられます（図 12-1）。

副交感神経作動薬

　副交感神経作動薬は**コリン作動薬**ともよばれます。ベタネコールはムスカリン受容体刺激作用により、消化管平滑筋や膀胱平滑筋を収縮させて、消化管の蠕動運動を亢進させます。ピロカルピンを点眼すると眼圧が下がるので、緑内障の治療（Stage 55）に用いられます。

阻害して作動させる、コリンエステラーゼ阻害薬

　AChE を阻害する薬をコリンエステラーゼ（ChE）阻害薬といい、副交感神経作動薬と同様に、ACh の作用を増強させます。ChE 阻害薬は、シナプス間隙の ACh を蓄積してムスカリン受容体とニコチン受容体を介して作用します。ChE 阻害薬には、瞳孔を縮小させ眼圧を低下させる薬物もあります。ネオスチグミンは消化管や膀胱平滑筋を収縮させ蠕動運動を亢進するため、手術後の腸管麻痺や膀胱麻痺に対して用いられます。エドロホニウムは、重症筋無力症の診断に使用され、アンベノニウムがその治療に使われます。ChE 阻害薬の注意点は、イレウス、尿管結石、膀胱結石を悪化させることと平滑筋を収縮させるため気管支喘息に禁忌であることです。

副交感神経遮断薬

　副交感神経遮断薬は**抗コリン薬**ともよばれ、ムスカリン受容体に競合的に拮抗します。代表的なものにはアトロピンとスコポラミンがあります。徐拍や血圧下降を予防するために、麻酔前によく投与されます。気管支喘息、閉塞性肺疾患にはイプラトロピウムが吸入で用いられます。消化器疾患では消化管や胆管の平滑筋の過収縮により生じた痛みを和らげるため、ブチルスコポラミンやブトロピウムが鎮痙薬としてよく使用されます。胃酸分泌を抑制するピレンゼピンは消化性潰瘍に用いられます。有機リン化合物中毒の際はプラリドキシム（AChE 再活性化薬、p.171）と高用量のアトロピンが用いられます。抗コリン薬の副作用として、口渇、頻拍、便秘、尿閉、眼圧上昇があります。

ごろごろ薬理　汗かき猫と娘はニコニコの福作動
（アセチルコリン）（ネオスチグミン）（ムスカリン）（ニコチン）（副交感神経）

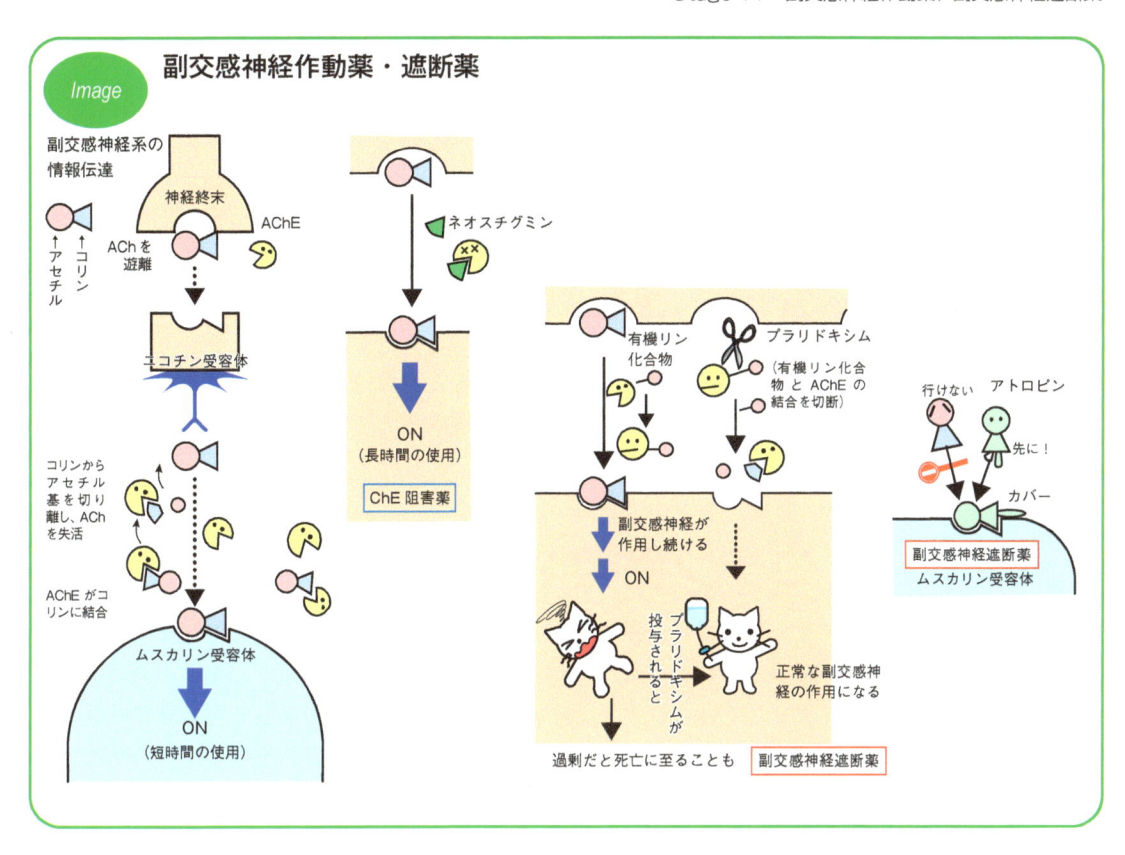

前立腺肥大症と緑内障には禁忌です。抗コリン作用をもつ抗ヒスタミン薬と三環系抗うつ薬も禁忌です。

練習問題

次の文章の（　　）内に適切な語を入れましょう。

1. 副交感神経末端での化学伝達物質は（¹　　　　　　　　）である。（¹　　　　　　　　）を薬物として使用しない理由の１つは、分解酵素の（²　　　　　　　　）が体内に多量存在し、すぐに分解されるからである。

2. 副交感神経作動薬には、消化管の蠕動運動を亢進させる（³　　　　　　）や緑内障治療に使用される（⁴　　　　　　　）がある。また、（⁵　　　　　　　）阻害薬も副交感神経作動薬のようなはたらきをし、手術後の腸管麻痺などに使用される（⁶　　　　　　）がある。

3. 副交感神経遮断薬は、抗（⁷　　　　）薬ともよばれ、代表的なものに（⁸　　　　　　　）や（⁹　　　　　　）がある。

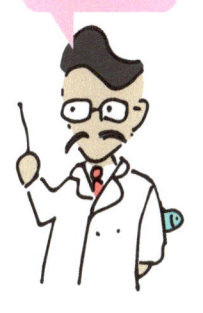

Point
★副交感神経の伝達物質はアセチルコリン。

【解答】1. アセチルコリン　2. アセチルコリンエステラーゼ　3. ベタネコール　4. ピロカルピン　5. コリンエステラーゼ　6. ネオスチグミン　7. コリン　8〜9. アトロピン、スコポラミン（順不同）

Stage 12 自律神経節とニコチン受容体

途中で信号をバトンタッチする神経節

自律神経は中枢と効果器（血管や内臓など）を1本の線維でつないでいるのではなく、神経節でシナプスとつながり、節前線維と節後線維の2本の神経で構成されています。末梢神経系の接続様式と伝達物質について、**図12-1** にまとめました。

神経節ではニコチン受容体

ニコチン受容体はイオンチャネル型の受容体で、末梢では自律神経（交感神経と副交感神経）の節後線維細胞体（副腎髄質細胞も含む）そして運動神経との接合部に存在しています。交感神経も副交感神経も、神経節のシナプスではニコチン受容体を介してシナプス後細胞を脱分極させ興奮が伝達されます。運動神経による骨格筋の興奮・収縮の開始はニコチン受容体を介して行われます。

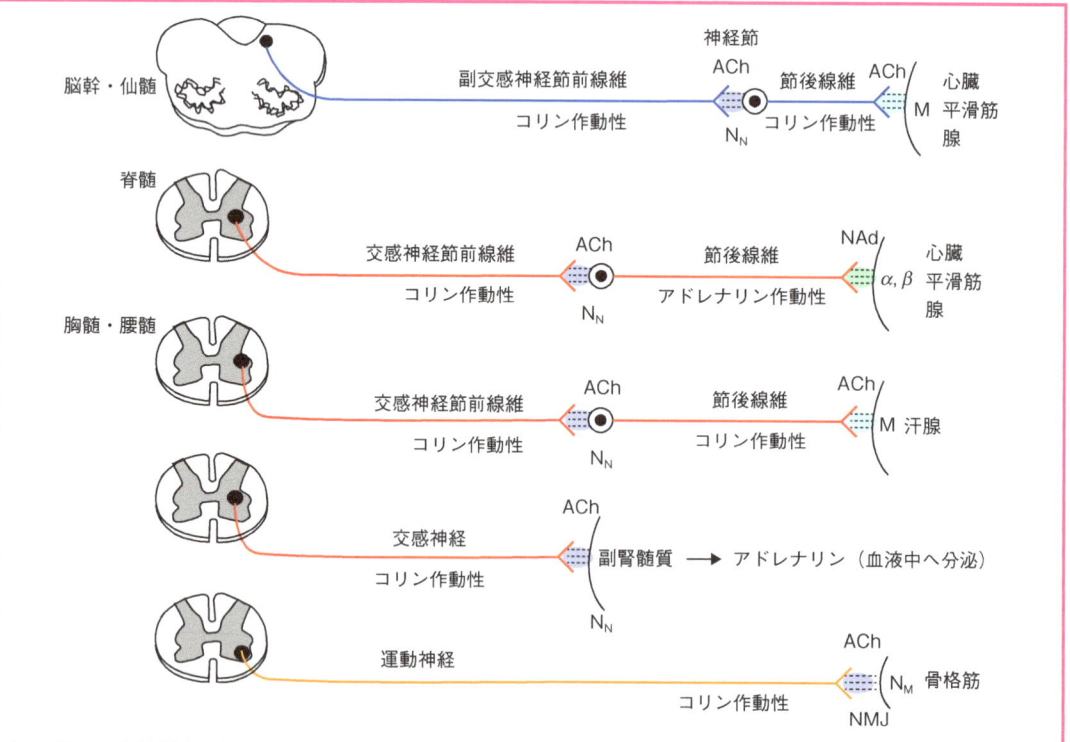

図 12-1　末梢神経系の神経伝達物質とその神経ネットワーク

ACh：アセチルコリン、M：ムスカリン受容体、NAd：ノルアドレナリン、N_M：筋肉型ニコチン受容体、NMJ：神経筋接合部、N_N：神経型ニコチン受容体、α：α受容体、β：β受容体
（『新薬理学入門（第3版）』、南山堂、p.58 より一部改変）

　交感神経と副交感神経は、しばしば互いに拮抗します。自律神経節のニコチン受容体が刺激されると、心臓では ACh により心拍数が低下し、血圧は NAd により上昇し（血管平滑筋収縮による血管抵抗の上昇）、また、消化管の蠕動運動が ACh により高まります。

ニコチンのこわさ

　タバコの成分のニコチンは受容体のアゴニストで、中枢興奮作用（覚醒作用）、抗不安作用、緊張緩和作用をもちます。ニコチンは快楽物質であるドパミンを大量に放出させるため、極めて強力な依存性をもちます（p.61）。ニコチンは、少量だと中枢神経系も興奮させますが、多量になると受容体の脱感作により抑制的に作用します。小児でよく見られるタバコの誤食によるニコチン中毒では、呼吸中枢の抑制とともに神経筋接合部の遮断による呼吸筋麻痺が生じ、呼吸停止で死亡することがあります。

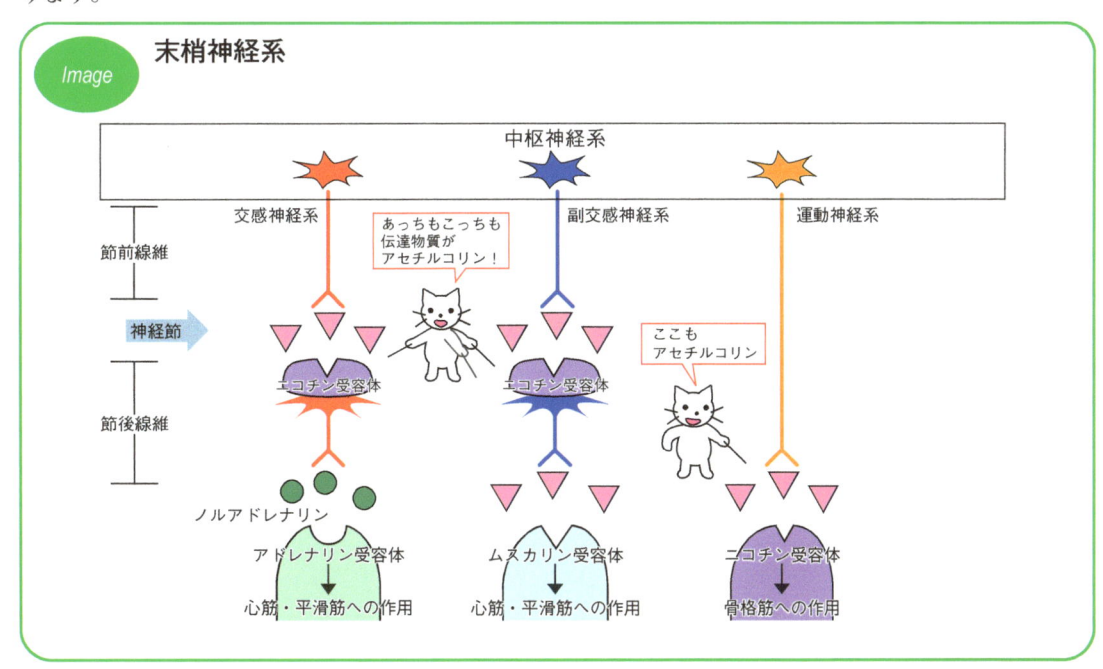

末梢神経系

練習問題

次の文章の（　　　）内に適切な語を入れましょう。

1.　自律神経は神経節でつながりあう（¹　　　　　）と（²　　　　　）の
　　2本の神経で構成される。自律神経の受容体は神経節では（³　　　　　）
　　受容体で、副交感神経の効果器では（⁴　　　　　）受容体である。
2.　神経節での伝達物質は（⁵　　　　　）である。神経終末の効果
　　器への伝達物質は、副交感神経では（⁶　　　　　）であり、交
　　感神経では、汗腺を除き（⁷　　　　　）である。アドレナリン
　　の生成、分泌は（⁸　　　　　）で行われる。

Point
★ニコチン受容体とムスカリン受容体には、アセチルコリン。

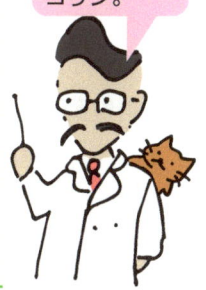

【解答】1〜2. 節前線維、節後線維（順不同）　3. ニコチン　4. ムスカリン　5. アセチルコリン
6. アセチルコリン　7. ノルアドレナリン　8. 副腎髄質

Stage 13 筋弛緩薬

筋弛緩薬は、中枢神経から筋肉までに作用し、筋肉の緊張を抑える薬です。

筋肉の収縮は中枢からの信号が、運動神経の末端で骨格筋のニコチン受容体に伝わり、活動電位の伝導で筋細胞全体が一気に興奮し、細胞内カルシウムイオン濃度（$[Ca^{2+}]_i$）が高くなることで起こります。どの段階に作用するかによって、筋弛緩薬は中枢性筋弛緩薬と末梢性筋弛緩薬に分類されます。

中枢性筋弛緩薬

中枢神経障害による痙性麻痺や筋けいれん、運動器疾患に伴う筋緊張とそれによる痛みに用いられます。筋肉の緊張は神経を刺激し、痛みを引き起こします。痛みはさらに筋肉を緊張させ痛みを招くという悪循環をもたらします。つまり、筋緊張を抑制することは痛みの治療につながるのです。

脳や脊髄内で緊張や不安を抑える抑制性神経の伝達物質のGABAなどの受容体を刺激すると、筋緊張を緩めることができます。バクロフェンはGABA$_B$受容体、チザニジンはα_2受容体を介して神経伝達物質の遊離を抑制します。ともに強力な薬物なので、投与はまず少量から開始し、だんだん増やしていきます。抗不安薬のベンゾジアゼピン系（ジアゼパムなど）はGABA$_A$受容体の活性を高めて、筋緊張を低下し、筋けいれんを抑制します。メトカルバモールは脊髄多シナプス反射抑制薬で、比較的穏やかに作用します。脱力感、眠気などがこれらの薬物の共通の副作用です。

末梢性筋弛緩薬

神経筋接合部遮断薬

末梢性筋弛緩薬の多くは神経筋接合部（NMJ）遮断薬です。NMJにある筋肉型ニコチン受容体（N$_M$）に結合し、シナプス伝達を遮断し、骨格筋を弛緩させます。全身麻酔時に用いて気管内挿管や外科手術を円滑に行います。このとき呼吸筋も麻痺してしまうので、人工呼吸が必要です。

ベクロニウム、ロクロニウムはN$_M$受容体で競合的遮断作用があるため、筋肉は神経からの刺激に応じなくなります。この作用に拮抗する薬として、AChの作用を強めるChE阻害薬（ネオスチグミン）が用いられます。

スキサメトニウム（サクシニルコリン）はN$_M$受容体のアゴニストで、脱分極的遮断と次いで脱感作により神経伝達を遮断します。

その他の末梢性筋弛緩薬

ボツリヌス毒素はシナプスからのACh遊離を抑制することで筋弛緩作用を示します。局所注射で用い、筋収縮、痙縮を長期間抑制し斜頸の治療にも用いられます。

ダントロレンは筋小胞体からのCa^{2+}遊離を抑制し、筋弛緩をもたらします。中枢神経系疾患などに伴う痙性麻痺や全身こむら返り症に用いられます。特効な使用例に、全身麻酔時の悪性高熱症

ごろごろ薬理 **好き**な　**バラ**と**ジャスミン**で**筋肉だらり**
（スキサメトニウム）（バクロフェン）（ジアゼパム）（筋弛緩薬）

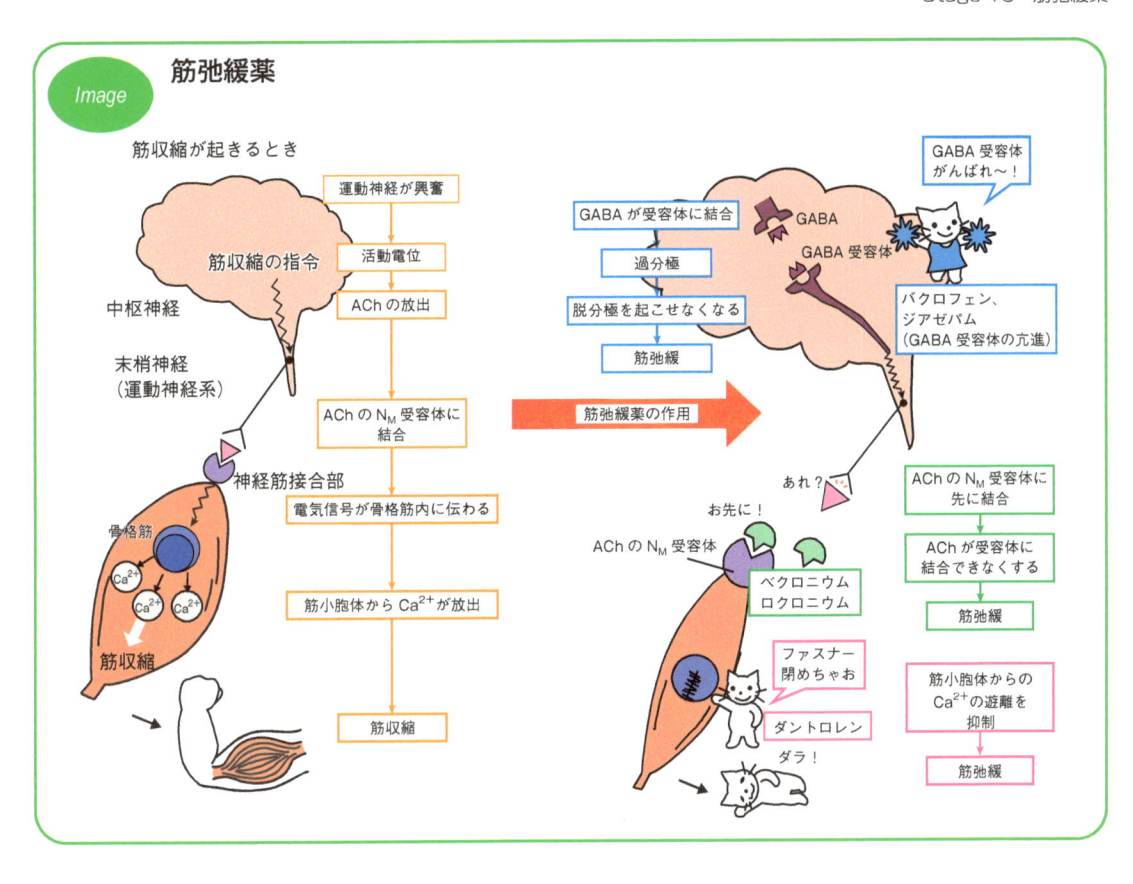

や、向精神薬使用時やパーキンソン病でのレボドパ使用中止時に生じる悪性症候群があります。

　こむら返り症（足つり、筋クランプ）には 芍薬甘草湯（しゃくやくかんぞうとう）が用いられています。

練習問題

次の文章の（　　）内に適切な語を入れましょう。

1. 中枢性筋弛緩薬は、筋緊張による（¹　　　　）の緩和に用いられる。
   （²　　　　）や（³　　　　）はGABA受容体に作用する。
2. 末梢性筋弛緩薬のうち、（⁴　　　　）、（⁵　　　　）は筋肉型ニコチン受容体を競合的に遮断する。（⁶　　　　）は神経伝達を脱分極的に遮断する。
3. ダントロレンは、筋小胞体からの（⁷　　　　）遊離を抑制する。

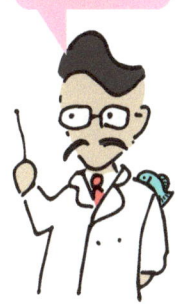

Point
★ 中枢では GABA 亢進、末梢では ACh 遮断と Ca^{2+} 遊離抑制。

【解答】1. 痛み　2〜3. バクロフェン、ジアゼパム（順不同）　4〜5. ベクロニウム、ロクロニウム（順不同）　6. スキサメトニウム（サクシニルコリン）　7. Ca^{2+}

Stage 14 局所麻酔薬

意識は残して痛みをとる

　手術時の麻酔の主な目的は痛みを感じさせないことであり、小さな範囲の手術では意識を消失させる全身麻酔である必要はありません。痛みをとりたい場所だけに作用するのが局所麻酔薬です。

　興奮の伝導は、細胞膜の電位依存性ナトリウムチャネル（Na^+チャネル）が開き、Na^+内向き電流が流れることで生じます。局所麻酔薬は、神経線維の細胞内側からNa^+チャネルを遮断し、痛みを抑制します。フグ毒のテトロドトキシンにもNa^+チャネル遮断作用がありますが、局所麻酔薬と異なり神経線維内に入らず毒性が強すぎるので、麻酔薬としては使えません。

　局所麻酔時に血管収縮薬であるアドレナリンを添加すると、血中への吸収を遅らせ、麻酔効果を延長し、不整脈やけいれんなどの副作用の予防効果があります。

局所麻酔の様式

表面麻酔：粘膜や傷口の表面に塗って知覚神経の終末の知覚受容部を麻痺させます。健康な皮膚は薬をほとんど浸透させないので皮膚の表面麻酔はできません。

浸潤麻酔：皮下に注射してその付近の知覚神経を麻痺させます。

伝達麻酔：神経の周囲に注射して知覚神経の伝導を遮断させます。たとえば頸部で腕神経叢に局所麻酔薬を注入するとその側の上肢全体の麻酔ができます（クーレンカンプ法）。

脊髄くも膜下（脊髄）麻酔：脊髄のくも膜下腔に薬を注入して神経根部に作用させて麻酔を行うものです。腰椎部で行うことがほとんどなので腰椎麻酔（ルンバール）ともいいます。

硬膜外麻酔：脊髄の硬膜の外に注入し神経根（後根）の麻酔を行います。がんの痛みをやわらげるためにペインクリニックで用いられます。

エステル型とアミド型がある

エステル型

　原型薬のプロカイン、より強力なテトラカインが主に使われます。ときにアレルギー反応を起こすことがあります。コカインはコカの葉に含まれるアルカロイドで表面麻酔に用いられますが、依存症が問題となっているため、麻薬として扱われています。

アミド型

　リドカインは脊髄麻酔以外の局所麻酔に利用されます。また抗不整脈薬としても用いられます。高濃度でけいれんを生じるので、血中濃度の厳密なコントロールが大切です。脊髄麻酔にはより強力なブピバカインが用いられます。硬膜外麻酔にはロピバカインがよく用いられます。

Image　局所麻酔の種類

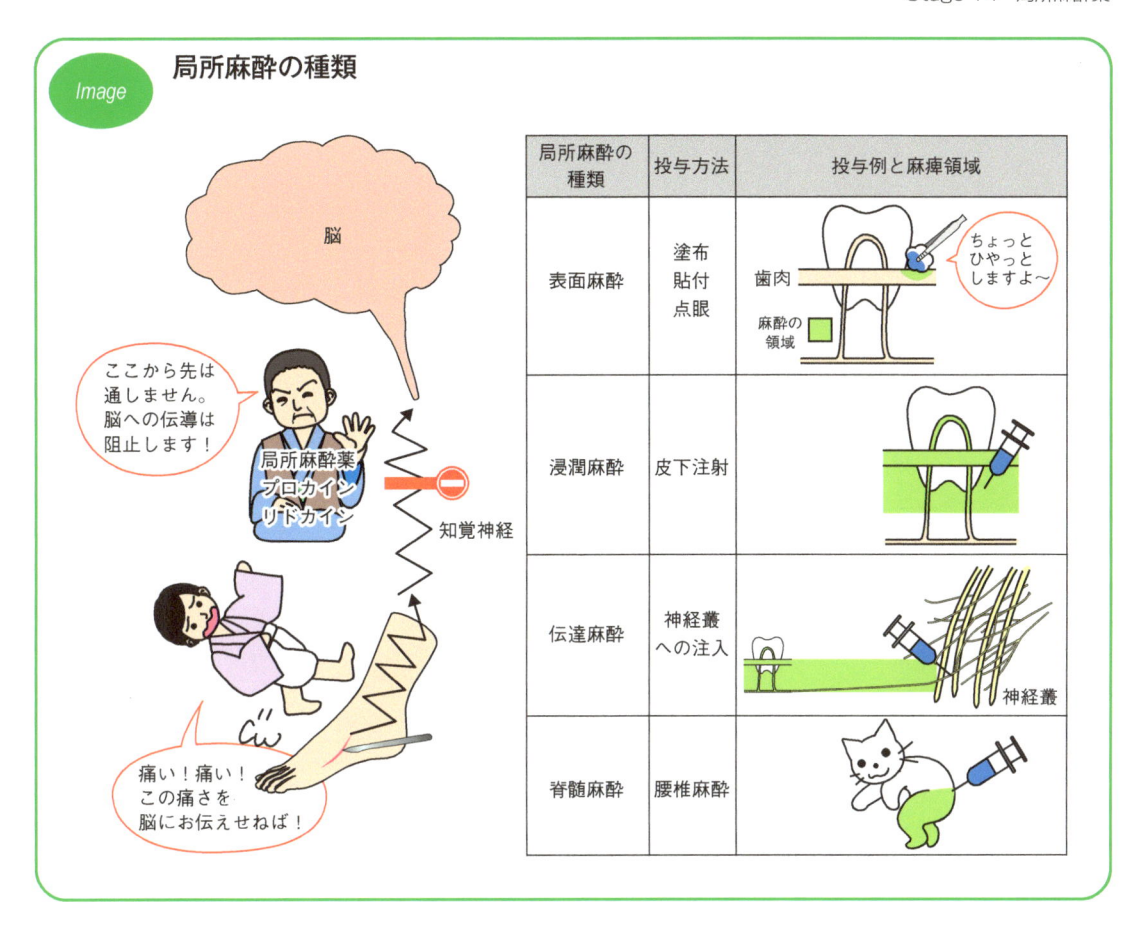

局所麻酔の種類	投与方法	投与例と麻痺領域
表面麻酔	塗布 貼付 点眼	
浸潤麻酔	皮下注射	
伝達麻酔	神経叢への注入	
脊髄麻酔	腰椎麻酔	

練習問題

次の文章の（　）内に適切な語を入れましょう。

1. 局所麻酔薬は、細胞膜の（¹　　　　）チャネルに結合し活動電位を遮断することで痛みの神経伝導を止める。

2. エステル型の主な局所麻酔薬には、（²　　　　）、（³　　　　）がある。アミド型の（⁴　　　　）は抗不整脈作用をもつ。

3. （⁵　　　　）は、コカの葉に含まれる（⁶　　　　）で表面麻酔に用いられるが、依存性があるため麻薬に指定されている。

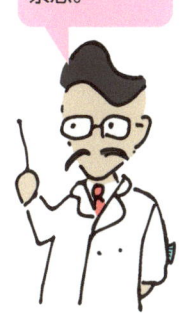

Point
★副作用に低血圧。静注は、禁忌。

【解答】1. Na^+　2〜3. プロカイン、テトラカイン（順不同）　4. リドカイン　5. コカイン　6. アルカロイド

Chapter 3

中枢神経系に作用する薬

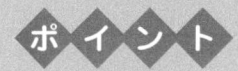

◆全身麻酔薬の種類と作用機序を理解しよう

◆睡眠薬、抗不安薬の種類と作用機序を理解しよう

◆抗てんかん薬の種類と作用機序を理解しよう

◆鎮痛薬の種類と作用機序を理解しよう

◆抗精神病薬の種類と作用機序を理解しよう

◆抗うつ薬の種類と作用機序を理解しよう

◆パーキンソン病の原因と治療について学ぼう

◆認知症の症状と治療について学ぼう

◆薬物乱用や薬物依存症の危険性を理解しよう

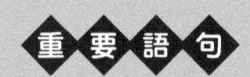

GABA、ベンゾジアゼピン系、非ステロイド性抗炎症薬（NSAIDs）、プロスタグランジン、オピオイド、モノアミン、ドパミン、レボドパ、耐性、禁断症状

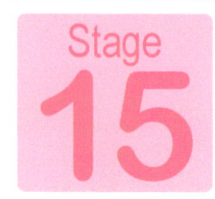

中枢神経系概要

Stage 15

中枢神経系は脳と脊髄からなり、外界からの情報を受け取り、分析・統合・判断し、適切に反応するというはたらきをもちます。中枢神経系は、生命活動のセンターといえます。

中枢神経細胞の3つの機構

中枢神経系の細胞構築には、序列系・放散系・局所系の3つの系（システム）があり、それぞれ異なる機能・特徴をもちます（**表15-1**）。

序列（階層）系

アセチルコリン（ACh）やグルタミン酸を神経伝達物質として、感覚や随意運動などの重要な機能を担うシステムです。イオンチャネル内蔵型受容体により直接神経活動に影響します。この経路は、その一部でも障害を受けるとシステムとして機能しなくなります。

放散（開放）系

アミン（**表15-2**）やペプチド類を神経伝達物質として、広範囲に種々の神経細胞に伝達（投射）し、調節機能を行うものです。覚醒、注意、情動、気分、食欲などに関連しています。

局所系

局所内（無髄の軸索や樹状突起、シナプス前、シナプス後）で、アミン、アミノ酸（GABAなど）やペプチドなどにより、神経活動を調節するものです。自己受容体によるフィードバックも重要です。近年、グリア細胞も局所調節機能をもつことが明らかになってきました。

表15-1　中枢神経細胞の3構築の経路と伝達物質

	経路	伝達物質
序列系		グルタミン酸 アセチルコリン（ACh）
放散系		アミン 　アセチルコリン（ACh） 　ドパミン（DA） 　ノルアドレナリン（NAd） 　セロトニン（5-HT） ペプチド
局所系	軸索　シナプス前　シナプス後　自己受容体 グリア	GABA アミン ペプチド

表15-2 主な中枢神経伝達物質

アミン	アセチルコリン
	モノアミン系（ドパミン、ノルアドレナリン、セロトニン、ヒスタミン）
アミノ酸	興奮性アミノ酸（グルタミン酸、N-メチル-D-アスパラギン酸（NMDA））
	抑制性アミノ酸（γ-アミノ酪酸（GABA）、グリシン）
ペプチド	オピオイド、タキキニン、オレキシン、オキシトシン
その他	プロスタグランジン類、一酸化窒素（NO）、神経栄養因子

中枢神経に作用する薬

中枢神経に作用する薬を、その作用の仕方で分類しまとめました（**表15-3**）。

表15-3 中枢神経に作用する薬とそのターゲット

	作用ターゲット	作用薬（促進、抑制）	効果　副作用
一般的な作用	脂質二重層	吸入麻酔薬、アルコール	神経麻痺
神経細胞全般	電位依存性ナトリウムチャネル	局所麻酔薬	伝導遮断　痙攣
		バルプロ酸	抗てんかん
	電位依存性カルシウムチャネル	バルプロ酸、トピラマート	抗てんかん
神経伝達物質に関連	オピオイド受容体	麻薬性鎮痛薬	鎮痛、鎮静　依存
	GABA_A 受容体	ベンゾジアゼピン	鎮静、抗不安、
		バルビツール酸	睡眠、抗てんかん
	GABA_B 受容体	バクロフェン	筋弛緩
	α_2 受容体	クロニジン	血圧低下、鎮静
	ドパミン受容体	抗精神病薬	パーキンソン症候群
		ブロモクリプチン	
	ドパミン合成	レボドパ	抗パーキンソン病
	ドパミン放出	アマンタジン	幻覚
	H_1 受容体	抗ヒスタミン薬	鎮静、眠気
	ノルアドレナリントランスポーター	抗うつ薬	気分高揚
	セロトニン・トランスポーター	抗うつ薬	
	アデノシン受容体	カフェイン	覚醒
細胞内のシグナル伝達関連	シクロオキシゲナーゼ（COX）	NSAIDs	解熱鎮痛抗炎症
	cAMP分解酵素（PDE）	カフェイン、テオフィリン	神経興奮、覚醒
	イノシトールモノホスファターゼ	リチウム（Li）	気分安定

練習問題

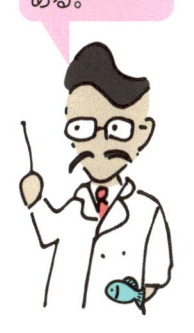

Point
★序列系・放散系・局所系と、伝達物質ごとに経路がある。

次の文章の（　　）内に適切な語を入れましょう。

1. 中枢神経系は、（¹　　　）と（²　　　）からなる。
2. 中枢神経系には以下の3種類のシステムがありそれぞれ異なる機能を有する。
   （³　　　）系の神経経路は、感覚や随意運動などの重要な機能を担う。
   （⁴　　　）系の神経経路は、広範囲の神経細胞に伝達し、（⁵　　　）、注意、情動、気分、（⁶　　　）欲などに関連する。
   （⁷　　　）系の神経経路は、局所内で神経活動を調節し、（⁸　　　）受容体によるフィードバックも重要である。

【解答】1～2. 脳、脊髄（順不同）3. 序列　4. 放散　5. 覚醒　6. 食　7. 局所　8. 自己

全身麻酔薬

Stage 16

全身麻酔の目的

中枢神経に作用する全身麻酔には、①意識消失を含めた鎮静、②しっかりとした鎮痛、③筋弛緩の3要素が必要です。この目的のために、全身麻酔薬、麻薬性鎮痛薬、神経筋接合部（NMJ）遮断薬を用います。麻薬性鎮痛薬はStage19で詳しく述べます。NMJ遮断薬はStage13ですでに述べました。意識は大脳皮質、視床、脳幹の機能で維持され、それらの内の一つでも機能不全となると、意識障害となります。麻酔に伴う有害事象は基本的に医療者の責任です。全身麻酔の作用が強すぎると延髄まで麻酔され呼吸抑制や循環抑制を生じます。それゆえに麻酔科医による呼吸・循環・代謝管理が必要です。

吸入麻酔と静脈麻酔

全身麻酔薬は、投与方法の違いにより吸入麻酔薬と静脈麻酔薬に分けられます（**表16-1**）。

吸入麻酔薬はガスとして肺から吸収され、中枢神経系に分布し麻酔効果をあらわします。脂質二重層の細胞膜に溶け込んで、チャネルや受容体などの機能タンパク質に影響します。カリウムチャネル開口により、神経興奮や伝達を抑制する作用機序もあります。ガス麻酔薬である亜酸化窒素（笑気、NO_2）や、揮発性麻酔薬であるイソフルラン、セボフルラン、デスフルランが主に用いられています。吸入麻酔薬の強さの比較や用量作用関係を検討する際には最小肺胞濃度（MAC）を用います。皮膚切開に対して体を動かさない用量は約1.3 MAC、血圧や脈拍が変化しない用量は1.9 MACとされています。

表16-1　全身麻酔薬の種類

	種類	薬品名	
吸入麻酔	ガス麻酔薬	亜酸化窒素（笑気ガス）	手術に用いられる。気体または揮発性液体の蒸気を気管内に挿入したチューブから吸入させる。　吸入麻酔薬
	揮発性麻酔薬	イソフルラン、セボフルラン、デスフルラン	
静脈麻酔	バルビツール酸系薬	チオペンタール	超短時間型。脂溶性が高いため脂肪組織に再分布する。　薬物投与 →速やかに→ 中枢神経系 →速やかに→ 脂肪組織 貯蔵
	ベンゾジアゼピン系薬	ミダゾラム	脂溶性が高い。鎮静が目的で麻酔薬と併用。
	解離性麻酔薬	ケタミン	無痛と鎮静。覚醒しているが意識レベルは低い。
	オピオイド性麻酔薬	フェンタニル	強い鎮痛作用。
		プロポフォール	制吐作用、末梢抵抗減少。

ごろごろ薬理　血のバルブを見たベンは静かに全身麻酔
（チオペンタール）（バルビツール酸）（ミダゾラム）（ベンゾジアゼピン）（静脈全身麻酔薬）

　一方、静脈麻酔薬は標的分子に結合し、神経細胞の興奮を抑制し、神経伝達を抑制します。具体的にはGABA$_A$受容体の機能を高めたり（バルビツール酸系薬、ベンゾジアゼピン系薬）、グルタミン酸のNMDA受容体（NMDA型グルタミン酸受容体）を遮断（解離性麻酔薬、ケタミン）したりして麻酔作用を発揮します。静注用脂肪乳剤の剤型で点滴のスピードで麻酔レベルの調節性に優れているプロポフォールもよく用いられています。フェンタニル（オピオイド性麻酔薬・麻薬性鎮痛薬）などを併用すると静脈麻酔薬のみで長時間の手術を行うことができます。特殊なものに、神経遮断薬（抗精神病薬のドロペリドール）と鎮痛薬（レミフェンタニル）を併用するニューロレプト麻酔法があります。周囲の環境に対して無関心となり、刺激に対する応答性も低下し、自律神経系の安定性が得られます。患者との意思疎通が可能で、大手術や長時間の手術にも用いられています。

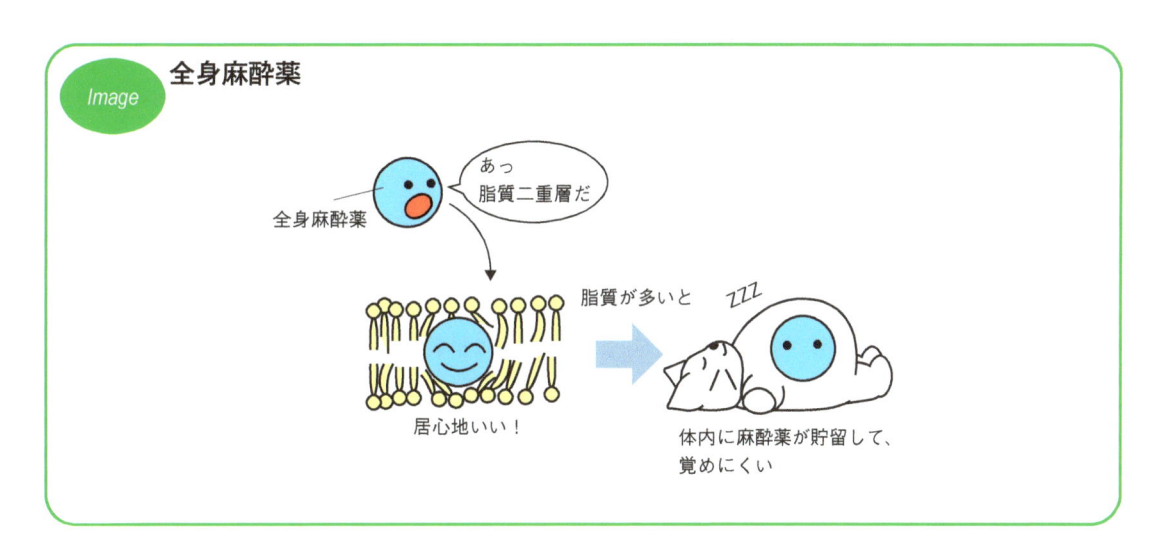

全身麻酔薬

Image

全身麻酔薬

あっ
脂質二重層だ

脂質が多いと

居心地いい！

体内に麻酔薬が貯留して、覚めにくい

練習問題

次の文章の（　　）内に適切な語を入れましょう。

1. 全身麻酔薬は、（^{1}　　　）神経への作用が強すぎると（^{2}　　　）まで麻酔が及び呼吸不全やショックを引き起こす可能性がある。

2. 吸入麻酔薬には、主に（^{3}　　　　）、（^{4}　　　　）、（^{5}　　　　）、（^{6}　　　　）がある。

3. 静脈麻酔薬には、麻酔レベルの調節性に優れている（^{7}　　　　）、グルタミン酸の（^{8}　　　　）受容体を遮断し無痛になるが意識が残るケタミンがある。神経遮断薬と鎮痛薬との併用で、意識を残し鎮痛作用をもたらす麻酔方法は（^{9}　　　　）麻酔法とよばれる。

Point
★吸入麻酔薬は細胞膜の脂質二重層に溶け込んで作用する。

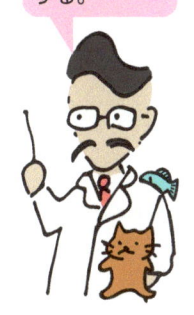

【解答】1. 中枢　2. 延髄　3〜6. 亜酸化窒素、イソフルラン、セボフルラン、デスフルラン（順不同）　7. プロポフォール　8. NMDA　9. ニューロレプト

Stage 17 睡眠薬、抗不安薬

ベンゾジアゼピン系が主流

抗不安薬は、不安を取り除き、気分を落ち着かせます。これらの効果を静穏・鎮静効果といいます。また睡眠薬（催眠薬）は、鎮静効果とともに眠気を引き起こし、睡眠に誘導して睡眠を維持させる効果があります。睡眠薬、抗不安薬として代表的なものは、ベンゾジアゼピン系とバルビツール酸系です。

バルビツール酸系では、用量を増やすと中枢神経系の抑制効果が増加し、昏睡あるいは呼吸停止による死に至ります。一方、ベンゾジアゼピン系薬物は用量が増加しても、呼吸停止などの強力な抑制効果を生じず、比較的安全な薬です（**図 17-1**）。そのためベンゾジアゼピン系薬物が多用されています。ただし、アルコールとの併用はアルコールの用量効果曲線がベンゾジアゼピン系薬物の上にのってきて昏睡、呼吸停止まで引き起こします。

また、不眠の症状が「寝つきが悪い」ときは短時間作用型の睡眠薬（ゾルピデム、ゾピクロン）を選択し、「眠りが浅く夜間に何度も起きてしまう、または早朝起きてしまう」ときは長時間作用型の睡眠薬（フルラゼパム、クアゼパム）を選択します（**図 17-2**）。

睡眠薬、抗不安薬では耐性ができやすく依存性に注意が必要です。比較的依存性が弱いのがオレキシン受容体を遮断するスボレキサントです。抗ヒスタミン薬もときに抗不安薬、催眠薬として使用されることがあります。

ベンゾジアゼピン系とバルビツール酸系はGABA に作用する

神経伝達物資の１つである GABA は、GABA$_A$ 受容体（Cl$^-$ チャネル内蔵）に結合すると過分極を生じ、神経の興奮を抑制し、GABA$_B$ 受容体（G$_i$ 共役）に結合すると神経伝達を抑制します。ベンゾジアゼピン系とバルビツール酸系は、GABA$_A$ 受容体の活動を高めることで、神経の興奮を抑制し抗不安作用や鎮静・催眠作用をもたらします。

その他の抗不安薬の作用機序

タンドスピロンは、大脳辺縁系や視床下部のセロトニン（5-HT）神経からのセロトニン遊離を抑制する新しい薬物です。ベンゾジアゼピン系やバルビツール酸系と異なり、鎮静作用や睡眠作用が弱く、眠気や脱力感を生じにくいです。メラトニン誘導体のラメルテオンも生理的な眠りをもたらします。

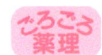

ごろごろ薬理 　眠るためとりあえず便利なバールで会う
（睡眠薬）（トリアゾラム）（ベンゾジアゼピン系）（バルビツール酸系）

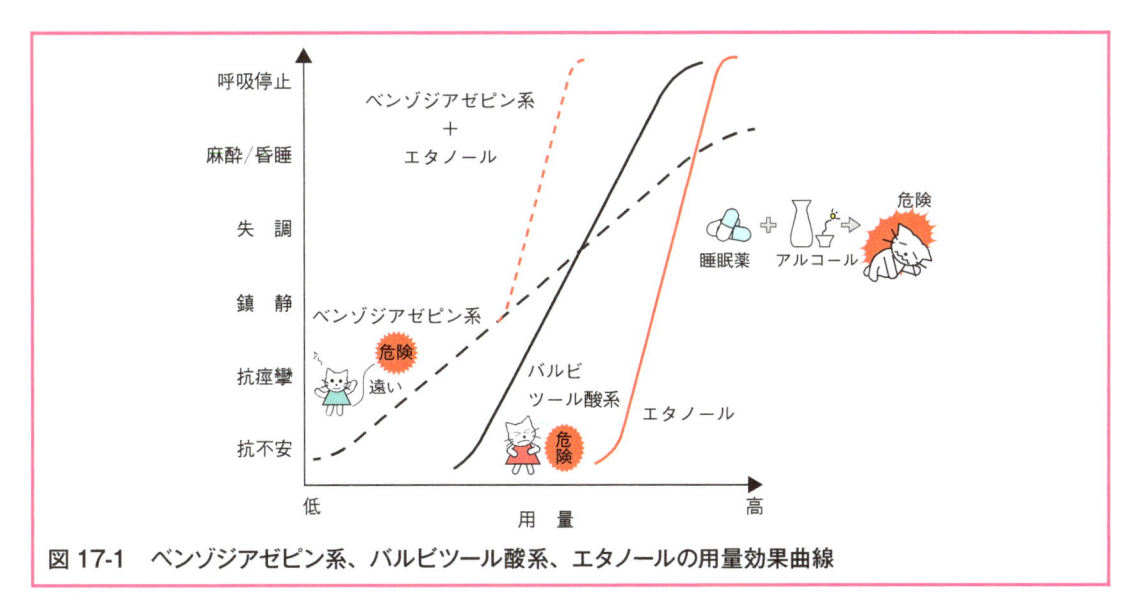

図 17-1　ベンゾジアゼピン系、バルビツール酸系、エタノールの用量効果曲線

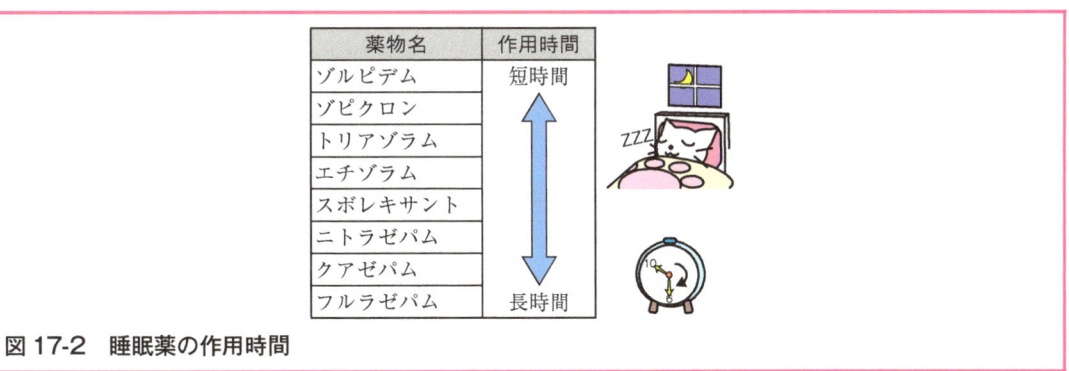

薬物名	作用時間
ゾルピデム	短時間
ゾピクロン	
トリアゾラム	
エチゾラム	
スボレキサント	
ニトラゼパム	
クアゼパム	
フルラゼパム	長時間

図 17-2　睡眠薬の作用時間

練習問題

次の文章の（　　）内に適切な語を入れましょう。

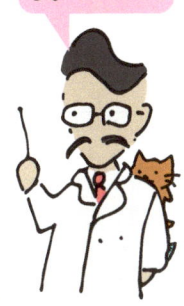

1. 睡眠薬には、主に（¹　　　　　　）系と（²　　　　　　）系睡眠薬がある。これらの睡眠薬は、脳内の神経伝達物質である（³　　　　）の受容体に結合し神経の興奮を抑制する。（⁴　　　　）薬としても使用される。

2. 睡眠障害のうち「寝つきの悪い」タイプには、作用時間が（⁵ 長い・短い）ものが使用され、「眠りが浅い」タイプには作用時間が（⁶ 長い・短い）ものが使用される。

3. 睡眠薬は、（⁷　　　　　　）性ができやすく、精神的に依存しがちであるため注意する必要がある。比較的依存性が低い薬物は、オレキシン受容体を遮断する（⁸　　　　　　）である。

【解答】1〜2．ベンゾジアゼピン、バルビツール酸（順不同）　3．GABA$_A$　4．抗不安　5．短い　6．長い　7．耐　8．スボレキサント

Stage 18 抗てんかん薬

てんかんは「脳内の嵐」

てんかんは、大脳のニューロンが過剰に興奮し、異常興奮波の伝導・伝達を抑制できないことで生じます。イメージとして「脳内の嵐」ととらえましょう。症状により、**表18-1**のように分類されています。てんかんの発作時には異常な脳波が記録されるのが特徴です。治療の原則は、ニューロンの過剰な興奮を抑え、異常な伝導・伝達を抑制することです。早期に正しく診断し治療すれば、将来は薬を飲まなくても発作が生じなくなることが多いのです。しかし、慢性的な病気なので服薬を中断すると発作が再発し、治療が困難になること（悪い可塑性）を患者さんに知ってもらうことが大切です。種々のメカニズムを利用して治療が行われますが、抑制伝達物質のGABAの機能を高める薬物が多いです（**表18-2**）。

表18-1 てんかんの分類と治療薬

てんかんの分類	意識	症状	第一選択薬	第二選択薬
大発作 （強直間代発作）	意識消失	劇的な痙攣、昏睡	バルプロ酸	ラモトリギン トピラマート
小発作 （欠神発作）	意識消失 （数秒間）	痙攣なし 緊張消失、自動症	バルプロ酸	エトスクシミド ラモトリギン
単純部分発作	意識あり	痙攣、感覚障害、幻覚、幻聴	カルバマゼピン ラモトリギン レベチラセタム	ゾニサミド トピラマート フェニトイン
複雑部分発作	意識消失 （意識があるように見える）	徘徊、自動症		

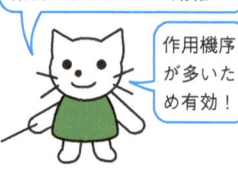

トピラマートやラモトリギンは二次性全般化発作を含む部分発作に効果あり。部分発作にこれまで効果のある薬物がなかったため朗報！

作用機序が多いため有効！

表18-2 抗てんかん薬の作用機序

抗てんかん薬	電位依存性 Na⁺チャネル遮断	電位依存性 Ca²⁺チャネル遮断	GABA_A 受容体機能増強	グルタミン酸受容体機能抑制	炭酸脱水酵素阻害
アセタゾラミド					○
ガバペンチン		○	○		
カルバマゼピン	○				
クロバザム			○		
ゾニサミド	○	T 型			○
トピラマート *	○	L 型	○	○	○
バルプロ酸	○	T 型	○		
フェニトイン	○				
フェノバルビタール			○		
ペランパネル				○	
ラモトリギン	○	N/P 型			
レベチラセタム			◎		

＊トピラマート：作用機序がすべてにわたっているので、第二・第三選択薬として用いられる。
◎レベチラセタムの作用機序はGABA放出に関与するシナプス小胞タンパク質SV2Aの機能を高めることによる。スペクトルの広い抗てんかん薬として、てんかん治療のレベルが向上した。

ごろごろ薬理 笛よりもガバッとトビラを開く抗てんかん薬
（フェニトイン）（カルバマゼピン）（トピラマート）

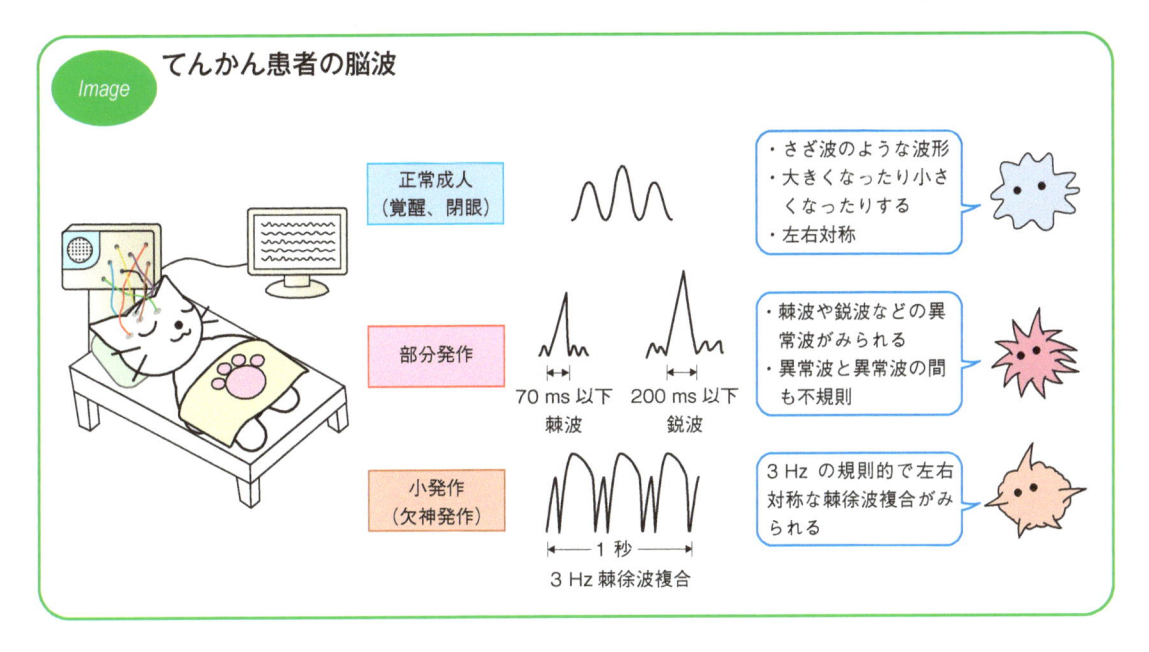

てんかん患者の脳波

次の文章の（　　　）内に適切な語を入れましょう。

1. てんかんは症状により、意識消失と昏睡がある（^{1}　　　　　　　　）、数秒間の意識消失のある（^{2}　　　　　　　　）、意識はあるが痙攣や感覚障害のある（^{3}　　　　　　　　）、無意識の徘徊のある（^{4}　　　　　　）に分けられる。

2. 第一選択薬は、大発作で（^{5}　　　　　　　）と（^{6}　　　　　　　）、小発作で（^{7}　　　　　　　）、単純部分発作で（^{8}　　　　　　　）と（^{9}　　　　　　　）、複雑部分発作で（^{10}　　　　　　　）と（^{11}　　　　　　　）である。

3. てんかんの治療薬の作用機序には、電位依存性（^{12}　　　　　　）チャネル遮断作用、電位依存性（^{13}　　　　　　）チャネル遮断作用、GABA$_A$受容体機能（^{14}増強・抑制）作用、興奮性の（^{15}　　　　　　）酸受容体機能抑制作用、（^{16}　　　　　　）酵素阻害作用がある。

4. 上述の作用機序がすべてそろっている（^{17}　　　　　　）は、新しい抗てんかん薬で第二・第三選択薬として、二次性全般化発作を含む部分発作に使用される。

Point
★てんかんの治療薬は異常な脳神経の興奮と伝導を抑える。

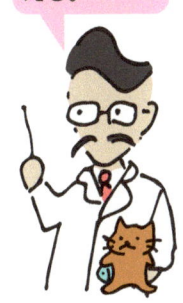

【解答】1. 大発作　2. 小発作　3. 単純部分発作　4. 複雑部分発作　5〜6. バルプロ酸、フェニトイン（順不同）　7. エトスクシミド　8〜9. カルバマゼピン、フェニトイン（順不同）　10〜11. カルバマゼピン、バルプロ酸（順不同）　12〜13. Na$^+$、Ca^{2+}（順不同）　14. 増強　15. グルタミン　16. 炭酸脱水　17. トピラマート

Stage 19 鎮痛薬①：主な鎮痛薬

痛みと鎮痛薬

痛みのことを厳密には疼痛といいます。発生原因により侵害受容性疼痛と神経障害性疼痛に大きく分類されます（**図19-1**）。通常、弱い痛みにはアスピリンに代表される非ステロイド性抗炎症薬（NSAIDs、解熱鎮痛消炎薬）が用いられ、中程度以上の痛みにはオピオイド鎮痛薬が用いられます。オピオイド鎮痛薬には、麻薬性のものと非麻薬性のものがあります（**表19-1**）。

非ステロイド性抗炎症薬（NSAIDs）

NSAIDsは、プロスタグランジン（PG）類を生成させるシクロオキシゲナーゼ（COX）の阻害薬です。炎症時には、PGなどの化学物質（メディエーター）が生じて症状（発赤、腫脹、発熱、疼痛、機能障害）を引き起こします。PGはそれ自身では発痛作用は強くないのですが、ブラジキニンなどの発痛物質の作用を増強します。NSAIDsの最も高頻度な副作用は胃腸障害です（p.49）。

アセトアミノフェンはNSAIDsではありませんが弱いCOX阻害作用をもち、解熱・鎮痛効果があります。NSAIDsに比べ副作用が弱く、小児にも用いられます。

オピオイド鎮痛薬

オピオイドは、オピオイド受容体を介してその作用を発現する神経伝達物質です。内因性オピオイドの代表がエンドルフィンです。受容体サブタイプにはμ、δ、κがあります。鎮痛効果の強いμ受容体は、Giを介しK$^+$チャネルを開き過分極を生じ、神経伝達のCa^{2+}チャネル抑制によりCa^{2+}流入を抑制し、またcAMP生成抑制により痛みに関連した神経伝達を抑制します（図20-1）。

オピオイド鎮痛薬は、長く続く鈍い痛みによく効き、鋭い間欠的な痛みには効きにくいのが特徴です。また痛みの存在は認知できますが、それに耐えられるようになるのも特徴です。

副作用で最も深刻なのは呼吸抑制作用と過剰な鎮静です。次に問題となるのは便秘、悪心・嘔吐、

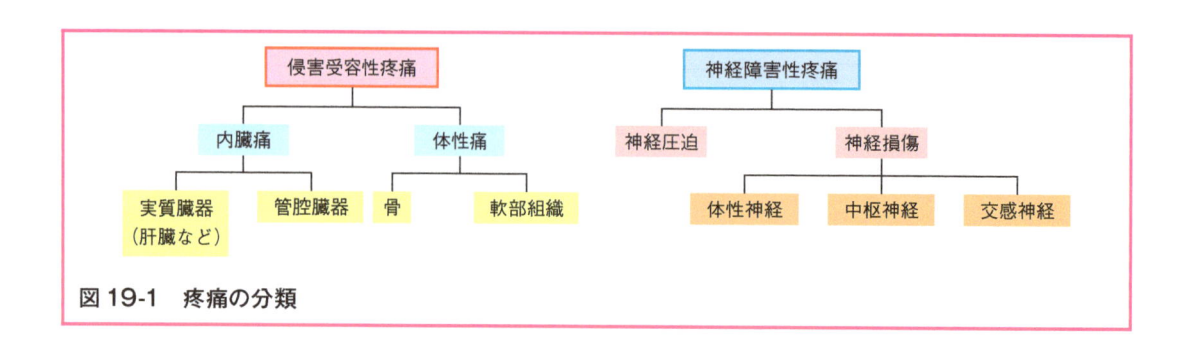

図19-1　疼痛の分類

ごろごろ薬理　**インド**の**明日**は**セレブ**が**汗**かく**クリスマスイブ**の**鎮痛薬**
（インドメタシン）（アスピリン）（セレコキシブ）（アセトアミノフェン）（イブプロフェン）

表 19-1　鎮痛薬の種類

鎮痛薬の種類		作用機序	特徴	薬物
非ステロイド性抗炎症薬（NSAIDs、解熱鎮痛消炎薬）		プロスタグランジン類の合成酵素であるシクロオキシゲナーゼ（COX）を阻害	末梢性　胃腸障害の副作用	アスピリン（アセチルサリチル酸）　インドメタシン　イブプロフェン
			COX2阻害薬	セレコキシブ
オピオイド鎮痛薬	麻薬性	脳内の痛み伝達を抑制するオピオイド受容体に作用	中枢性　呼吸抑制の副作用　身体および精神依存を生じる可能性あり	モルヒネ　コデイン　フェンタニル
	非麻薬性		中枢性　精神依存が軽い	トラマドール　ブプレノルフィン　ペンタゾシン

眠気になります。

麻薬性鎮痛薬

　モルヒネに代表される麻薬性鎮痛薬は、中枢神経系に作用し、意識をなくすことなく痛みを和らげますが、同時に多幸感をきたし、依存症を起こします。慢性炎症や慢性疼痛が生じている際は依存症を引き起こしにくいことから、がんの疼痛コントロールになくてはならない薬物としてモルヒネやフェンタニルが用いられています（Stage 20）。

非麻薬性鎮痛薬

　トラマドールは麻薬には指定されていませんが、代謝物がオピオイド受容体の部分アゴニストです。本来はうつ病の治療薬として開発され、NSAIDs よりも強力な鎮痛作用をもちます。ただ悪心、嘔吐の副作用の頻度が高いです。アセトアミノフェンとの配合薬があります。

　ブプレノルフィンやペンタゾシンもオピオイド受容体の部分アゴニストです。

練習問題

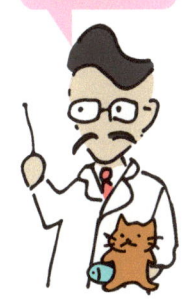

Point
★脳で鎮痛するオピオイド鎮痛薬は乱用に注意。

次の文章の（　　）内に適切な語を入れましょう。

1. 弱い痛みに用いられる（¹　　　　　　）抗炎症薬は、プロスタグランジン類を生成する（²　　　　　　）を阻害することで炎症を抑える。副作用に（³　　　　）が起こりやすい。

2. 中程度以上の痛みに用いられる（⁴　　　　）鎮痛薬は、（⁵急・慢）性の鈍い疼痛に効果がある。そのうち（⁴　　　　）受容体の強力なアゴニストである麻薬性鎮痛薬の代表例に（⁶　　　　）や（⁷　　　　　　）がある。

【解答】 1. 非ステロイド性　2. シクロオキシゲナーゼ　3. 胃腸障害　4. オピオイド　5. 慢　6〜7. モルヒネ、フェンタニル（順不同）

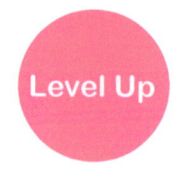

プロスタグランジン類の作用とアスピリンの欠点

防御反応としての炎症

　急性の炎症は、体を守るための正常な防御反応です。症状として発赤、腫脹、発熱、疼痛、そして機能障害があります（炎症の5徴候）。炎症では、末梢血管が拡張し（発赤）、血管透過性が増加し（腫脹）、局所の温度が高まる（発熱）ことで、血流量が増大し集まった免疫細胞が活性化されます。また、局所の疼痛や機能障害が生じることで安静と回復を促します。風邪で熱が出るのも炎症反応の一部です。これらは生体が早く正常な状態に戻るために必要なことですが、炎症や免疫反応が慢性化すると、種々の炎症性、免疫性の病気につながります（Stage 36）。

　炎症・免疫反応に関与する生体内物質には、ヒスタミン、セロトニン、ブラジキニンなどのキニン類、プロスタグランジン（PG）類やロイコトリエン（LT）類、腫瘍壊死因子（TNF）などのサイトカインそしてケモカインがあります。

プロスタグランジン類とロイコトリエン類（エイコサノイド）

　PG とは、炭素 20 個のアラキドン酸からシクロオキシゲナーゼ（COX）という酵素により生成される脂質系の生理活性物質です（**図1**）。多くの組織で生成され多種類の PG それぞれに受容体があり、多様な作用をした後すみやかに分解されます（**表1**）。

　PG は、炎症部で痛み感覚の受容器を刺激するブラジキニンの作用を増強します。また、発熱物質により視床下部の体温調節中枢で生成された PGE_2 は、体温の設定温度を高めるため、気温は寒くないのに、ふるえが生じたのち高熱となる悪寒戦慄が生じます。

　アラキドン酸からできるのは PG だけではありません。リポキシゲナーゼにより生成される LT は白血球遊走作用とアレルギー反応に大きく関わります。

　アラキドン酸は、ホスホリパーゼ A_2 により細胞膜のリン脂質から遊離され PG や LT の原料になります。この酵素を抑制するのが**ステロイド薬**で、強力な抗炎症・抗免疫作用をもちます。

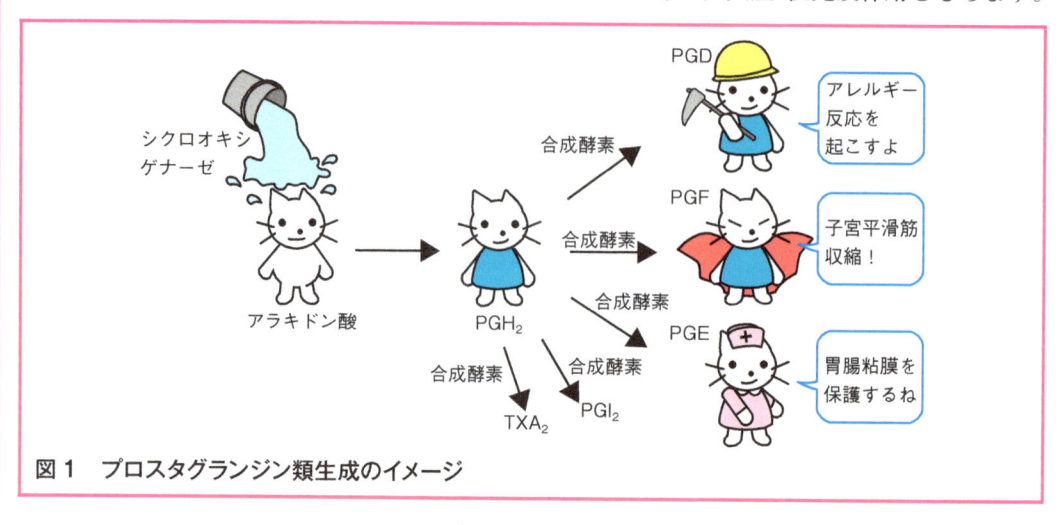

図1　プロスタグランジン類生成のイメージ

表1　アラキドン酸代謝物の種類と組織による作用

	受容体サブタイプ	代表的組織と作用
PGD_2、PGE_1	DP	血小板凝集抑制、アレルギー反応、睡眠誘発
PGE_2	EP1	肺・腎臓（平滑筋収縮）
	EP2	平滑筋弛緩、肥満細胞（ヒスタミン）分泌抑制
	EP3	平滑筋収縮、体温上昇、胃酸分泌抑制
	EP4	平滑筋弛緩
$PGF_{2\alpha}$	FP（Gq）	子宮平滑筋収縮
PGI_2、PGE_1	IP（Gs）	血小板凝集抑制、平滑筋弛緩
TXA_2	TP（Gq）	平滑筋収縮、止血作用
LTB_4	LTB	白血球遊走亢進
LTC_4	CysLT2	気管支収縮、血管透過性亢進
LTD_4	CysLT1	気管支収縮、血管透過性亢進

PGI_2：プロスタサイクリン、　TXA_2：トロンボキサン A_2、　LT：ロイコトリエン

非ステロイド性抗炎症薬（NSAIDs）と COX2 阻害薬

　炎症は生体の防御反応として必要ですが、辛い症状を和らげるために使われるのが NSAIDs で、最も歴史ある薬物がアスピリンです。NSAIDs は、COX を阻害することで PG 合成を抑え、体温上昇、疼痛などの症状を抑制します。しかし、胃腸の粘膜を保護するはたらきのある PGE_2 や PGI_2 の生成まで阻害するため、胃痛や消化性潰瘍のような胃腸障害の副作用があります（Stage 39）。また、COX 抑制によりリポキシゲナーゼによって過剰に生成された LT が気管支平滑筋を収縮させるため NSAIDs で気管支喘息を生じる人がいます（アスピリン喘息）。

　研究の結果、COX には COX1 と COX2 があること、COX1 は胃や腸の粘膜を保護する PG を生成する酵素ですが、COX2 は炎症を起こす PG 類を生成する酵素であることが判明しました（**図2**）。COX2 だけを阻害する薬の代表がセレコキシブです。セレコキシブは胃腸粘膜への刺激は少ないので、理想的な抗炎症薬だと思われました。しかし別の問題を生じたのです。内皮細胞で COX2 により合成される PGI_2 には血小板凝集抑制作用があります。COX2 だけを阻害すると、血小板で COX1 により作られるトロンボキサン A_2 生成が抑制されず、血小板が凝集しやすくなり、リスクをもつ人では心筋梗塞や脳卒中の危険性が高まります（p.73、p.93）。

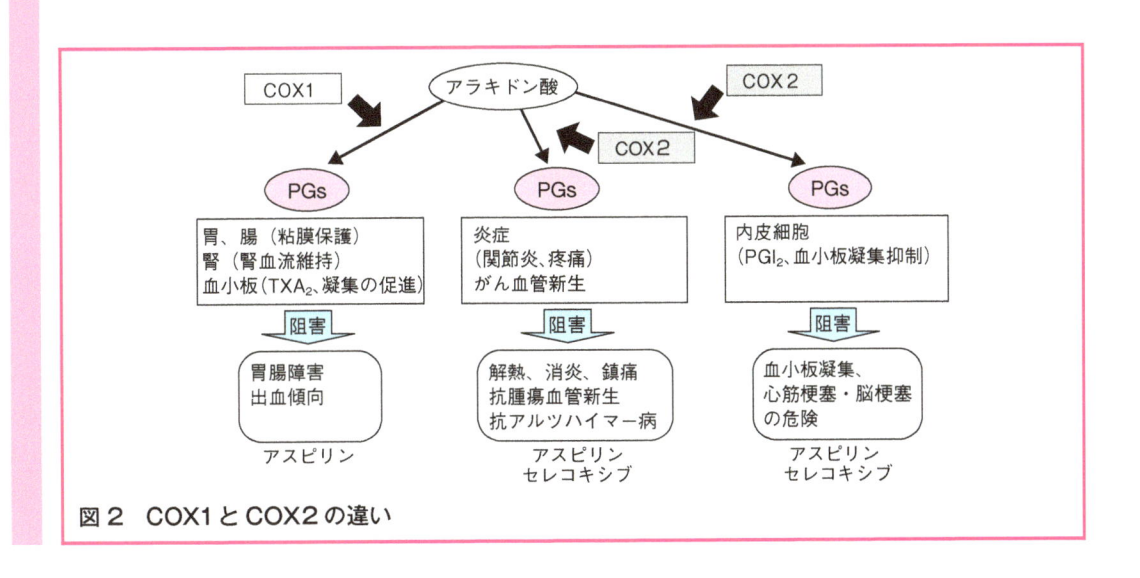

図2　COX1 と COX2 の違い

Stage 20 鎮痛薬②：種々の鎮痛薬

内因性疼痛抑制系

　中枢神経系は、痛みを抑制するしくみを備えています。関連するのは内因性オピオイド（エンドルフィン、エンケファリンなど）とセロトニン、ノルアドレナリンです（**図 20-1**）。脊髄レベルから種々の部位で疼痛の神経伝達を抑制し、鎮痛作用をあらわします。

がん性疼痛

　がん性疼痛の対処法には、WHO 方式がん疼痛治療法の 5 原則があります（**表 20-1**）。

種々の痛みと鎮痛

　以下に述べる特徴的な痛みに対しては、病態に応じたそれぞれの特効薬があります。

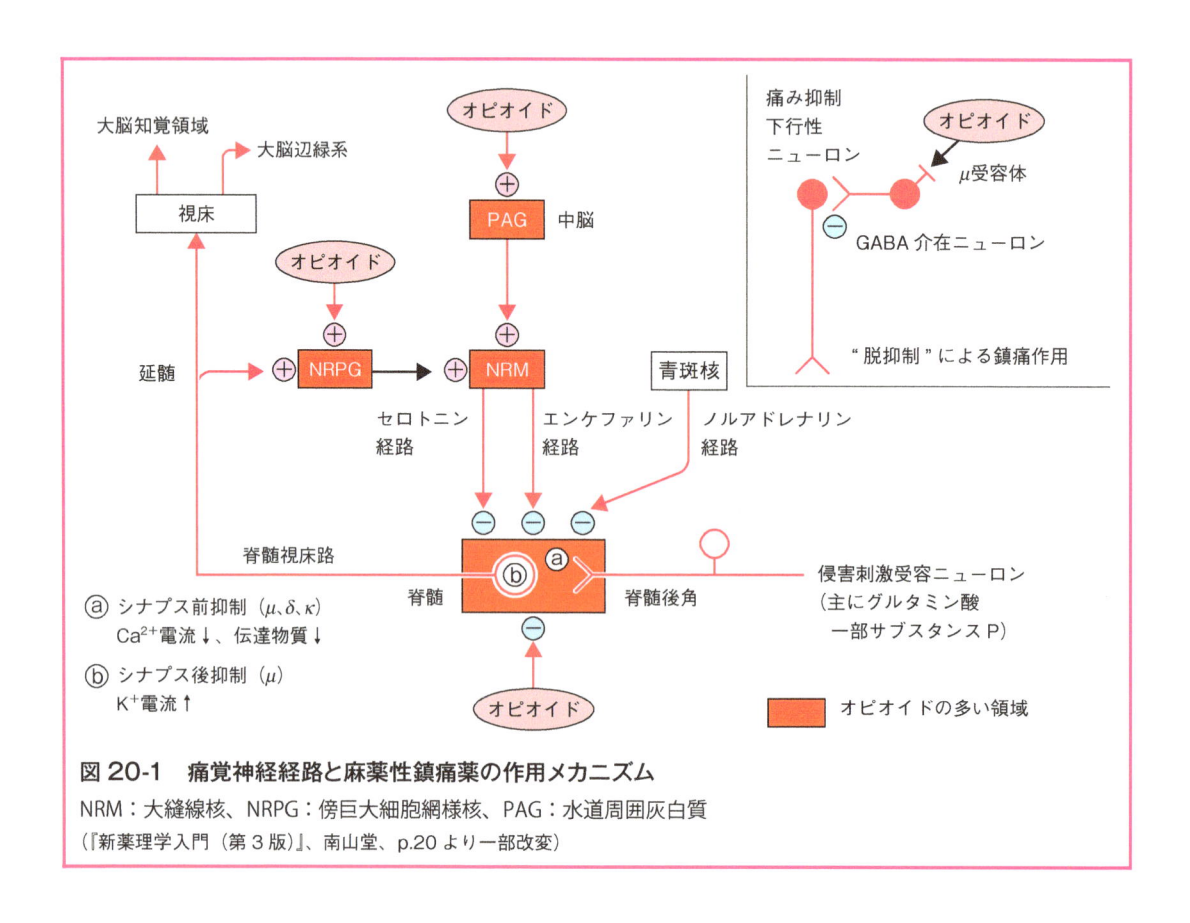

図 20-1　痛覚神経経路と麻薬性鎮痛薬の作用メカニズム
NRM：大縫線核、NRPG：傍巨大細胞網様核、PAG：水道周囲灰白質
（『新薬理学入門（第 3 版）』、南山堂、p.20 より一部改変）

表 20-1 WHO 方式がん疼痛治療法の 5 原則

経口的に (by mouth)	患者にとって簡単で維持・管理がしやすい投与経路を優先的に選択。漫然と坐薬を使用したり、嘔吐の可能性の高い患者に経口投与を選択しない。
時刻を決めて規則正しく (by the clock)	薬剤の作用時間が途切れないように投与間隔を設定する。特にオピオイドでは毎食後という指示はすべきではない。均等な時間間隔で指示することが重要。
除痛ラダーにそって効力の順に (by the ladder)	患者にとって鎮痛が不十分な場合には、3 段階のラダーにしたがって段階的に治療のレベルを上げていく。オピオイド（麻薬性鎮痛薬）を避けて第一段階を引き延ばさない。 　第一段階：非オピオイド（NSAIDs、アセトアミノフェン） 　第二段階：弱オピオイド（コデイン） 　第三段階：強オピオイド（モルヒネ、フェンタニル）
患者ごとの個別的な量で (for the individual)	オピオイドによる鎮痛では、患者ごとに必要量が大きく異なる。病状の進み方によって増量のペースも大きく異なることを理解する。
そのうえで細かい配慮を (with attention to detail)	副作用が新たな苦痛とならないよう注意し予防に努める。治療への不安や疑問、病状の変化による投与経路の変更の必要性などに注意を傾ける。

- 心筋虚血→**狭心痛**発作 ⇦ ニトログリセリン投与
- 腸管や尿管の**攣縮（スパスム）**→腹痛（管腔臓器性の内臓痛）⇦ 平滑筋弛緩作用をもつ鎮痙薬（抗コリン薬や古典的なパパベリン）投与
- セロトニンによる血管収縮→神経原性炎症が関与する**片頭痛** ⇦ 特効薬のトリプタン系薬投与
- 高尿酸血症→関節炎となる**痛風**発作 ⇦ NSAIDs とともに白血球遊走を抑制するコルヒチンや尿酸排泄促進薬投与。ただしアスピリンは用いない（Stage 45）。
- 神経障害性疼痛 ⇦ オピオイド投与
- 糖尿病性疼痛 ⇦ メキシレチン投与
- がん性疼痛 ⇦ 局所麻酔薬による硬膜外麻酔（Stage 14）
- 線維筋痛症と神経障害性疼痛 ⇦ プレガバリンやミロガバリン投与

　集中治療において、鎮静と鎮痛を目的としてデクスメデトミジンも用いられています。α_2 アドレナリン受容体（Gi に共役）のアゴニストです。麻薬性鎮痛薬のような依存性がなく、患者の呼吸抑制も少なく、呼びかけに応じて覚醒してくれる特徴があります。

練習問題

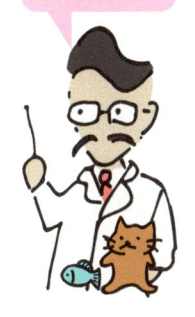

Point
★痛みの原因によって鎮痛薬を使い分けよう。

次の文章の（　　）内に適切な語を入れましょう。

1. 中枢神経系には、痛みを（¹　　　）するしくみもある。
2. がん性疼痛コントロールするために投与（²　　　）の選択、投与（³　　　）の設定、段階的に治療レベルを上げること、個別の投与（⁴　　　）の設定、および細かい配慮が必要である。
3. 神経原性炎症が関与する片頭痛には（⁵　　　）系薬が使用される。痛風発作には、（⁶　　　）とともにコルヒチンや尿酸排泄促進薬が使用される。集中治療において鎮静と鎮痛を目的として（⁷　　　）が使われる。

【解答】1. 抑制　2. 経路　3. 間隔　4. 量　5. トリプタン　6. NSAIDs　7. デクスメデトミジン

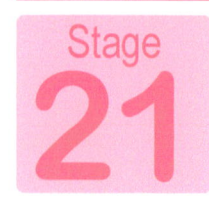

抗精神病薬

統合失調症

　統合失調症は思春期に好発する精神疾患で、妄想、幻聴・幻覚、思考異常などを主症状（陽性症状）とする慢性の中枢神経疾患です。時間が経過すると、感情鈍麻、無欲、自閉、快感喪失などの陰性症状を示します。妄想や幻覚の主な病因は、中脳-辺縁系と中脳-皮質系とでドパミン D_2 受容体が過剰に刺激され、両系統のバランスが失われることだと考えられています（**図 21-1**）。

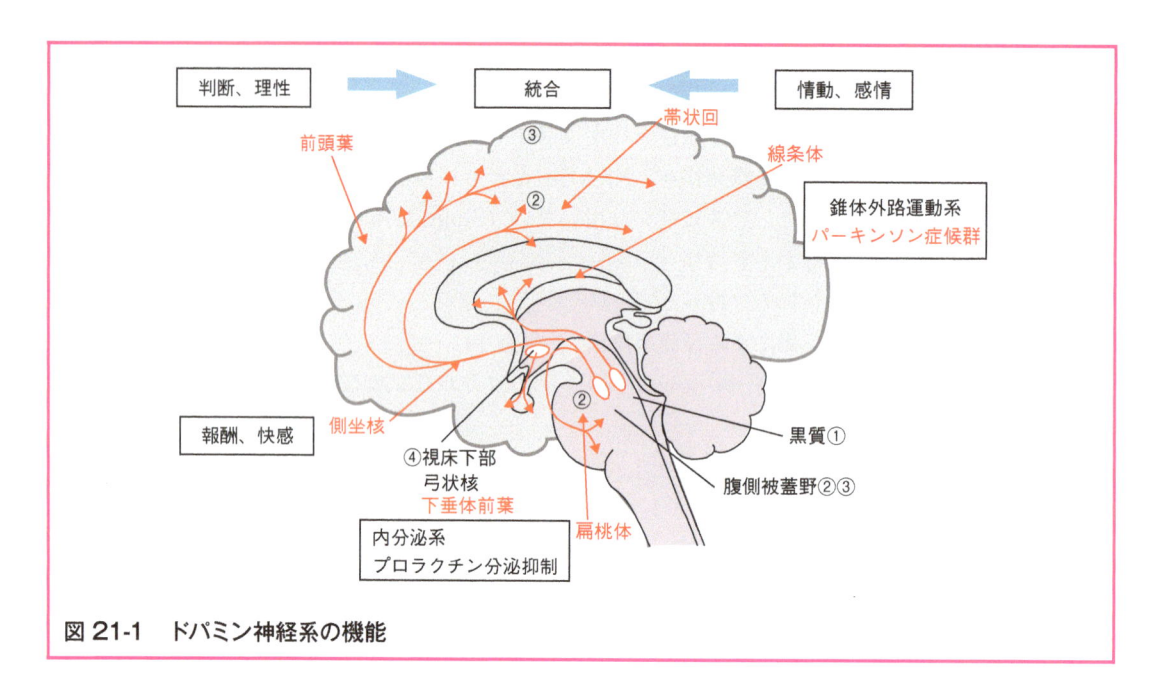

図 21-1　ドパミン神経系の機能

抗精神病薬

　統合失調症の治療に使われる薬を、抗精神病薬といいます。神経遮断薬ともよばれていました（p.41）。統合失調症のほか、うつ病、双極性障害の治療に使われることもあります。抗精神病薬は、ドパミン D_2 受容体を遮断することで、妄想や幻覚を抑制します。

　抗精神病薬は、古い定型抗精神病薬と、新世代型の非定型抗精神病薬の２つに大きく分けられます。定型抗精神病薬は、ドパミン D_2 受容体を強力に遮断するため、パーキンソン症候群のような錐体外路症状や高プロラクチン血症が副作用として問題となりました。その問題を解決するために開発されたのが、D_2 受容体遮断作用が強すぎない非定型抗精神病薬で、現在は第一選択の治療薬となっています。一方で、化学構造中の他の受容体の遮断作用があるので、体重増加や高血糖が非定型抗精神病薬の重要な副作用となります（**表 21-1**）。特に D_2 受容体の部分アゴニストで、セロ

表21-1　主な抗精神病薬の副作用

	一般名	錐体外路症状	高プロラクチン血症	体重増加	低血圧	便秘・口渇・尿閉
	受容体遮断	D_2	D_2	H_1	α_1	M_3
非定型	アリピプラゾール	－	－	－	－	－
	ブロナンセリン	＋	＋	＋	＋	－
	オランザピン	－	－	＋＋＋	＋	＋
	ペロスピロン	＋	＋	＋	＋	＋
	クエチアピン	－	－	＋＋	＋＋	－
	リスペリドン	＋	＋＋	＋＋	＋	－
	クロザピン	－	－	＋＋＋	＋＋＋	＋＋
定型	クロルプロマジン	＋	＋	＋＋	＋＋	＋＋＋
	ハロペリドール	＋＋＋	＋＋	＋	－	＋
	スルピリド	－	＋＋	＋＋	－	－

米国精神医学会：統合失調症医療ガイドライン.
Am. J Psychiatry. 2004 ; 161（2 Suppl）: 1-56. を参照して作表

トニン 5-HT$_{1A}$ 受容体の刺激作用や 5-HT$_{2A}$ 受容体の遮断作用ももつアリピプラゾールは、錐体外路症状や高プロラクチン血症が出にくいのが特徴です。

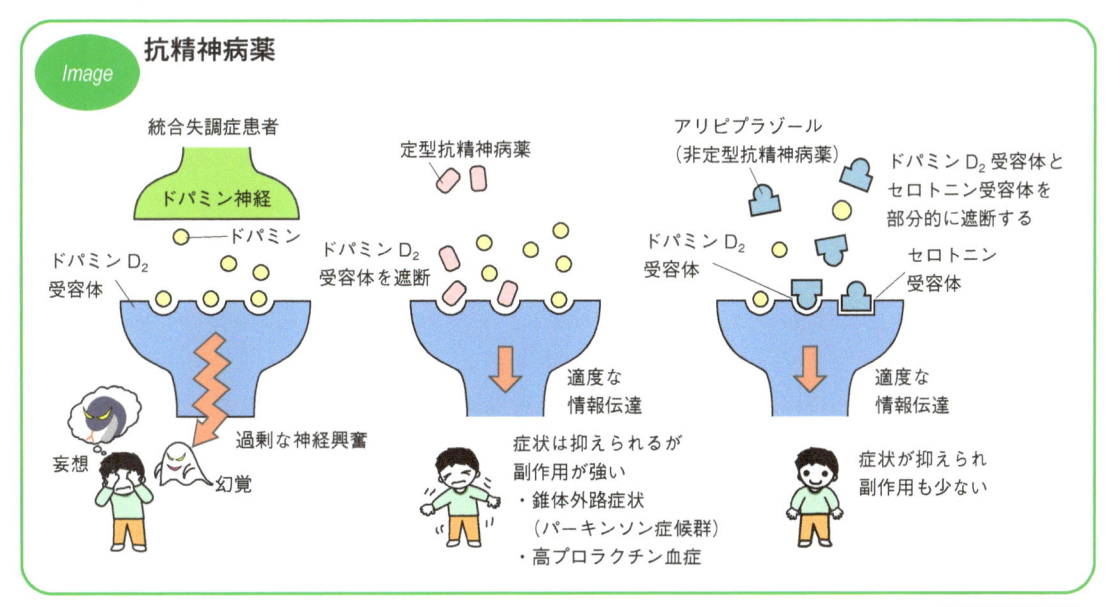

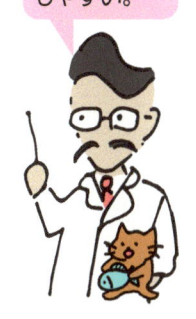

Point
★抗精神病薬は D_2 受容体遮断作用による副作用が生じやすい。

練習問題

次の文章の（　　）内に適切な語を入れましょう。

1. 統合失調症の病因は、中脳−辺縁系や中脳−皮質系で（¹　　　　　）受容体が過剰に興奮することだと考えられている。
2. 統合失調症の治療には、（¹　　　　　）受容体の遮断効果のある（²　　　　　）が用いられる。（²　　　　　）は、（³　　　　　）、（⁴　　　　　）の治療に使われることもある。セロトニンの遮断作用ももつ（⁵　　　　　）は副作用が出にくい。

【解答】1. ドパミン D_2　2. 抗精神病薬　3〜4. うつ病、双極性障害（順不同）　5. アリピプラゾール

抗うつ薬、気分安定薬

うつ病と抗うつ薬

うつ病とは、感情や思考が低下する病気です。うつ病の発症メカニズムははっきりしていませんが、セロトニン（5-HT）やノルアドレナリン（NAd）などのモノアミンの活性低下による、というモノアミン仮説が有力です。したがって、モノアミンの作用を持続させる薬物が抗うつ薬として使用されます（**図 22-1**）。

抗うつ薬の多くは、モノアミントランスポーターを阻害することでモノアミンの再取り込みを抑制します。その作用機序をもつ薬には、三環系抗うつ薬（イミプラミンなど）をはじめ SSRI（選択的セロトニン再取り込み阻害薬、パロキセチンなど）、SNRI（セロトニン・ノルアドレナリン再取り込み阻害薬、ミルナシプランなど）があります。三環系抗うつ薬は初期の抗うつ薬で、化学構造がもつ抗コリン作用や催不整脈作用などの副作用があります。新規抗うつ薬である SSRI、SNRI は副作用が生じにくくなっています。

ミルタザピンで知られる NaSSA（ノルアドレナリン作動性・特異的セロトニン作動性抗うつ薬）が阻害するのは、モノアミントランスポーターではありません。中枢のシナプス前の抑制性 α_2 受容体を遮断し、シナプス間隙のセロトニンとノルアドレナリン両方の神経伝達を増強します。また、重度のうつ病にアリピプラゾールが有効な場合があります。

いずれの抗うつ薬も、特に若年者で、投与初期・増量時そして回復期の自殺に注意が必要です。

双極性障害と気分安定薬

ハイテンションで過剰に活動的な躁状態と、憂うつで無気力なうつ状態を繰り返す病気を、双極

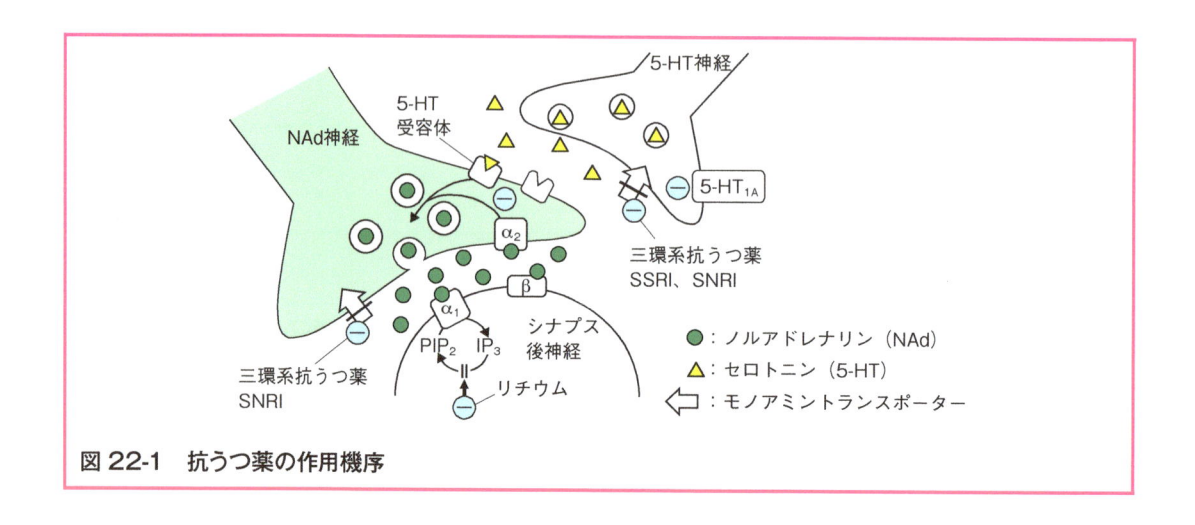

図 22-1　抗うつ薬の作用機序

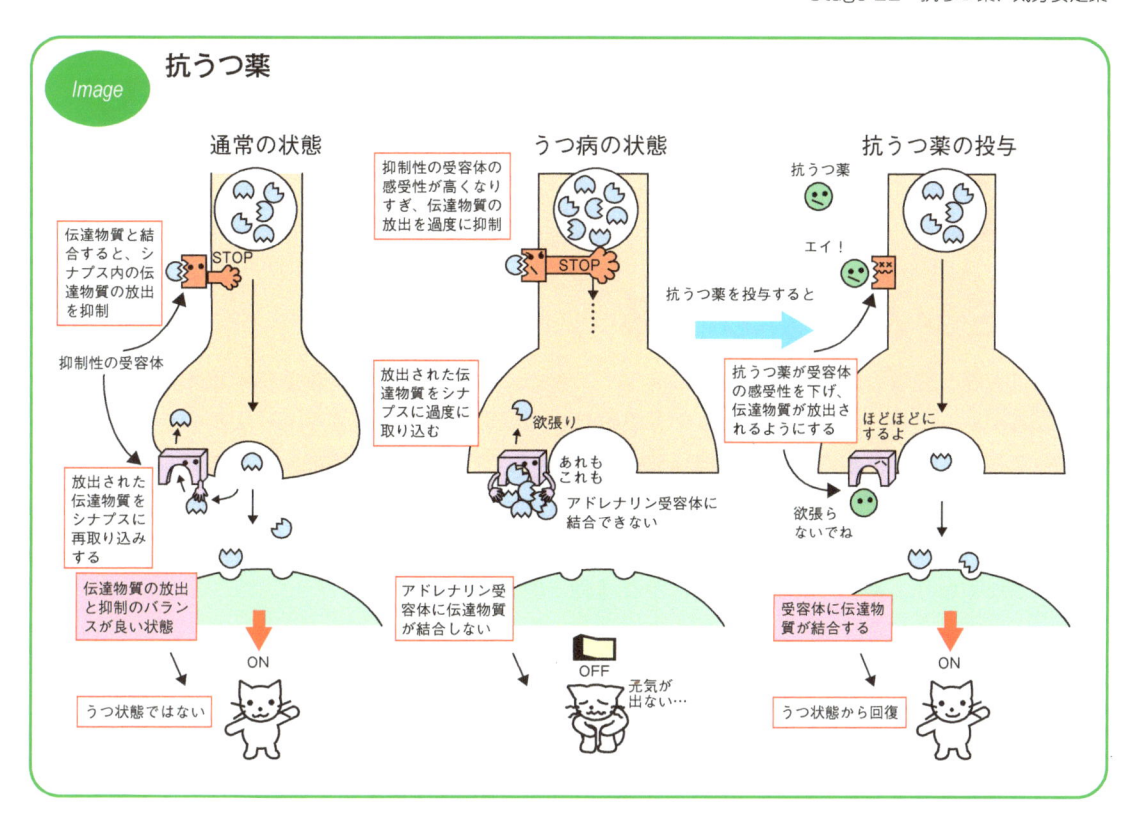

性障害とよびます。躁とうつの波を抑える薬を気分安定薬といい、リチウム、バルプロ酸、ラモトリギンが代表ですが、クエチアピン、オランザピンも用いられています。

練習問題

次の文章の（　　）内に適切な語を入れましょう。

1. うつ病の発症は（¹　　　　　　）や（²　　　　　　　　）の活性低下が原因である、という考えを（³　　　　　　）仮説とよぶ。（³　　　　　　）の作用を持続させる薬物が（⁴　　　　　　）として使用される。

2. （³　　　　　　）トランスポーターを阻害する（⁴　　　　　　）には、三環系抗うつ薬、（⁵　　　　　）、（⁶　　　　　）がある。三環系抗うつ薬には、（⁷　　　　）作用や催（⁸　　　　）作用などの副作用がある。NaSSAの作用機序はそれらと異なり、（⁹　　　　　）受容体を遮断することでモノアミンの作用を増強させる。

3. 気分安定薬の代表例に（¹⁰　　　　　　）、（¹¹　　　　　　）、ラモトリギンがある。

Point
★抗うつ薬はモノアミンの作用を持続させる。

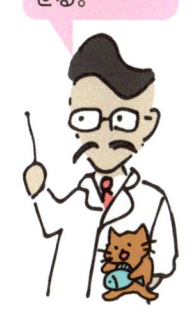

【解答】1〜2. セロトニン、ノルアドレナリン（順不同）　3. モノアミン　4. 抗うつ薬　5〜6. SSRI、SNRI（順不同）　7. 抗コリン　8. 不整脈　9. α_2　10〜11. リチウム、バルプロ酸（順不同）

Stage 23 パーキンソン病治療薬

ドパミンと運動の関係

中脳（大脳と脊髄の間にある部分）にメラニンをたくさん含んだ神経細胞体が集まって黒く見えるところがあり、これを黒質とよびます。黒質は、多数のメラニン色素をもつ大型のドパミン神経細胞がある緻密部と、細胞の少ない網様部からできています。黒質緻密部から線条体へのドパミン神経（**図 21-1**）は、錐体外路系の抑制的出力（GABA 神経）により、大脳皮質運動野の活動と骨格筋の運動（錐体路）を調節しています。ドパミン神経が活動する（D_2 受容体、Gi）と錐体外路系抑制がなくなり、錐体路によるなめらかな運動が開始されます。

パーキンソン病の発症

ドパミン神経が加齢などにより変性し、脱落すると骨格筋のすばやく協調した運動が失われ、パーキンソン病が発症します。また、抗精神病薬により線条体でのドパミン D_2 受容体が遮断されても症状があらわれます。パーキンソン病では運動障害（振戦、筋強剛、無動、姿勢反射障害の 4 大症状や仮面様顔貌）が前面にあらわれますが、運動障害以外の症状も臨床では重要です（**図 23-1**）。

パーキンソン病の治療

ドパミンは中枢に入れないので、前駆体のアミノ酸であるレボドパの経口投与が主な治療法です。末梢でのレボドパ代謝を抑制するカルビドパ（脱炭酸酵素阻害薬）やエンタカポン（COMT 阻害薬）、ドパミンの分解を防ぐセレギリン（B 型モノアミン酸化酵素（MAO-B）の選択的阻害薬）もよく用いられます。MAO-B 阻害作用もある抗てんかん薬のゾニサミドやドパミン放出促進薬のアマンタジンも用いられています。

ドパミン受容体刺激薬（アゴニスト）はドパミン受容体を刺激することで、ドパミン神経機能を補助します。ブロモクリプチンやプラミペキソールなどが経口で、アポモルヒネが皮下注で、ロチ

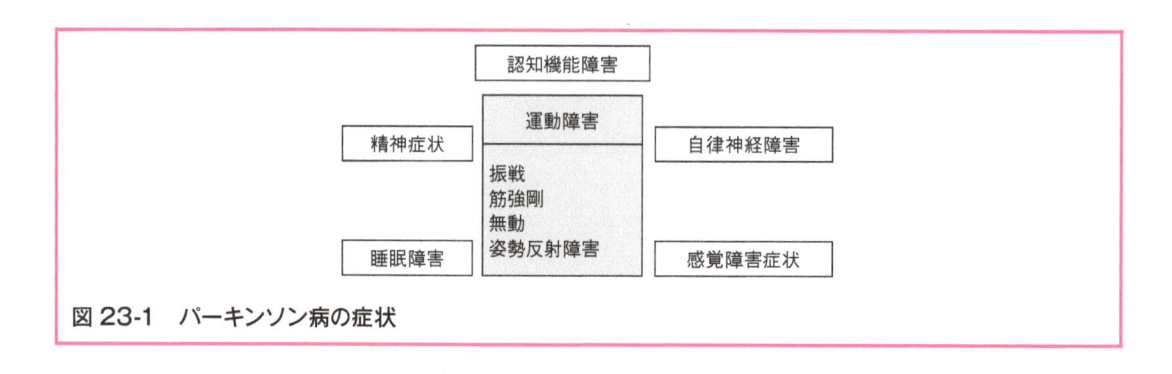

図 23-1　パーキンソン病の症状

ごろごろ薬理　レバーとカルビ、ブローをする鳥、パーキンソン治療
（レボドパ）（カルビドパ）（ブロモクリプチン）（トリヘキシフェニジル）

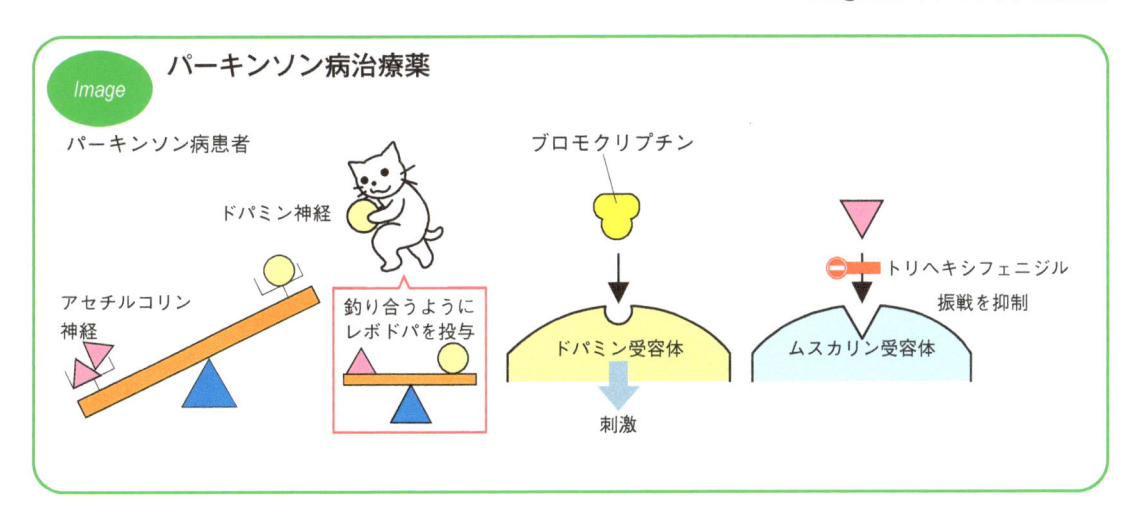

パーキンソン病治療薬

ゴチンが貼付製剤として用いられています。副作用に幻覚などがあります。

　ムスカリン受容体遮断薬（中枢性抗コリン薬）は振戦に有効です。代表的な薬にトリヘキシフェニジルがあります。

　ドロキシドパはノルアドレナリン前駆体で、ノルアドレナリン系を活性化することにより、すくみ足を改善する効果があります。錐体外路系（線条体-淡蒼球外側経路）の抑制的出力に関与する、アデノシン A_{2A}（Gs）受容体に拮抗するイストラデフィリンも治療に有益です。

練習問題

次の文章の（　　）内に適切な語を入れましょう。

1. （^{1}　　　　　）神経が加齢などにより変性し、脱落することがパーキンソン病の原因である。4大症状は（^{2}　　　　　）、（^{3}　　　　　）、（^{4}　　　　　）、（^{5}　　　　　）である。

2. ドパミンの前駆体である（^{6}　　　　）が主要な治療薬である。末梢での（^{6}　　　　）の代謝を抑制する（^{7}　　　　　）や（^{8}　　　　　）、ドパミンの分解を防ぐ（^{9}　　　　　）もよく用いられる。

3. ドパミン神経機能を助けるドパミン受容体刺激薬の経口薬には（^{10}　　　　　）や（^{11}　　　　　）がある。

4. （^{12}　　　　　　）に代表されるムスカリン受容体遮断薬は、（^{13}　　　）の抑制に有効である。

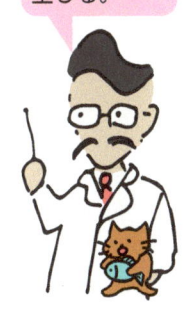

Point
★ドパミン神経系のはたらきが低下して生じる。

【解答】 1. ドパミン　2〜5. 振戦、筋強剛、無動、姿勢反射障害（順不同）　6. レボドパ　7〜8. カルビドパ、エンタカポン（順不同）　9. セレギリン　10〜11. ブロモクリプチン、プラミペキソール（順不同）　12. トリヘキシフェニジル　13. 振戦

Stage 24 認知症治療薬

認知症とは

　認知症とは、脳あるいは全身の疾患や障害によって、認知機能（記憶、見当識、言語、判断力、問題解決能力など）が後天的に障害され、生活機能が著しく障害された状態をいいます。原則的に意識の障害や混濁はありません。アルツハイマー病、脳血管性認知症（脳動脈硬化症、脳梗塞、p.71）、レビー小体型認知症、その他の高次脳機能を障害する病態（例：甲状腺機能低下症、正常圧水頭症など）が原因となります。

アルツハイマー型認知症（AD）とは

　アルツハイマー型認知症（AD）の症状は中核症状とBPSD（認知症に伴う心理行動症状）とに区別されます。

中核症状

　記憶障害、失語、失行、失認、実行機能障害（計画・組織化・順序立て・抽象化）があります。脳のACh神経系の進行性の変性・消失と、それに原因する大脳皮質内の主にACh神経伝達機能の消失が、ADの記憶障害に関連していると考えられています。ACh神経がまだ機能している段階では、神経の伝達改善として、ChE阻害薬を治療に使います。代表薬としてドネペジル、リバスチグミン、ガランタミンなどがあります。中等度〜重度のADに対しては、神経変性の保護の目的で、NMDA受容体拮抗薬のメマンチンが用いられます。ADでは持続的なグルタミン酸濃度の上昇により、NMDA受容体が過剰に刺激され、神経細胞死を生じます。メマンチンはNMDA受容体を遮断することで、これを防ぎます。

BPSD

　精神症状（不安、焦燥、心気症状、不眠、うつ状態、興奮など）、性格変化、幻覚・妄想、夜間せん妄、徘徊、不穏、攻撃性などがあります。また、食行動・排泄行動異常もあります。治療として抗うつ薬、抗精神病薬、抑肝散などが用いられます。本質的には対症療法なので、長期的に右肩下がりの病状を目覚ましく改善する薬物は、現在のところありません。

ごろごろ薬理 二度寝してリバーはガラガラ、アルツハイマー治療
（ドネペジル）（リバスチグミン）（ガランタミン）

Image 認知症治療薬

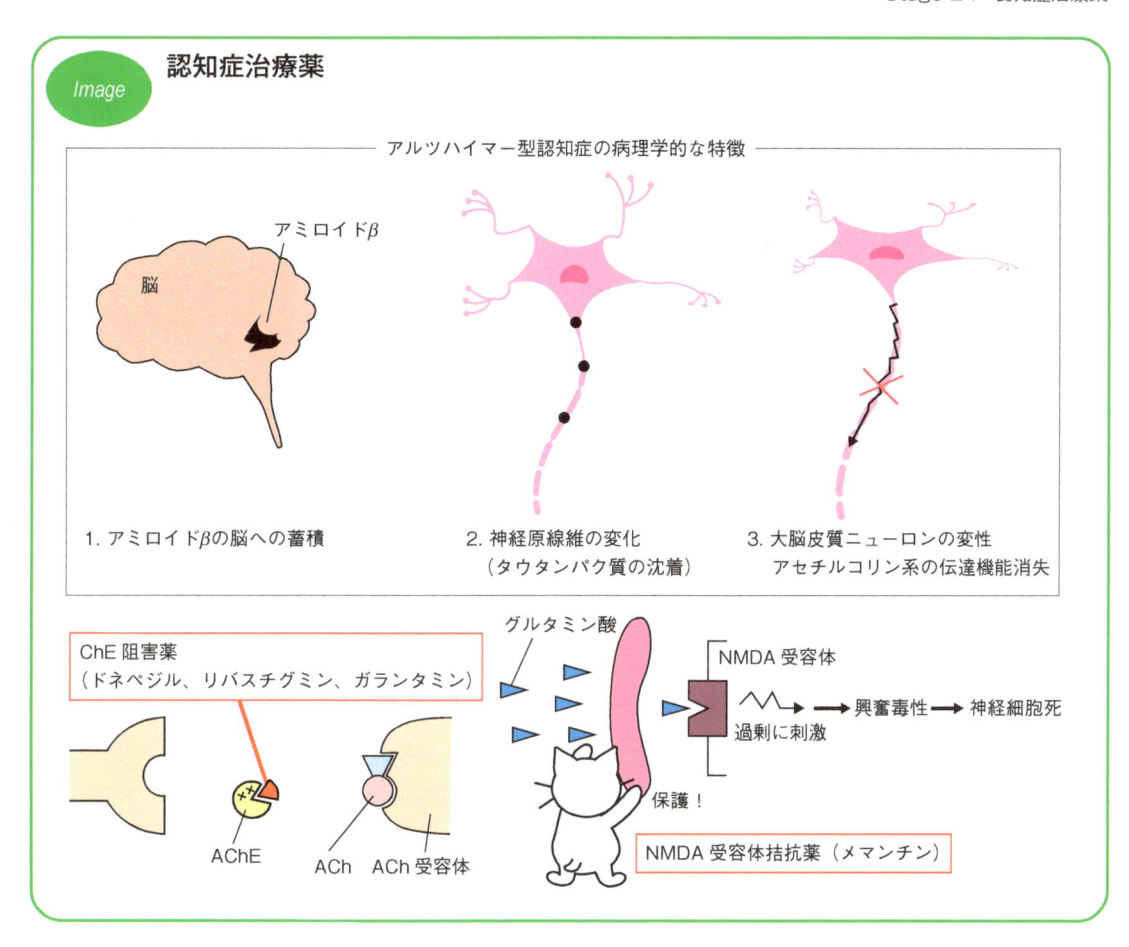

アルツハイマー型認知症の病理学的な特徴

脳
アミロイドβ

1. アミロイドβの脳への蓄積

2. 神経原線維の変化
（タウタンパク質の沈着）

3. 大脳皮質ニューロンの変性
アセチルコリン系の伝達機能消失

ChE 阻害薬
（ドネペジル、リバスチグミン、ガランタミン）

AChE　ACh　ACh 受容体

グルタミン酸

NMDA 受容体

過剰に刺激　→　興奮毒性　→　神経細胞死

保護！

NMDA 受容体拮抗薬（メマンチン）

練習問題

次の文章の（　）内に適切な語を入れましょう。

1. アルツハイマー型認知症の治療において、アセチルコリン神経がまだ機能している段階では、伝達改善として（¹　　　　　　　）阻害薬を使用する。その代表薬として（²　　　　　）、（³　　　　　）、（⁴　　　　　）がある。

2. 神経変性の保護に（⁵　　　　　）受容体拮抗薬が使用され、代表薬に（⁶　　　　　）がある。

3. BPSD（認知症に伴う心理行動症状）の対症療法として、抗うつ薬、抗精神病薬、（⁷　　　　）などが用いられる。

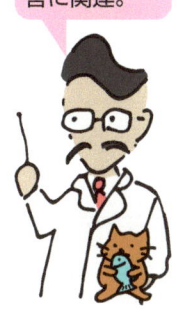

Point
★大脳皮質のアセチルコリン神経伝達の消失が記憶障害に関連。

【解答】1. コリンエステラーゼ　2 〜 4. ドネペジル、リバスチグミン、ガランタミン（順不同）5.
NMDA　6. メマンチン　7. 抑肝散

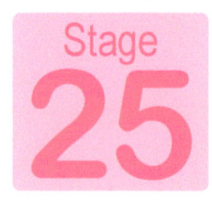

薬物乱用と薬物依存症

薬物乱用と依存症

　医療目的ではなく興味や嗜好のために薬が用いられることを薬物乱用といいます。中枢神経興奮薬、幻覚剤、中枢神経抑制薬、麻薬性鎮痛薬、アルコールなどが乱用されています（**表 25-1**）。乱用される薬物の多くは依存が生じます。薬物依存には大きく分けて精神的依存と身体的依存があります。精神的依存とは、不眠や不安などの抑えたい症状がなくなっても、その薬が必要だと感じてしまう状態です。身体的依存とは、その薬の使用をやめたとき、興奮性が高まったり、痛いとか、吐き気などの禁断症状（離脱症状）が起こるのでまた使用してしまうような状態です。

耐性と禁断症状

　薬物への耐性とは、身体が起こす薬への応答の 1 つであり、その薬への反応が悪くなる変化のことです。耐性ができると、薬の効果が消えた後にしばしば禁断症状が発生し、そのためさらに薬を使用してしまう悪循環に陥ってしまいます。

アルコール依存症治療薬

　薬物依存症は、アルコール関係（飲酒）で始まることが圧倒的に多いのです。アルコール依存症は、慢性中毒の代表であり、禁断症状（振戦せん妄など）だけでなく臓器障害も引き起こします。

　アルコール依存症の治療薬には、お酒を飲むとまずく感じたり、気持ちが悪くなる作用をもつ嫌酒薬が使われます。代表的な嫌酒薬にジスルフィラムがあり、アルコールの代謝に関与するアルデヒド脱水素酵素（ALDH）の阻害薬です。

たばこ依存症と薬物療法

　2018 年の日本人の死者数は 136 万人で、そのうちたばこが原因とされる死者数は約 13 万人と推

表 25-1　乱用されやすい薬物

種類	依存症を起こしやすい薬物
麻薬性鎮痛薬	モルヒネ、コデイン、ヘロイン、合成麻薬性鎮痛薬
交感・中枢神経興奮薬	コカイン、アンフェタミン（覚醒剤）、メチルフェニデート、麻黄（エフェドリン）、ニコチン、カフェイン
中枢神経抑制薬	バルビツール酸、ベンゾジアゼピン、エタノール、ケタミン
幻覚剤	LSD、メスカリン、シロシビン、MDMA
その他	マリファナ（大麻）、揮発性試薬（シンナー）、抗ヒスタミン薬

定されています。たばこ依存症の本態であるニコチン依存は精神疾患の1つに扱われます。

　ニコチンは中枢神経系のドパミンを介する大脳辺縁系-報酬系（側坐核、p.52）に作用し、ニコチンを摂取するとノルアドレナリン、セロトニン、アセチルコリン、γ-アミノ酪酸（GABA）、グルタミン酸などの分泌が増加します。それら神経伝達物質の放出→ニコチン受容体アップレギュレーション（受容体の数が増えたり、感受性が過敏になること）→ニコチン受容体脱感作の流れで依存となります。そして、たばこ・ニコチンの摂取を止めると離脱症状を生じます。

　禁煙のための薬物療法では、離脱症状を緩和することに重点が置かれます。医薬品には現在、ニコチン置換薬と非ニコチン置換薬の2種類があります。最も直接的な方法は、ニコチン置換薬の投与で、禁煙から数ヵ月以内に置換薬を卒業できるケースがほとんどです。ニコチン置換薬には、経皮吸収パッチ、ガム、トローチなどがあります。

　日本では使われていませんが、非ニコチン置換薬のブプロピオンは抗うつ薬の一種です。たばこの離脱症状の1つに気分の落ち込みがあり、それを防ぐことで禁煙につなげることがねらいです。ブプロピオンの血中濃度が安定するには約5日以上かかるため、喫煙者は禁煙日より1週間ほど前から使い始めると良いとされています。三環系抗うつ薬のノルトリプチリンや、アヘンとアルコールの離脱症状を軽減することが知られているクロニジン（α_2受容体作動薬）も、禁煙対策に有効だという可能性が示唆されています。

練習問題

次の文章の（　　）内に適切な語を入れましょう。

1. 薬物依存には、その薬が必要だと感じてしまう（1　　　　）的依存と禁断症状が起こるのでまた使用してしまう（2　　　　）的依存がある。
2. 薬物への（3　　　　）とは、その薬への反応が悪くなる変化をいう。（3　　　　）ができると、薬の効果が消えた後に（4　　　　）症状がしばしば発生する。
3. アルコール依存症は、（5　　　　）中毒の代表であり、（4　　　　）症状だけでなく（6　　　　）障害も引き起こす。アルコール依存症の治療には（7　　　　）酵素を阻害する（8　　　　）が使用される。
4. 依存症に関与する神経核として、（9　　　　）系の（10　　　　）がある。

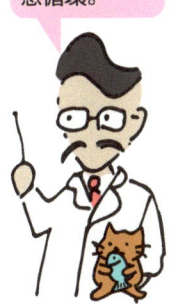

Point
★耐性、禁断症状、依存の悪循環。

【解答】1. 精神　2. 身体　3. 耐性　4. 禁断　5. 慢性　6. 臓器　7. アルデヒド脱水素　8. ジスルフィラム　9. 報酬　10. 側坐核

Chapter 4

循環器・血液系に作用する薬

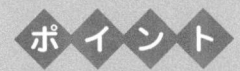 ポイント

◆血圧の定義と調節因子を理解しよう

◆血管平滑筋が収縮・弛緩するしくみを理解しよう

◆高血圧の原因と治療薬について学ぼう

◆虚血性心疾患の原因と治療について学ぼう

◆心不全治療薬の種類と作用機序を理解しよう

◆抗不整脈薬の種類と作用機序を理解しよう

◆利尿薬の種類と作用機序を理解しよう

◆貧血の原因と治療薬について学ぼう

◆血液凝固のしくみを理解しよう

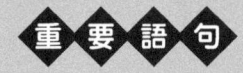 重要語句

動脈硬化、レニン–アンジオテンシン–アルドステロン系、カルシウムイオン、狭心症、心筋梗塞、イオンチャネル、ヘモグロビン、トロンビン、ワルファリン

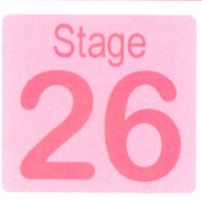

循環器系概要

Stage 26

血液は心臓から動脈→毛細血管→静脈の順に循環していて、その流れを血流といいます。全身循環は安静時と運動時では大きく異なりますが、安静時の血流の分配を脳・心臓・腎臓の酸素消費量とともに**図 26-1** に示しました。血流が一時でも止まると、組織は酸素不足になり、その状態を虚血といいます。

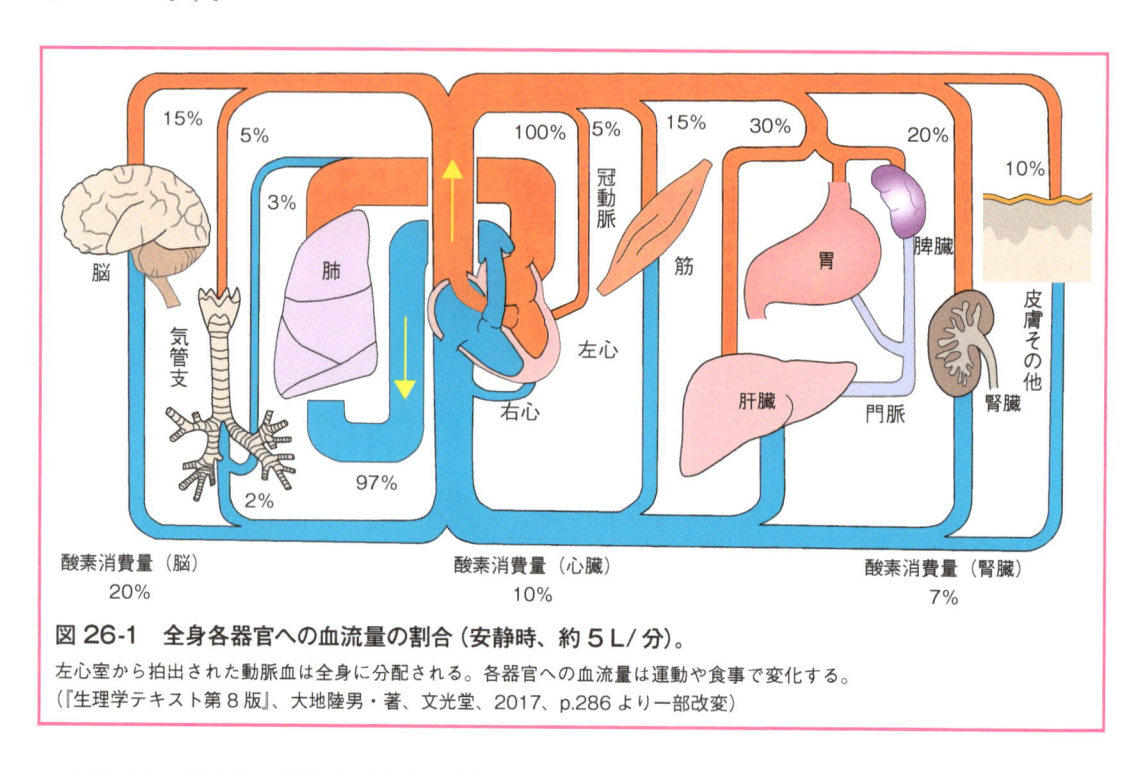

酸素消費量（脳） 20%	酸素消費量（心臓） 10%	酸素消費量（腎臓） 7%

図 26-1　全身各器官への血流量の割合（安静時、約 5 L/ 分）。
左心室から拍出された動脈血は全身に分配される。各器官への血流量は運動や食事で変化する。
（『生理学テキスト第 8 版』、大地陸男・著、文光堂、2017、p.286 より一部改変）

血液がもつ圧力を**血圧**とよびます。普通は、心臓から送り出された血液が動脈の血管を押す圧力を指します。血圧が低すぎると、脳循環が障害され、めまいや立ちくらみ、意識障害を生じます。血圧が高すぎる高血圧では、動脈硬化（p.66 Level Up）をはじめとした血管障害と臓器障害を引き起こします。高血圧が主な原因で傷害される臓器としては、脳、心臓、腎臓が頻度が高く重症です。脳では高血圧性脳症、脳出血、くも膜下出血、心臓では心肥大、心不全、虚血性心疾患（狭心症と心筋梗塞）、そして腎臓では、腎機能障害、腎硬化症、腎不全です。循環と血圧を考えるうえで重要な概念を**図 26-2** に示しました。

交感神経系とレニン-アンジオテンシン-アルドステロン系（RAAS）が血圧調整の重要な因子です。血圧は、心拍出量（1 分間に心臓から拍出される血液量）×末梢血管抵抗（末梢血管での血液の流れにくさ）で算出されます。心拍出量＝1 回拍出量×心拍数です。血管抵抗は主に細動脈の径で決まります。運動時には骨格筋への血流が増大し、最大運動時には安静時の約 5 L/分から 6 倍の約 30 L/分にまで心拍出量は高まります。

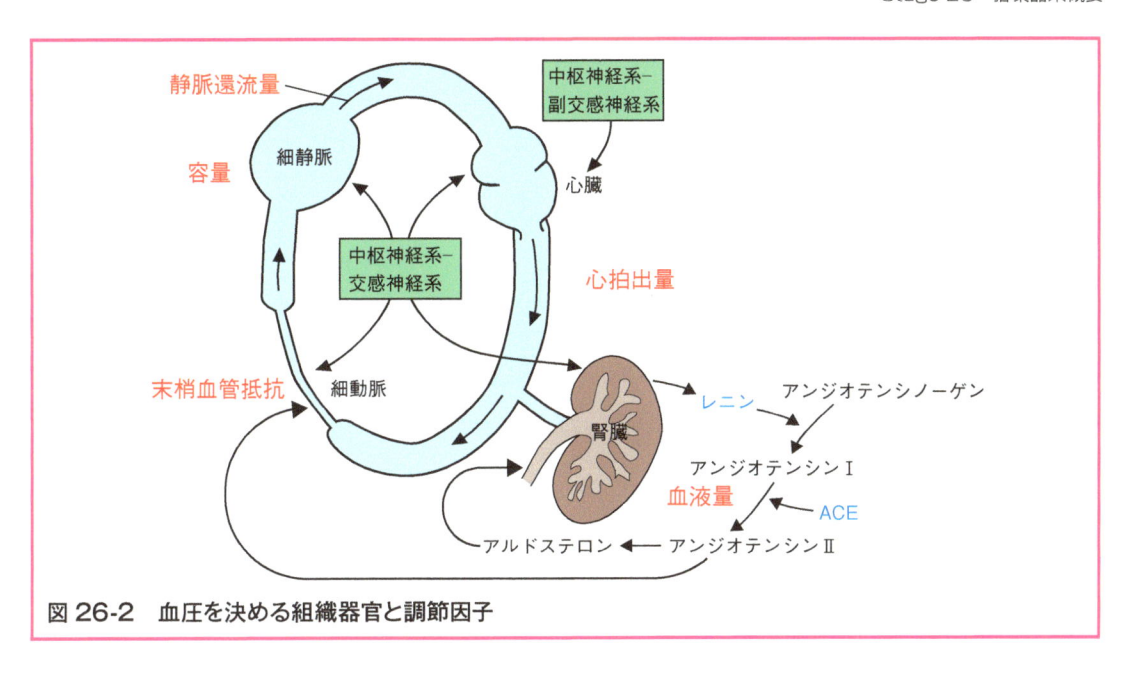

図 26-2　血圧を決める組織器官と調節因子

循環の容量と血液量

　静脈では安静時には血液がゆっくり流れて心臓に向かっていて、静脈は血液循環の容量となっています。心拍出量が高まるためには、交感神経で静脈の血管平滑筋が収縮して静脈容量が減少し、すばやく心臓に血液を送らなければなりません。これを静脈還流量の増加といいます。静脈還流量の増加によって心拍出量が増えることになります。

　血液量を調節しているのは腎臓です。体液量と血液量の調節のために尿量を調節しています。体液量と血液量を増加させるホルモンが、RAAS（ナトリウムと水の再吸収が増加）と脳下垂体後葉からのバソプレシン（抗利尿ホルモン、水の再吸収が増加）です。一方、心房性ナトリウム利尿ペプチド（ANP）は、尿量を増加させ血管平滑筋を弛緩（cGMP 増加）させます。

練習問題

次の文章の（　　）内に適切な語を入れましょう。

1.　血液は、心臓から（¹　　　　　）→毛細血管→（²　　　　　）の流れで循環する。

2.　血液の流れを（³　　　　）といい、一時でも（³　　　　）が止まると、組織は（⁴　　　　）不足になる。その状態を（⁵　　　　）という。

3.　一般的に、血圧とは血液が（⁶　　　　）の血管を押す圧力である。血圧が低すぎると（⁷　　　　）や立ちくらみ、（⁸　　　　）を生じる。また、高血圧が原因の脳の障害に、高血圧性脳症、（⁹　　　　）、（¹⁰　　　　）などがある。

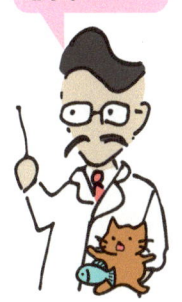

Point
★高血圧は血管障害や臓器障害を引き起こす。

【解答】1. 動脈　2. 静脈　3. 血流　4. 酸素　5. 虚血　6. 動脈　7〜8. めまい、意識障害（順不同）
9〜10. 脳出血、くも膜下出血（順不同）

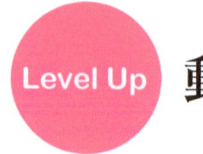 動脈硬化

動脈の構造

　動脈は内膜・中膜・外膜をもち、血液が流れるのは血管内腔です（**図1**）。内腔に接する内膜は内皮細胞により隙間なく覆われていて、血液が血管外組織と接触することを防いでいます。内皮細胞は血液に向けて常に抗凝固作用をはたらかせて、血栓が生じないようにしています。

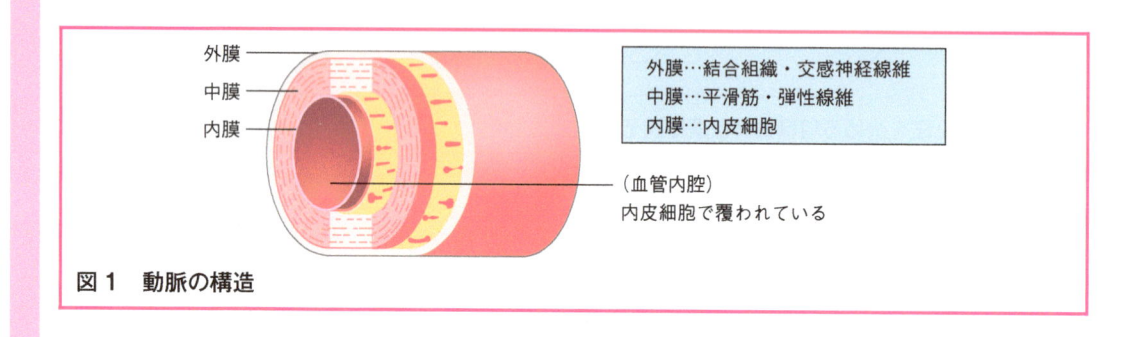

外膜 ———
中膜 ———
内膜 ———

外膜…結合組織・交感神経線維
中膜…平滑筋・弾性線維
内膜…内皮細胞

（血管内腔）
内皮細胞で覆われている

図1　動脈の構造

動脈硬化の定義と分類

　動脈硬化とは、動脈の壁が厚くなったり、硬くなったり、内腔が狭くなったりして本来の構造が壊れ、動脈のはたらきが悪くなる病変のことをいいます。動脈硬化は次の3種類に分類されます（**図2**）。①アテローム性動脈硬化症（粥状硬化症）、②中膜硬化症（中膜の硬化、石灰化を特徴とする）、③細動脈硬化症（細小動脈壁の変性から破裂、血流途絶をきたす。高血圧と関連が深い）です。細動脈硬化症は脳や腎臓の細動脈が高圧にさらされると生じやすくなります。**表1**に動脈硬化の危険因子を整理しました。

最も多いのはアテローム性

　アテローム性動脈硬化症は最も頻度が高い動脈硬化で、一般的に動脈硬化といえばこれを意味します。太い動脈から中程度の動脈の内膜下にコレステロールなどの物質が粥状にたまってアテロームプラークができ、内腔を狭くします。動脈硬化部位は血流が乱れるために、内皮細胞がはがれやすく、血栓が生じやすくなります。**図3**はアテローム形成から血管内腔狭窄を生じるまでの病態プロセスを示しています。単にコレステロールが高いから動脈硬化になる、と考えるのではなく、炎症反応や種々の細胞そしてオータコイドやサイトカインが関与する病態を理解しましょう。

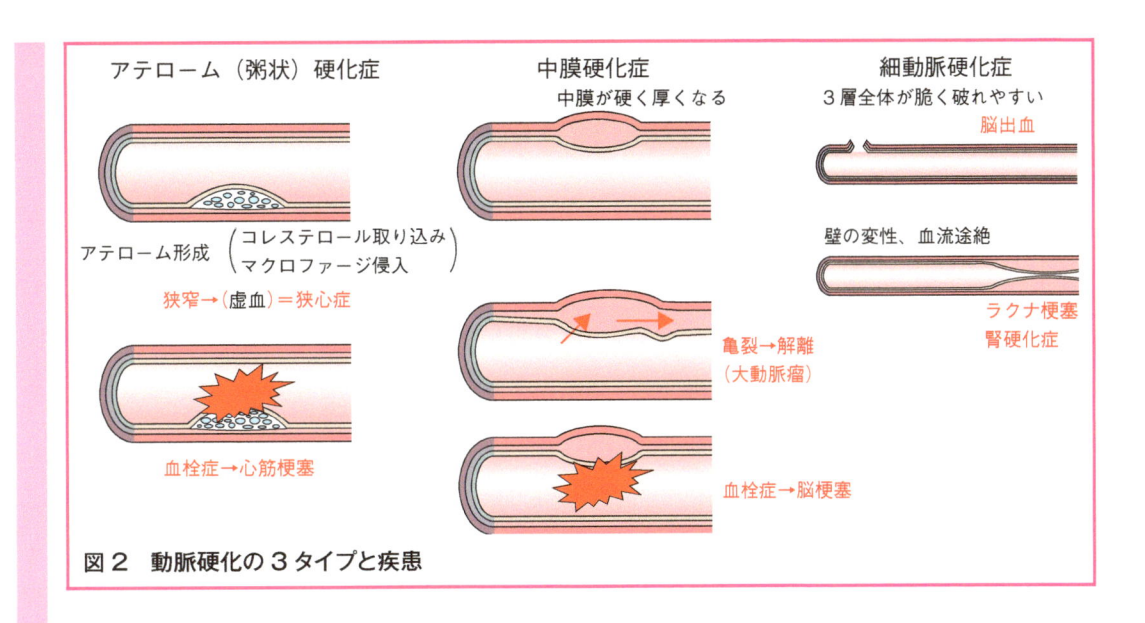

図2　動脈硬化の3タイプと疾患

表1　動脈硬化の危険因子

修正できる因子	飽和脂肪酸の多い食事[1] 喫煙 運動不足、肥満 大量の飲酒 ストレス
修正できない因子	家族歴、遺伝的因子 年齢
アテローム性動脈硬化を加速させる病態	高血圧 糖尿病 脂質異常症（高 LDL、低 HDL） 慢性炎症[2]、自己免疫疾患

＊1：トランス脂肪酸の摂取も危険因子となる
＊2：自然免疫細胞のリプログラミングによる代謝性炎症も危険因子となる

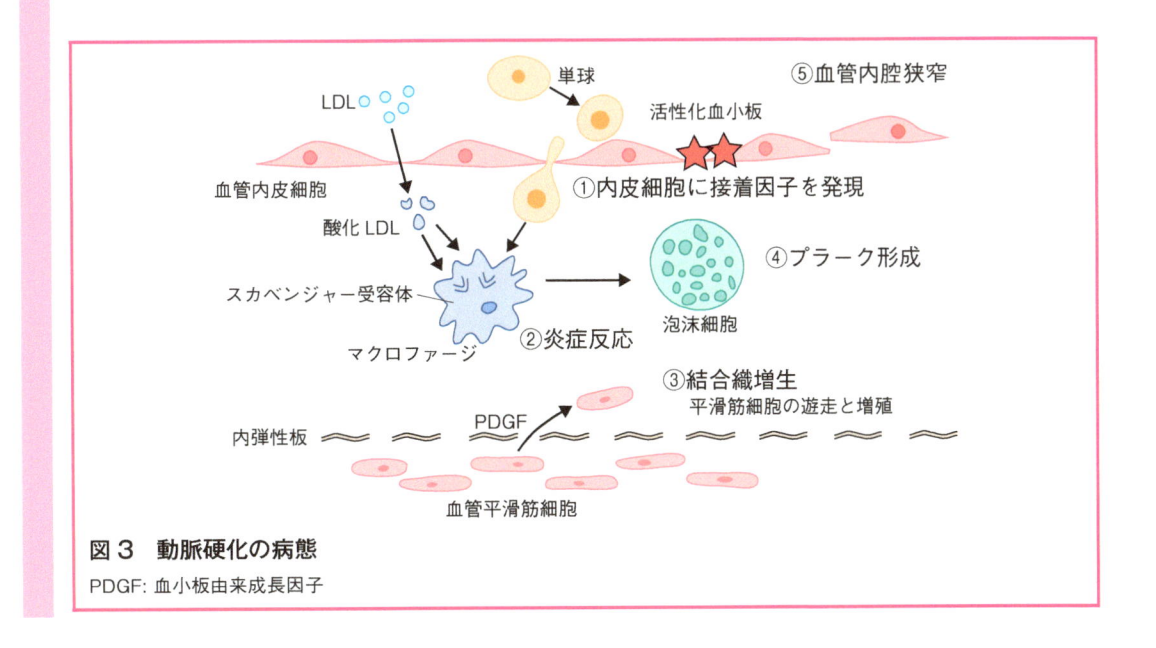

図3　動脈硬化の病態
PDGF: 血小板由来成長因子

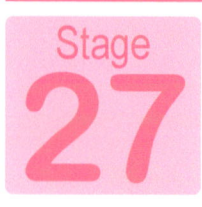

血管拡張薬

血管平滑筋の収縮・弛緩機構

血管拡張薬とは、血管平滑筋を弛緩させ、血行を改善する薬物です。そこでまず、血管平滑筋が縮み緩むしくみをみてみましょう。

平滑筋は骨格筋や心筋と同様に、細胞内のカルシウムイオン濃度（$[Ca^{2+}]_i$）が上がると収縮し、下がると弛緩します。増えた Ca^{2+} は、カルモジュリンというタンパク質と結合します。Ca^{2+} が結合したカルモジュリンは、ミオシン軽鎖キナーゼを活性化し、この酵素がミオシンをリン酸化します。リン酸化されたミオシンはアクチンと相互作用し、ATP のエネルギーを利用して筋肉を収縮させます。ミオシンがホスファターゼで脱リン酸化されると収縮反応は停止し、筋弛緩が起こります。

血管の収縮や弛緩には、さまざまなホルモンや分子が関与しています（**図 27-1**）。

血管拡張薬

血管拡張薬は高血圧、末梢循環障害、狭心症、心不全の治療薬として使われます。血管平滑筋に直接作用して弛緩させるものと、交感神経系やアンジオテンシンⅡに作用し、間接的に弛緩させるものがあります。後者の血管拡張薬を p.70 の Level Up にまとめました。

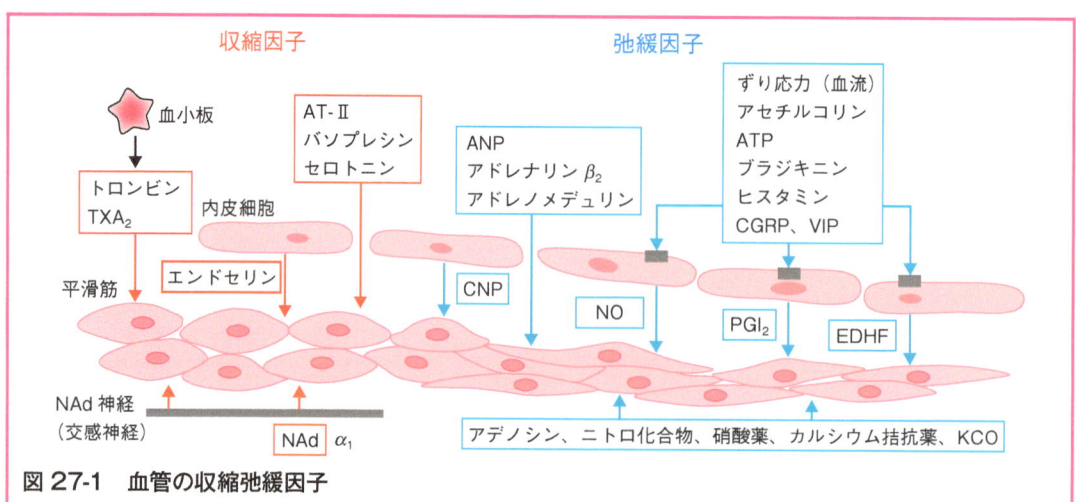

図 27-1　血管の収縮弛緩因子

AT：アンジオテンシン、ANP：心房性ナトリウム利尿ペプチド、CGRP：カルシトニン遺伝子関連ペプチド、CNP：C型ナトリウム利尿ペプチド、EDHF：内皮由来過分極因子、KCO：カリウムチャネル開口薬、NO：一酸化窒素、VIP：血管作動性腸管ペプチド

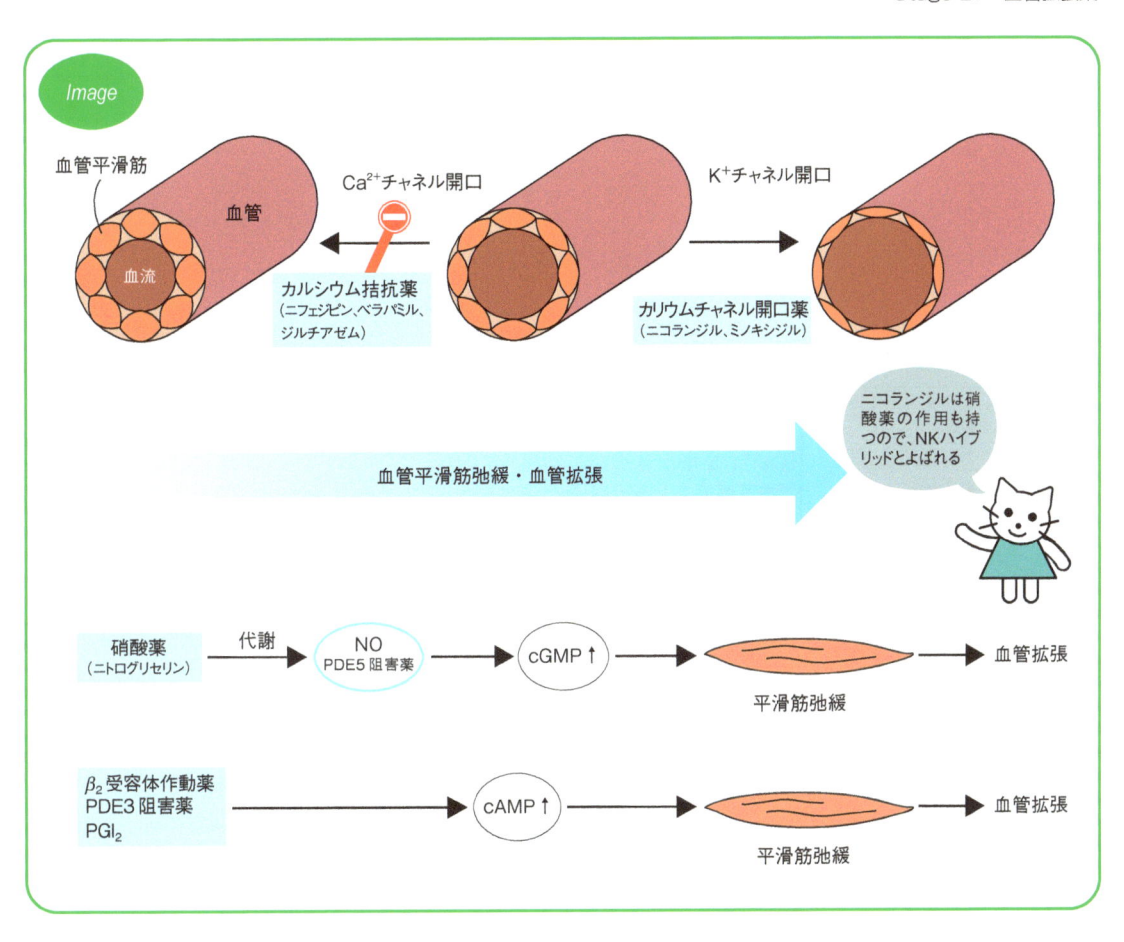

練習問題

次の文章の（　　）内に適切な語を入れましょう。p.70 の表１も参考にしてください。

1. 血管拡張薬は、（¹　　　　　）筋を（²　　　　　）させ、血管を拡張する薬物である。（¹　　　　　）筋は、細胞内の（³　　　　　）イオン濃度の上昇により（⁴　　　　）する。

2. 血管拡張薬は、（⁵　　　　　）、末梢循環障害、（⁶　　　　）、（⁷　　　　　）の治療薬である。（¹　　　　　）筋に直接作用する薬物と、（⁸　　　　　）神経系や（⁹　　　　　　　　）を遮断し間接的に弛緩させる薬物がある。

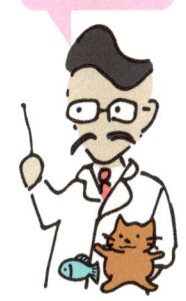

Point
★血管拡張薬は利尿薬とともに降圧剤として使用。

【解答】1. 血管平滑　2. 弛緩　3. カルシウム　4. 収縮　5 〜 7. 高血圧、狭心症、心不全（順不同）
8. 交感　9. アンジオテンシン II

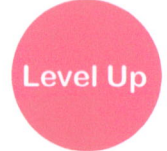 種々の血管拡張薬

目的に応じて、種々の血管拡張薬を使い分けます（**表1**）。

表1 血管拡張薬

分類	作用機序	主な薬物名	適応症など
血管収縮作用受容体拮抗薬 α_1 遮断薬	Gq タンパク質を介して IP_3 と DG を生成させ、$[Ca^{2+}]_i$ を増加させることで血管収縮させる受容体に拮抗する	プラゾシン、ニセルゴリン	高血圧、脳梗塞後遺症
AT_1 受容体拮抗薬（ARB）[1]		ロサルタン、カンデサルタン	高血圧
エンドセリン ET_1 受容体拮抗薬		ボセンタン、アンブリセンタン	肺動脈性肺高血圧症（PAH）
血管弛緩作用受容体刺激薬	Gs タンパク質を介してアデニル酸シクラーゼを活性化して cAMP を生成する		
β_2 受容体作動薬		イソクスプリン	閉塞性動脈硬化症、（子宮平滑筋弛緩）
PGE_1 および誘導体		アルプロスタジル（PGE_1 製剤）	慢性動脈閉塞症
PGI_2 および誘導体		ベラプロスト（PGI_2 製剤）	慢性動脈閉塞症、PAH
PDE3 阻害薬[2]	cAMP の分解不活化酵素阻害により cAMP 濃度を高め、平滑筋を弛緩させる	シロスタゾール	（抗血小板薬）、慢性動脈閉塞症
		ミルリノン	（強心薬）
グアニル酸シクラーゼ（GC）活性化薬	GC を活性化して cGMP 生成させ、平滑筋を弛緩させる		
	可溶性 GC[3] を活性化	リオシグアト	PAH、慢性血栓性肺高血圧症（CTPH）
	膜受容体型 GC を活性化	カルペリチド[4]	急性心不全（利尿と血管拡張作用）
PDE5 阻害薬[2]	cGMP 分解不活化酵素阻害により cGMP 濃度を高める	シルデナフィル、タダラフィル	PAH、勃起不全
カルシウム拮抗薬	血管平滑筋の Cav チャネルを遮断し、細胞内への Ca^{2+} 流入を抑制し、血管平滑筋を弛緩する	ニカルジピン、ニフェジピン、アムロジピン、ジルチアゼム、ベラパミル	高血圧症（ニカルジピンは脳血管拡張作用が強い）
カリウムチャネル開口薬（KCO）	過分極作用をもたらし Cav を脱活性化して、血管平滑筋を弛緩する		
NK ハイブリッド	KCO 作用と硝酸薬様作用を併せもつ	ニコランジル	狭心症、急性心不全
Rho キナーゼ阻害薬	カルシウム感受性を高める Rho キナーゼを阻害する	ファスジル	脳血管攣縮
ニコチン酸系薬	PGE_2 などを生成させて、血管拡張作用をもつ	ニコモール、ユベラ N®	閉塞性動脈硬化症、（脂質異常症、VLDL 低下作用）
キニン・カリクレイン系	キニンを遊離し、内皮細胞から NO を遊離させ血管拡張作用をもつ	カリジノゲナーゼ	緩徐な末梢血管拡張作用

[1]：ACE 阻害薬も AT-Ⅱの生成を抑制するので重要。
[2]：ホスホジエステラーゼ（PDE）の非選択的阻害薬にテオフィリンやカフェインがある。
[3]：一酸化窒素（NO）の生成を介して可溶性グアニル酸シクラーゼ（GC）を活性化させ cGMP を生成させるものに、ニトロプルシド、硝酸薬（ニトログリセリン）がある。
[4]：心房性ナトリウム利尿ペプチド（ANP）

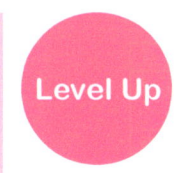

Level Up 脳血管障害の分類と脳梗塞の治療

脳血管障害とは

　脳血管障害とは**脳卒中**ともよばれ、日本人の死因の第4位（2018年）の疾患です。脳梗塞（57%＝死因、女性に多い）、脳出血（30%、男性に多い）、くも膜下出血（11%、女性に多い）に大きく分けられます（**図1**）。最大の病因は**動脈硬化**です。

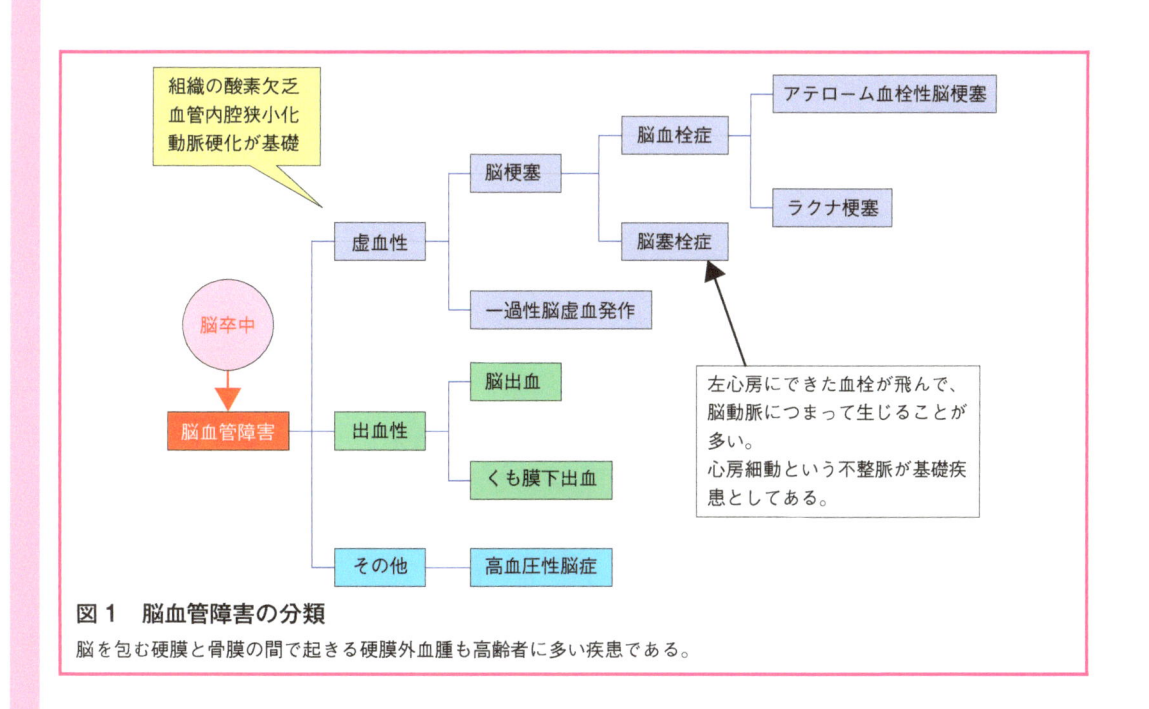

組織の酸素欠乏
血管内腔狭小化
動脈硬化が基礎

アテローム血栓性脳梗塞

脳血栓症

ラクナ梗塞

脳梗塞

脳塞栓症

虚血性

一過性脳虚血発作

脳卒中

左心房にできた血栓が飛んで、脳動脈につまって生じることが多い。
心房細動という不整脈が基礎疾患としてある。

脳血管障害

出血性

脳出血

くも膜下出血

その他

高血圧性脳症

図1　脳血管障害の分類
脳を包む硬膜と骨膜の間で起きる硬膜外血腫も高齢者に多い疾患である。

脳梗塞の治療

　脳梗塞は、脳動脈の閉塞や狭窄で起こります。脳組織で酸素や栄養が不足し、麻痺、意識障害、失語などの症状があらわれます。脳梗塞の前兆としてよくみられるのが**一過性脳虚血発作**（**TIA**）です。TIA患者の脳梗塞発症リスクを判断する方法が「$ABCD^2$スコア」です（**表1**）。3点以上の場合には直ちに入院して治療を開始すべき、とされています。

　TIAや脳梗塞の予防には**抗血小板薬**（**アスピリン**、クロピドグレル、シロスタゾール、チクロピジン）が推奨されています（Stage 35）。

表1　ABCD²スコア

A：Age（年齢）	≧60歳	1点
B：Blood pressure（血圧）	収縮期140 mmHg以上	1点
	かつ／もしくは拡張期90 mmHg以上	
C：Clinical feature（神経症状）	片麻痺	2点
	麻痺のない言語障害	1点
D：Duration（持続時間）	10～59分	1点
	≧60分	2点
D²：Diabetes（糖尿病）	あり	1点
	最高点数	7点

TIA発症後2日以内の脳梗塞発症率は、0～3点で1.0％、4～5点で4.1％、6～7点で8.1％（Johnston et al.: Lancet. 2007; 369:283-92.）。

　脳梗塞発症後は危険因子、急性期治療や慢性期再発予防を考えて、①**アテローム血栓性脳梗塞**、②**ラクナ梗塞**、③**心原性脳塞栓症**に分けて診断と治療（**図2、表2**）が行われています。①と③の発症後24時間以内では、t-PA（アルテプラーゼ）による血栓溶解療法が有効です。抗血小板療法は、抗凝固療法とともに、常に出血の危険性があります。また急性期にはフリーラジカル消去薬で脳保護薬のエダラボンが用いられます。ただし、腎機能障害が認められるときは禁忌です。

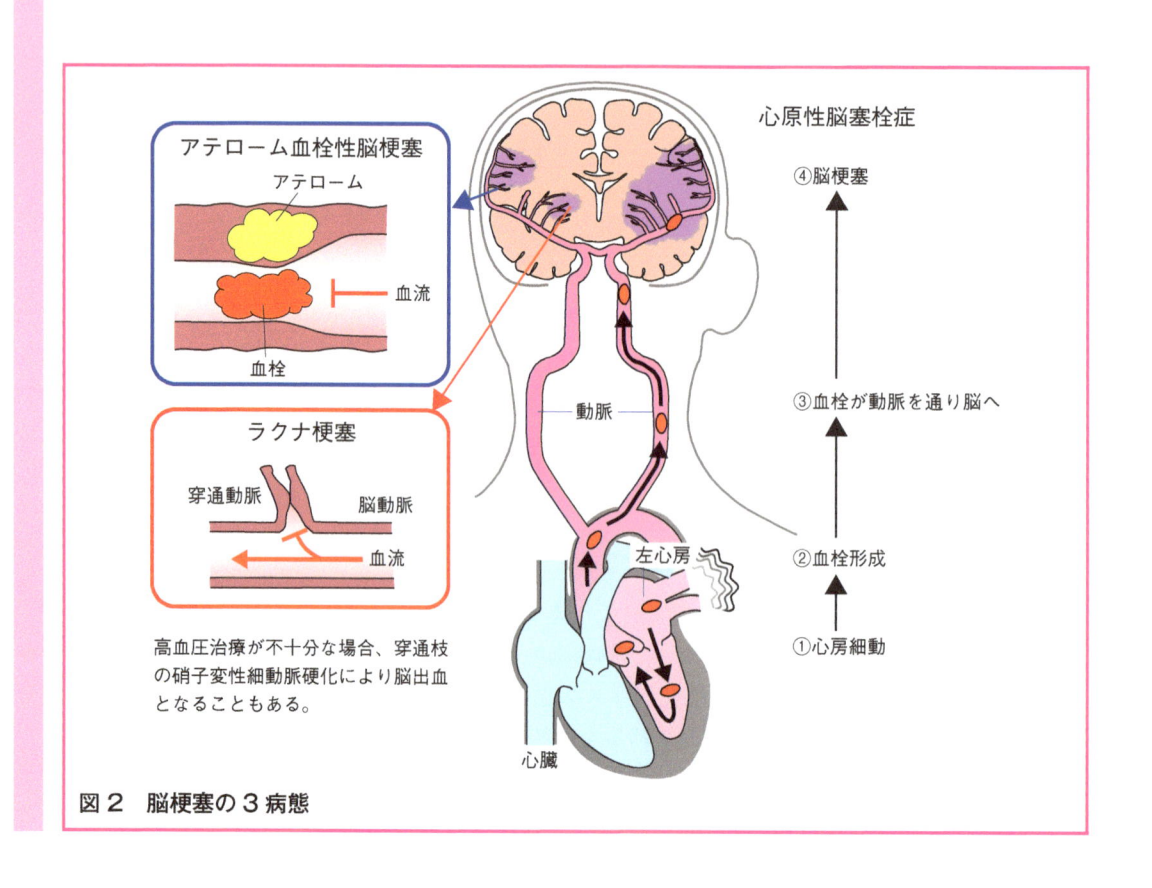

図2　脳梗塞の3病態

表 2　脳梗塞の 3 病態

病態	発症形式	危険因子、基礎疾患	内科的治療	外科的治療
アテローム血栓性脳梗塞	段階進行	高血圧、糖尿病、脂質異常症	基礎疾患治療薬、抗血小板薬	ステント、内膜剥離術など
ラクナ梗塞	比較的緩徐、軽症	高血圧、糖尿病	降圧薬、抗血小板薬	なし
心原性脳塞栓症	突発完成、重症	心房細動、弁膜症	経口抗凝固薬	心房細動のカテーテルアブレーション治療

　脳梗塞治療のポイントを急性期と慢性期とに分けてみてみましょう。

1. 急性期治療
　A. 一般的治療：呼吸管理、血圧管理、輸液・栄養、安静と早期離床、合併症対策
　B. 特殊治療
　　　①脳浮腫管理：抗脳浮腫療法（濃グリセリン、D-マンニトール）
　　　②抗凝固療法：ヘパリン、アルガトロバン
　　　③血栓溶解療法：t-PA（アルテプラーゼ）静注
　　　④抗血小板療法：オザグレル（TXA_2 合成阻害薬）、アスピリン
　　　⑤外科的療法：開頭外減圧療法、頚動脈内膜剥離術・血行再建術、脳動脈血管内再開通療法など
　　　⑥脳保護療法：エダラボン（フリーラジカル消去薬）
　　　⑦血液希釈療法：低分子デキストラン
　　　⑧消化管出血の合併症に注意し、抗潰瘍薬（H_2 受容体桔抗薬、プロトンポンプ阻害薬）の予防的投与など

2. 慢性期治療
　A. 脳梗塞再発予防：高血圧、糖尿病、脂質異常症、飲酒・喫煙、メタボリックシンドローム・肥満、心房細動、ヘマトクリット高値、フィブリノーゲン高値の管理
　B. 再発予防のための抗血小板療法、抗凝固療法
　　　①非心原性脳梗塞：抗血小板薬（p.93）
　　　②心原性脳塞栓症：抗凝固薬（ワルファリン、DOAC（直接経口抗凝固薬））

 高血圧と降圧薬

Stage 28

　血圧の値は、ちょうどオームの法則のように V（血圧）＝ I（心拍出量）× R（末梢抵抗）で決定されます。血管は安静時でも少し収縮することで抵抗を生み血圧を維持しています。さらに、交感神経からのノルアドレナリンやアンジオテンシンⅡがそれぞれの受容体を介して収縮効果を高めています。

　望ましい血圧は収縮期／拡張期血圧が 120/80 mmHg 未満とされています。高血圧は収縮期血圧が 140 mmHg 以上あるいは拡張期血圧が 90 mmHg 以上とされています。ただし家庭血圧計では 5 mmHg 低い値（135/85 mmHg 以上）を高血圧とします。一方、低血圧の基準は収縮期血圧が 100 mmHg 以下です。

高血圧の病態

　高血圧を中心に、危険因子によりどのように心血管疾患へと進展するのかを**図 28-1** に示しました。治療の基本方針は、血圧を下げ心臓の負担を軽くし、血管障害を予防することです。そのためには、ストレスを軽減することと食事療法（減塩療法）が大切です。そのほかに心血管病の危険因子（脂質異常症・糖尿病・肥満・喫煙など）を除くことも大切です。種々の作用機序をもつ降圧薬が開発され、それぞれの患者に最も適した薬物治療ができるようになっています（**図 28-2**）。

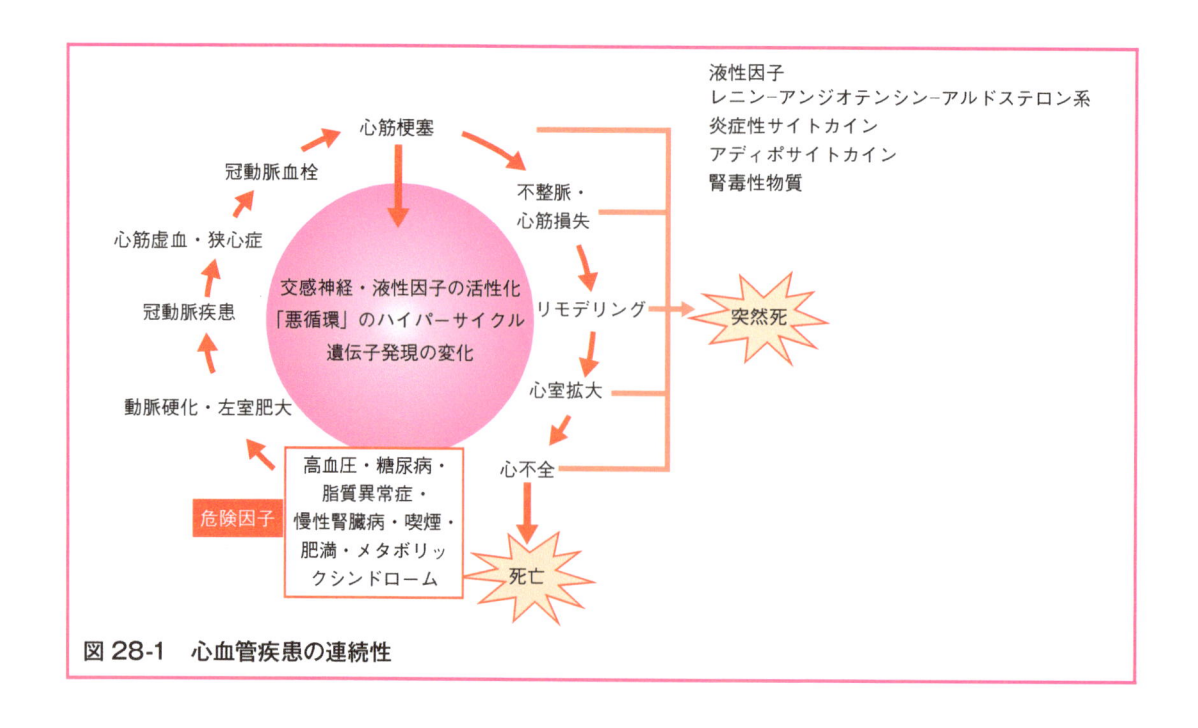

図 28-1　心血管疾患の連続性

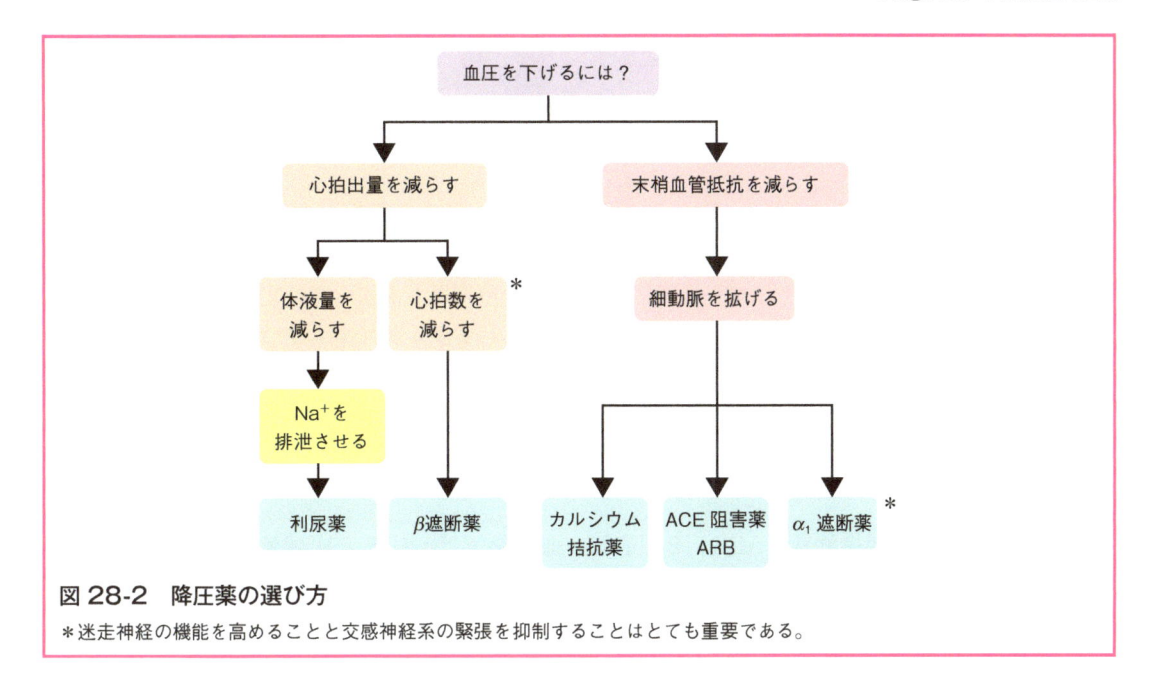

図 28-2　降圧薬の選び方
＊迷走神経の機能を高めることと交感神経系の緊張を抑制することはとても重要である。

利尿降圧薬、サイアザイド系利尿薬

　尿中への Na^+ の排泄量および尿量を増やします。はじめに心拍出量、次に末梢抵抗を下げることで、血圧を下げます。高血圧治療薬の中で最も安価です。高用量用いたときの副作用としてはカリウム欠乏状態（低カリウム血症、不整脈が生じやすい）、高血糖、高尿酸血症（痛風）、脂質異常症があります（Stage 32）。

β 遮断薬

　交感神経系の β 受容体を遮断することで心機能を抑制し、弱い降圧作用をもたらします。心臓病を有する患者には有益ですが、気管支収縮や代謝的副作用（低血糖など、p.118）が問題となります。

カルシウム拮抗薬

　血管平滑筋の Ca^{2+} チャネルに結合し細胞内への Ca^{2+} 流入を遮断します。細胞内 Ca^{2+} 濃度を下げて、平滑筋を弛緩させ、主に細動脈を拡げ、末梢抵抗を小さくすることで確実に血圧を下げます。組織器官の血流を良くして血圧を下げるので大変有益です。治療量では心筋の Ca^{2+} チャネルに影響せず、血管選択性の高いジヒドロピリジン系のカルシウム拮抗薬が多く用いられています。アムロジピン（1 日 1 回投与）、ニフェジピン、ニカルジピンなどがあります。

　ジルチアゼムには心筋の Ca^{2+} チャネルの遮断作用もあり、頻拍を抑制します。ベラパミルとともに狭心症や不整脈の治療薬です（p.84）。

　副作用には、血管拡張作用のあらわれであるほてりや浮腫があります。浮腫は利尿薬で対処できます。高齢者では弛緩性便秘を起こすことがあります（p.108）。

RAAS 阻害薬＝ACE 阻害薬・ARB・抗アルドステロン薬

　レニン–アンジオテンシン–アルドステロン系（RAAS）は血管抵抗と血圧を上げ、体内に Na^+ と水を保持する作用があります。塩分を保持し血圧を維持するのが本来のはたらきですが、過剰にはたらくと高血圧を引き起こします。長期的には細胞増殖作用もあるので心肥大、血管肥厚や動脈硬化などの構造的変化（リモデリング、図 28-1）を促進します。アルドステロンは腎臓集合管細胞の核内受容体に結合し、Na^+-K^+ ポンプを発現し活性化することで、Na^+ の再吸収を促進すると同時に、血中から K^+ を排出します。RAAS を遮断抑制することで腎臓を保護しながら高血圧を治療する薬物群を RAAS 阻害薬といい、以下のような種類があります。

ACE 阻害薬

　アンジオテンシン変換酵素（ACE）を阻害し、血圧を下げ、リモデリングを抑制します。カプトプリル、エナラプリルなどがあります。ACE には咳反射を促す物質（キニン類）を分解する作用もあるため、ACE 阻害薬の副作用として空咳がよくみられます。これを応用して、ACE 阻害薬は誤嚥性肺炎の予防にも用いられています。

ARB（アンジオテンシンⅡ受容体拮抗薬）

　アンジオテンシンⅡの AT_1 受容体を拮抗遮断します。ロサルタン、カンデサルタンなどがあります。空咳の副作用はありません。

抗アルドステロン薬

　アルドステロン受容体を遮断する薬物です。スピロノラクトンとエプレレノンがあります。慢性心不全の患者では延命効果があります。副作用に高カリウム血症があります。

妊娠時の高血圧の薬の選び方

　妊娠 20 週以降の妊婦の高血圧には、ニフェジピン、ニカルジピン、ヒドララジンのような血管拡張薬とラベタロール（$\alpha\beta$ 遮断薬）などが用いられます。ACE 阻害薬と ARB は胎児発育を障害し催奇形性があるため禁忌です。

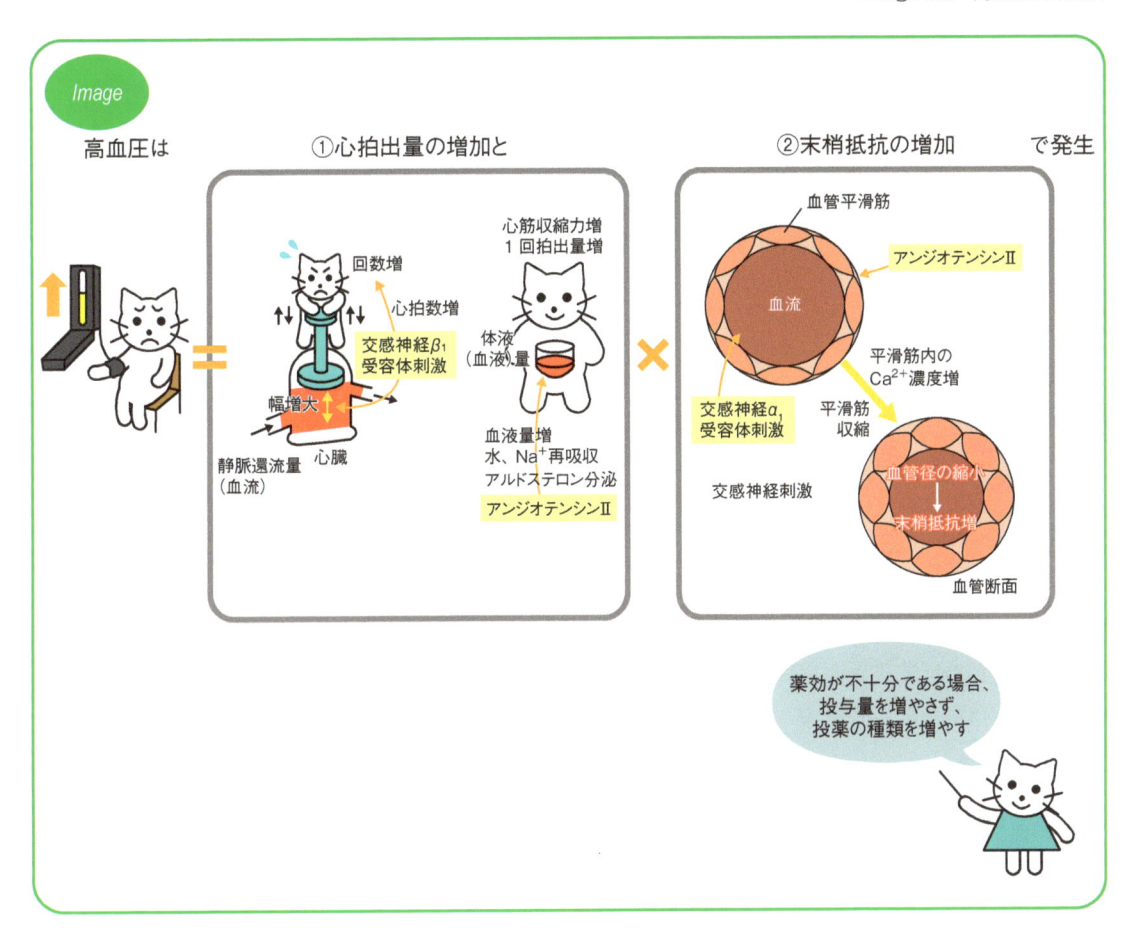

高血圧は　　　　　①心拍出量の増加と　　　　　②末梢抵抗の増加　　　で発生

薬効が不十分である場合、投与量を増やさず、投薬の種類を増やす

練習問題

次の文章の（　　）内に適切な語を入れましょう。

1. 高血圧とは、持続的に血圧が高くなっている状態で収縮期血圧が（¹　　　）mmHg 以上あるいは拡張期血圧が（²　　　）mmHg 以上とされている。また、望ましい血圧は収縮期血圧が（³　　　）mmHg 未満で拡張期血圧が（⁴　　　）mmHg 未満とされている。

2. 高血圧の治療として、ストレスの（⁵　　　）や減（⁶　　　）療法も大切である。

3. 高血圧治療薬には、カルシウム拮抗薬である（⁷　　　）、（⁸　　　）、（⁹　　　）などがある。尿中への（¹⁰　　　）の排泄を増加させるサイアザイド系（¹¹　　　）薬も血圧を下げるはたらきをする。血圧を上昇させるレニン–アンジオテンシン–（¹²　　　）系を遮断抑制する薬物も高血圧治療薬として使用される。アンジオテンシン変換酵素を阻害することで血圧を下げる薬物に（¹³　　　）や（¹⁴　　　）がある。

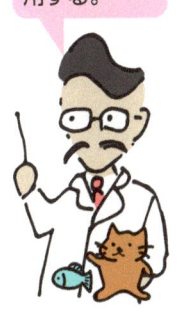

Point
★作用機序の異なる薬を組み合わせて使用する。

【解答】 1. 140　2. 90　3. 120　4. 80　5. 軽減　6. 塩　7〜9. アムロジピン、ニフェジピン、ニカルジピン（順不同）　10. Na⁺　11. 利尿　12. アルドステロン　13〜14. カプトプリル、エナラプリル（順不同）

Stage 29 虚血性心疾患（狭心症、心筋梗塞）治療薬

虚血性心疾患

　心臓では太い冠動脈が表面をめぐり、細い動脈が心筋内に入り込んで動脈血を運んでいます。心臓で動脈血流が欠乏する疾患を虚血性心疾患といい、狭心症と心筋梗塞とに分類されます。心筋が一時的に虚血になって起きるのが狭心症で、血栓により血流が止まり、心筋がついに死んでしまうのが心筋梗塞です。冠動脈硬化あるいは血管の過剰収縮（攣縮、スパスム）を病態の基礎とします（**図 29-1**）。

　狭心症のうち、冠動脈硬化が主因のものを労作性狭心症、スパスムが主因のものを攣縮性狭心症、血栓が生じては溶けるものを不安定狭心症（梗塞前狭心症）といいます。不安定狭心症と心筋梗塞の初期をまとめて急性冠症候群とよび、緊急入院による治療が必要です。カテーテルによる血管内治療（血栓溶解と血行再建術）が行われています。血栓溶解などの早期治療が成功すれば、心筋は壊死しません。

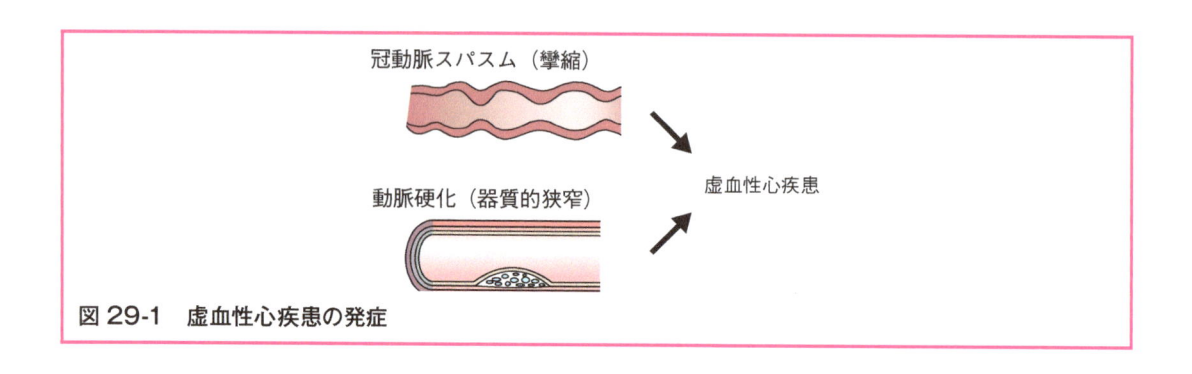

図 29-1　虚血性心疾患の発症

狭心症の治療

　狭心症の治療は①心臓の酸素需要の減少、②心臓への酸素供給の増加、そして③①と②の組み合わせのいずれかで行われます（**図 29-2**）。舌下投与で用いられる硝酸薬のニトログリセリンには、①と②の即効的かつ特効的な作用があります。同様にカルシウム拮抗薬にも両方の治療効果があります。特にベラパミルとジルチアゼムは心筋の Ca^{2+} チャネルを遮断する作用が強いため、β 遮断薬と同様に①の治療効果がより強く望めます。動脈硬化の予防・治療にはスタチン系薬などの脂質異常症治療薬が用いられています。動脈血栓の予防には、アスピリンなどの抗血小板薬も用いられています。

KCO（カリウムチャネル開口薬）

　細胞の膜電位の再分極や過分極で主要な役割を担っているのがカリウムチャネルです。血管平滑

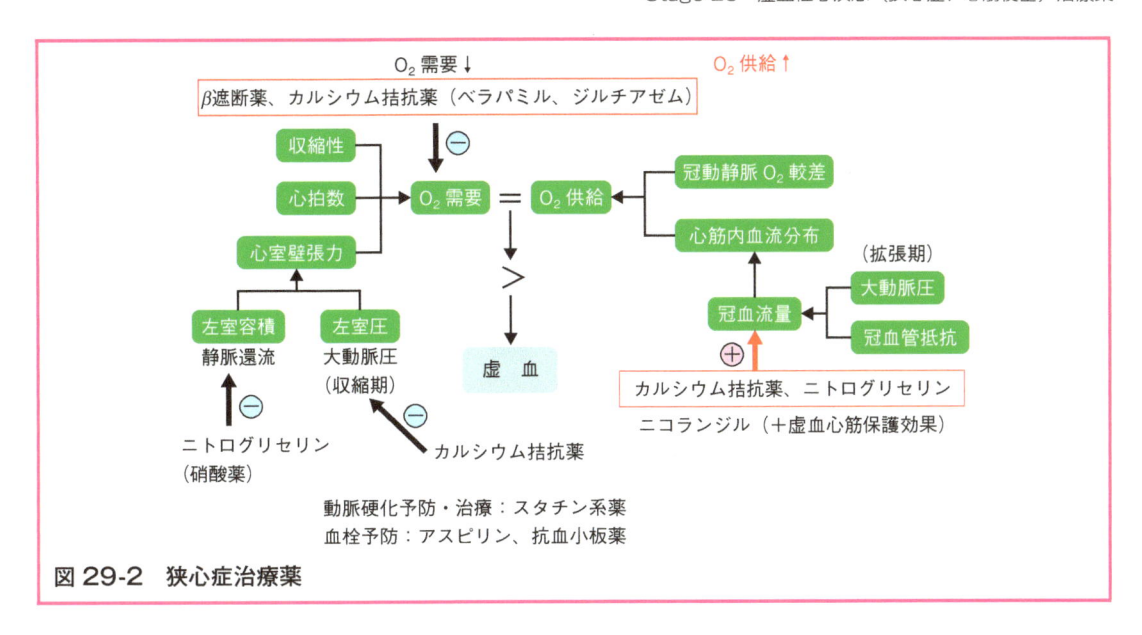

図 29-2　狭心症治療薬

筋では、カリウムチャネルが開くと過分極して弛緩、閉じると脱分極して収縮します。カリウムチャネルを開く薬物はカルシウム拮抗薬のように血管を拡げるので狭心症に効果があります。また、KCO には虚血時の心筋保護作用もあります。KCO の 1 種ニコランジルは硝酸薬と同様の作用も持つため、NK ハイブリッドとよばれています。

心筋梗塞の治療

　心筋梗塞の場合は、心筋の細胞死が広がらないように、冠動脈内にできた血栓をできるだけ早期に、薬で溶解する治療が大切です。さらに狭窄部位をカテーテルで拡張する治療や、バイパスを設置する治療などの外科的治療も積極的に行われています。血行動態が安定していれば、抗血小板薬やニトログリセリンを適宜用い、胸痛の治療にはモルヒネを用います。

Point
★ニトログリセリンは太い冠動脈を拡げ、狭心症の特効薬。

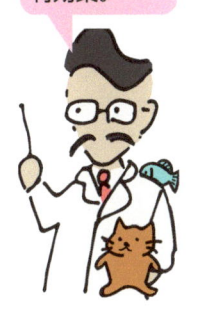

練習問題

次の文章の（　　）内に適切な語を入れましょう。

1.　虚血性心疾患は、心筋が一時的に虚血になることで発症する（¹　　　　）と血栓により血流が止まることで心筋の細胞死が起こる（²　　　　）に分類される。

2.　狭心症治療に用いられる（³　　　　）と（⁴　　　　）は、心筋のカルシウムチャネルを遮断することで心臓の酸素需要を減少させる。カリウムチャネル開口薬である（⁵　　　　）は、硝酸薬と同様の作用ももつ。

3.　心筋梗塞治療では、（⁶　　　　）を早期に溶解することが大切である。

【解答】1. 狭心症　2. 心筋梗塞　3 ～ 4. ベラパミル、ジルチアゼム（順不同）　5. ニコランジル　6. 血栓

心不全治療薬

Stage **30**

心不全

心不全とは、心臓が十分な心拍出量を供給できなくなり、ポンプとしての機能が低下した状態をいいます。他の器官の機能も低下してしまうので、直接の死亡原因となりやすいです。慢性心不全は種々の循環器の病気（高血圧、心筋梗塞、弁膜症、心筋症など）の最終形としてあらわれることが多いので対症治療が主になります。一方、急性心不全の場合にはそのままではショックになり死亡するわけですから、迅速な判断と対処（強心薬とループ利尿薬など）が求められます。急性の場合、慢性心不全とはまったく異なる救命治療が行われています。

心不全治療薬

心不全の大きな治療方針として3つあります。
1) 急性心不全では強心薬でとにかく心拍出量を高める（心筋収縮力増加、輸液）。
2) 塩分と水分の摂取を抑え、利尿薬、血管拡張薬で心臓の負担を軽くする。
3) 慢性心不全では延命効果が期待できるものを用いる。

心不全治療薬をその病態とともに**図30-1**に示しました。

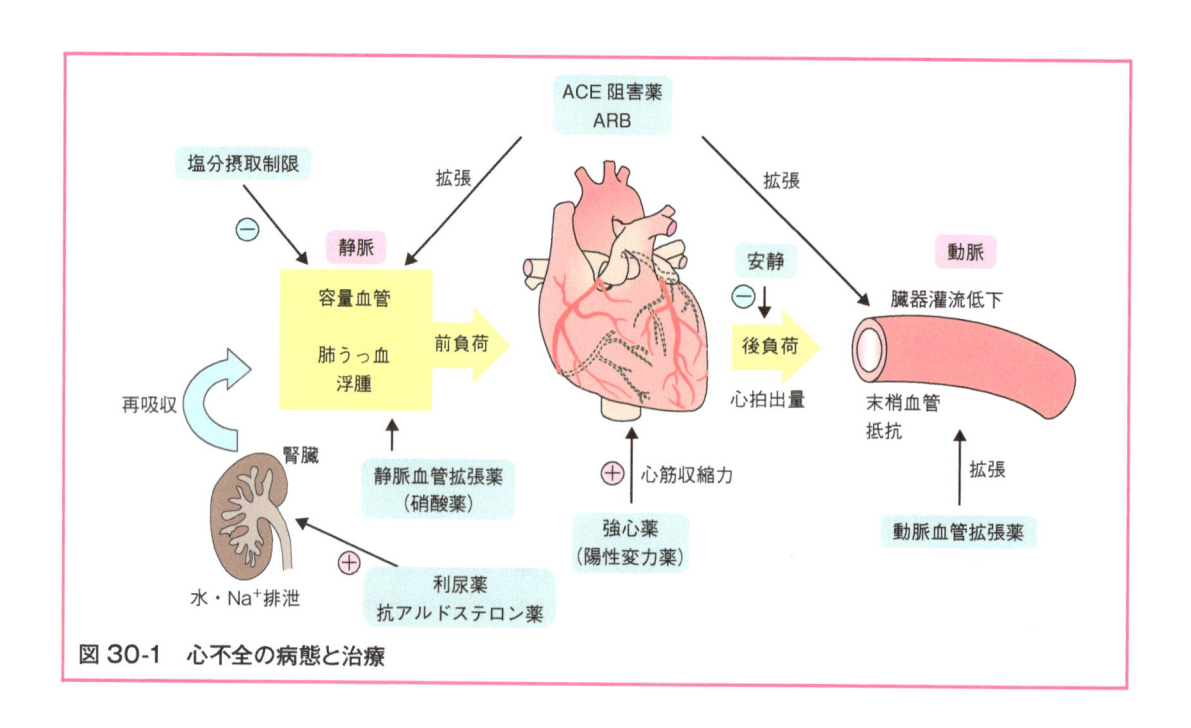

図30-1　心不全の病態と治療

ごろごろ薬理　事故あれど、ドブドパァ無理な心不全治療
（ジゴキシン）（アドレナリン）（ドブタミン）（ドパミン）（アムリノン）（心不全治療）

強心薬

　強心薬は心筋収縮のカルシウム機構に作用して収縮を強めるものです。急性心不全ではβ受容体作動薬（カテコールアミン類のドブタミン）かPDE3阻害薬（ミルリノン）を用い、慢性心不全ではピモベンダンやジギタリスを用います。細胞内Ca^{2+}濃度（$[Ca^{2+}]_i$）を上げる薬物は急性心不全には効果が高いのですが、慢性心不全には延命効果がありません。慢性の場合には逆にβ遮断薬が使われるので注意してください。

　β受容体作動薬は、心筋のCa^{2+}チャネルを開きやすくしてCa^{2+}流入を増加させます。心筋収縮力を増加させ、また心拍数を高めます。その結果、心拍出量を増加させます。

　PDE3阻害薬（ミルリノン）はcAMP分解を阻害し、cAMPの濃度を高めることでCa^{2+}チャネルが開きやすくなり、心筋収縮力を増加させます。一方では、cAMP増加により血管平滑筋を弛緩させ血管拡張作用ももち、急性心不全の治療に静注で短期間用いられています。

　ピモベンダンはPDE3阻害作用と心筋収縮タンパク質のCa^{2+}感受性を高める作用を併せもちます。カテコールアミンのように心筋酸素消費量を高めずに、強心効果をあらわします。

　強心配糖体（ジギタリスともいい、代表薬はジゴキシン）は慢性心不全に用います。治療的には拍動数を下げる効果も重要です。その分子作用機序は、Na^+を細胞外にくみ出し、K^+を細胞内に取り込むNa^+ポンプの抑制です。細胞内にNa^+がたまるとCa^{2+}のくみ出しが低下します（Na^+-Ca^{2+}交換体の抑制）。すると$[Ca^{2+}]_i$が上がり、心筋収縮力を高め心拍出量を高める効果を生じます。治療濃度では迷走神経の興奮、中毒濃度（治療量の2倍）では不整脈や交感神経の興奮や精神・神経系への影響があります。

延命効果が期待できる薬物

　ACE阻害薬やARB、抗アルドステロン薬、SGLT2阻害薬（p.87、p.118）も延命効果が期待できる慢性心不全の治療薬です。β遮断薬のカルベジロールやビソプロロールには慢性心不全の進行を止めるほか、長期的には心臓のリモデリングを良くし心拍出量を高める効果もあります。ただし、β遮断薬は急性心不全には禁忌です。

練習問題

次の文章の（　　　）内に適切な語を入れましょう。

1.　心不全とは、心臓が十分な（¹　　　　　）量を供給できなくなった状態である。治療薬には、（¹　　　　　）量を高める（²　　　　）薬や、体液量を減らす（³　　　　）薬、血管の抵抗を低下させる（⁴　　　　）薬がある。

2.　（²　　　　）薬は、細胞内（⁵　　　　）が心筋を収縮させることを利用して薬効を得る。急性心不全では、（⁶　　　）受容体作動薬であるカテコールアミン類、PDE3阻害薬である（⁷　　　　）が使用される。慢性心不全では、心筋酸素消費量をそれほど増加させずに強心効果を示す（⁸　　　　）、や強心配糖体である（⁹　　　　）が使用される。

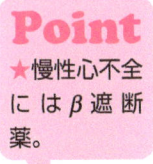

Point
★慢性心不全にはβ遮断薬。

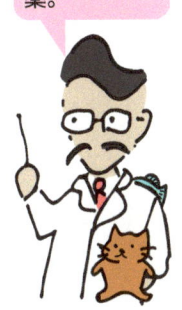

【解答】1. 心拍出　2. 強心　3. 利尿　4. 血管拡張　5. Ca^{2+}　6. β　7. ミルリノン　8. ピモベンダン　9. ジゴキシン

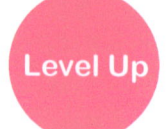

ショックの病態と治療

　ショックとは、さまざまな原因によって血圧が通常時に比べて大きく低下し、全身の重要な臓器・組織へ十分な血流が保てなくなった状態のことで、命に関わる重篤な病態です。病態によって**表1**のように分類されます。血流を速やかに回復させなければ、細胞や組織は損傷を受けて壊死します。2つ以上の臓器が不全となった状態を多臓器不全症候群（MODS）とよび、死亡する確率は極めて高くなります。

表1　ショックの分類

ショックの分類	病態	原因
血液分布異常性	血管の過度な拡張により血管内容量が相対的に不十分になる。その結果血管抵抗が減少し血圧が下がる。	感染性ショック、アナフィラキシー・ショック、神経原性ショック、内分泌疾患（アジソン病など）
循環血液量減少性	血液量が危機的に減少することで、心臓に流れ込む静脈還流量が少なくなり、心拍出量も少なくなる。	外出血(事故など)、内出血(胃潰瘍、血管破裂、異所性妊娠の破裂など)、重度の熱傷、膵炎、腸管の穿孔、重度の下痢・嘔吐、尿崩症や糖尿病などによる多尿
心原性	心臓のポンプ機能に障害が起きて、心拍出量が低下する。	心筋性（心筋梗塞、拡張型心筋症)、機械性（僧帽弁閉鎖不全症、心室瘤、心室中隔欠損症、大動脈弁狭窄症)、不整脈
心外閉塞・拘束性	血流が物理的に閉塞されることにより心拍出量が低下する。原因となる物理的閉塞を解除しなければ回復は困難。	心タンポナーデ、収縮性心膜炎、重症肺塞栓症、緊張性気胸

　ショックは救急車で ICU に運んで治療すべきです。出血がある場合は止血します。次に輸液や輸血のために静脈確保が重要で、薬剤は静脈内に投与されます。血管収縮薬（アナフィラキシーの場合はアドレナリン）で血圧を戻したり、強心薬（ドブタミンやミルリノン）での心拍出量の増大を行います（**表2**）。原因によって、その他の治療を行います。ショックの原因が感染症の場合（敗血症など）、抗菌薬の投与や感染源の除去を行います。ショックの原因が内分泌疾患（アジソン病）やアナフィラキシーの場合、ステロイド薬が投与されます。ショックを引き起こす広範な肺塞栓は、抗凝固療法および血栓溶解療法、外科的塞栓除去術で治療されます。

表2　交感神経作動薬の用量と相対効力

作動薬	用量	心臓 (β_1)		末梢血管		
	(μg/kg/ 分)	心拍数	収縮性	収縮 (α_1)	拡張 (β_2)	D_1 [*1]
ドパミン	1-4	+	+	0		+ + + +
	4-20	+ +	+ + +	+ +	0	+ +
ドブタミン	2.5-15	+ +	+ + + +	0	+ +	0
ノルアドレナリン	2-20 μg/ 分	+ [*2]	+ +	+ + + +	0	0
アドレナリン	1-20 μg/ 分	+ + + +	+ + + +	+ + + +	+ + +	0
フェニレフリン [*3]	20-200 μg/ 分	0 [*2]	0	+ + +	0	0
イソプロテレノール [*4]	1-5 μg/ 分	+ + + +	+ + + +	0	+ + + +	0

原則として注射で用いられる　*1：ドパミン D_1 作用（腎血管拡張作用、利尿作用）。　*2：動脈圧受容器反射による徐拍作用が前面に出ることが多い。　*3：純粋な昇圧薬で、カテコールアミン構造をもたない。　*4：血管弛緩作用、心筋酸素消費増加（心筋虚血）、催不整脈作用など急性心不全には用いにくい。

抗不整脈薬

心臓の電気活動と不整脈

　規則正しく拍動している1回ごとの心臓の収縮弛緩は、心臓自身の電気的活動によってスタートしています。健常であれば、洞房結節の興奮が心筋と刺激伝導系を通じて順序正しく伝導し、心房筋と心室筋が協調して活動します（**図 31-1**）。これを洞調律といいます。洞調律の興奮と心拍の数は睡眠、緊張や身体活動によって増えたり減ったりしています。この調節には自律神経が大きく関わっています。また、心房と心室の電気活動を体外から観察記録するのが心電図です（図 31-1）。

　不整脈とは心拍数の過剰（101回/分以上：頻拍）、過小（60回/分未満：徐拍あるいは徐脈）もしくは心拍のリズムが乱れることをいいます。心停止に至る危険な不整脈（心室頻拍から心室細動）もありますが、悪条件が重ならなければ、多くはそれほど有害ではありません。的確な診断と理にかなった治療が必要です。不整脈の主な原因を**表 31-1**にまとめました。心臓で見ると、興奮生成の異常（早期後脱分極 EAD と遅延後脱分極 DAD）そして興奮伝導の異常（リエントリー）が不整脈の発生機序です。

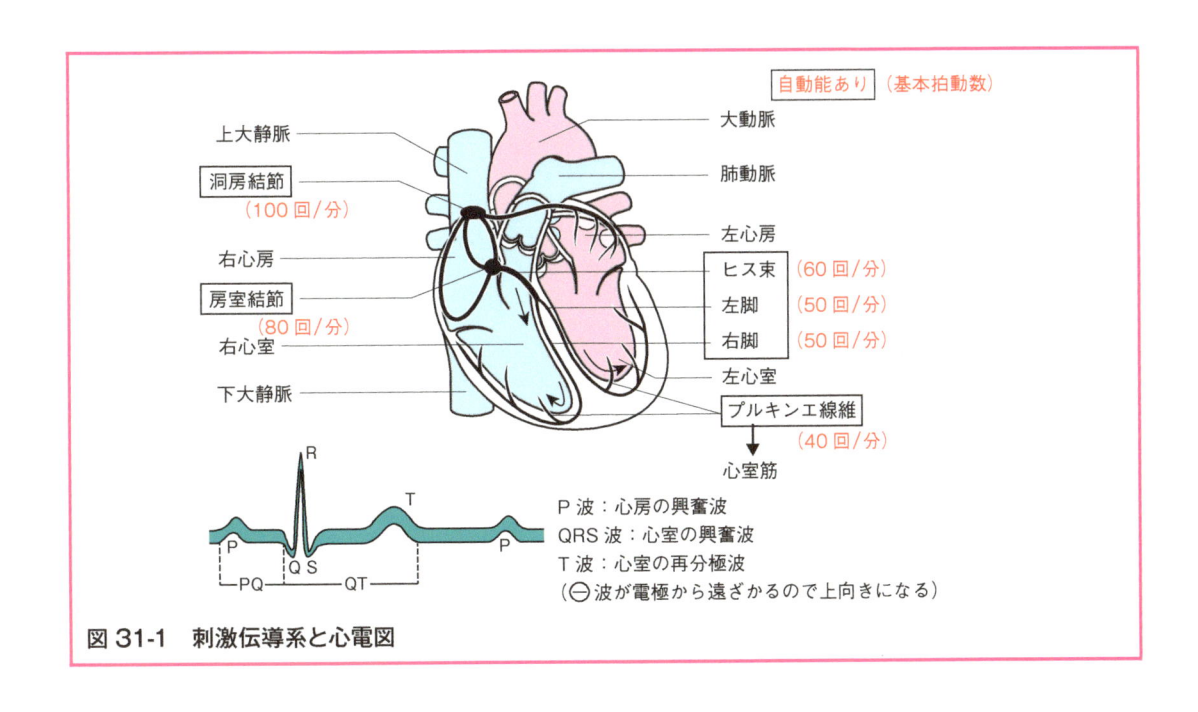

図 31-1　刺激伝導系と心電図

表31-1 不整脈の主な原因（催不整脈）

心疾患	虚血性心疾患、心筋炎、心筋伸展（高血圧）、心電図QT延長
電解質異常	低カリウムおよび高カリウム血症
	低マグネシウム血症
	高カルシウム血症
薬物*、毒性	ジギタリス、トリカブト毒（アコニチン）
	抗不整脈薬
	交感神経作動薬
	向精神薬（抗精神病薬、抗うつ薬）
内分泌異常	甲状腺機能亢進症
	褐色細胞腫
	副甲状腺機能亢進症
	粘液水腫

＊ほとんどの人では問題にならない化学物質（サプリメント、医薬品）によって、イオンチャネルなどの遺伝子変異・多型を基礎に、不整脈が生じることがある。

抗不整脈薬と不整脈治療

　意識がなくなるような重症の徐拍にはペースメーカー植込みが適応となり、それを行わない場合はアトロピンかβ受容体作動薬が用いられます。頻拍性の不整脈には、一般的に抗不整脈が用いられます。抗不整脈薬の分類と作用機序を図31-2と図31-3にまとめました。注意してほしいのは、抗不整脈薬には不整脈を悪化させたり、他の機序の不整脈を生じさせたりする有害作用があることです。また、心房細動では血栓（脳塞栓症）の予防のために抗凝固薬（ワルファリンや直接経口抗凝固薬、p.93）が使われています。

　アミオダロンはカリウムチャネル遮断薬（Ⅲ群）に分類されますが、Na^+チャネル遮断、β受容体遮断、Ca^{2+}チャネル遮断の作用機序も併せもっています。アミオダロンはさまざまな不整脈に極めて有効ですが、長期的に用いると間質性肺炎（致死的）や甲状腺機能異常症など有害作用があります。長期的には専門医が用いるべきものです。一方短期的には、静脈内投与で高用量を用いて

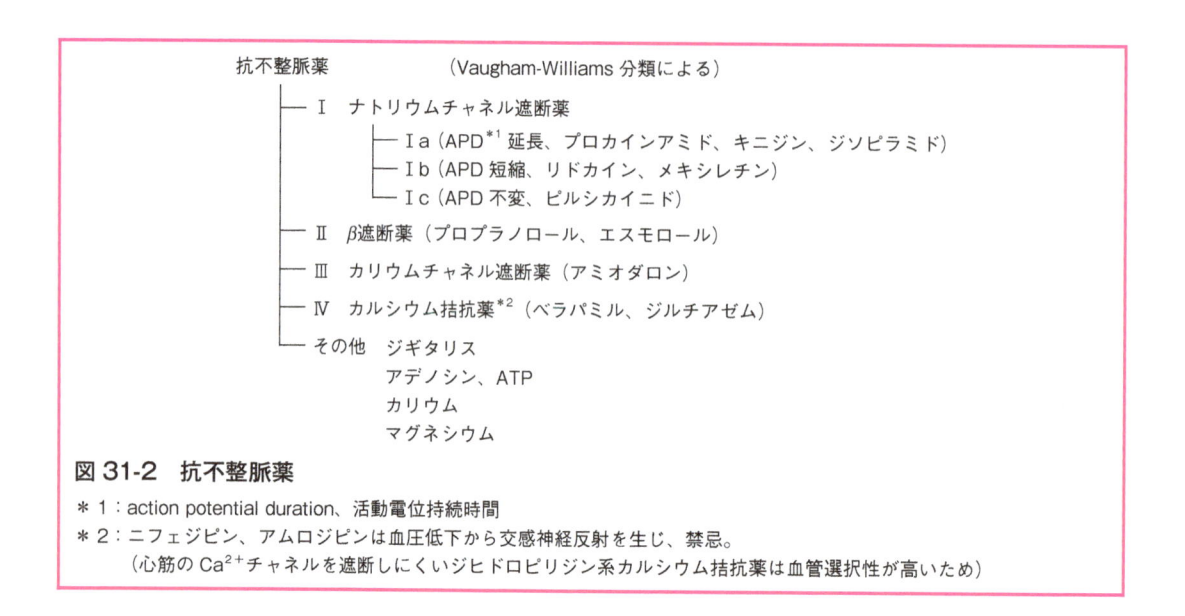

図31-2 抗不整脈薬

抗不整脈薬 （Vaugham-Williams分類による）
- Ⅰ　ナトリウムチャネル遮断薬
  - Ⅰa（APD*1延長、プロカインアミド、キニジン、ジソピラミド）
  - Ⅰb（APD短縮、リドカイン、メキシレチン）
  - Ⅰc（APD不変、ピルシカイニド）
- Ⅱ　β遮断薬（プロプラノロール、エスモロール）
- Ⅲ　カリウムチャネル遮断薬（アミオダロン）
- Ⅳ　カルシウム拮抗薬*2（ベラパミル、ジルチアゼム）
- その他　ジギタリス
  アデノシン、ATP
  カリウム
  マグネシウム

＊1：action potential duration、活動電位持続時間
＊2：ニフェジピン、アムロジピンは血圧低下から交感神経反射を生じ、禁忌。
　　（心筋のCa^{2+}チャネルを遮断しにくいジヒドロピリジン系カルシウム拮抗薬は血管選択性が高いため）

ごろごろ薬理　網にかかったキジとリカ、プロのベラとジルは抗不整脈
（アミオダロン）（キニジン）（リドカイン）（プロカインアミド）（ベラパミル）（ジルチアゼム）

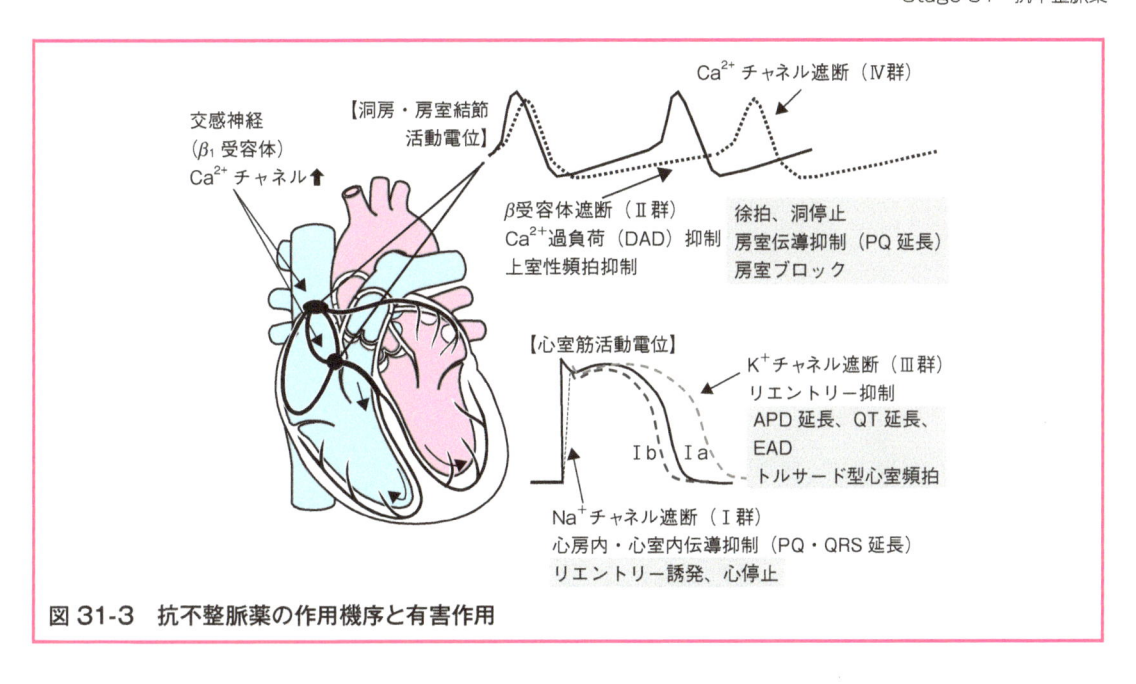

図 31-3　抗不整脈薬の作用機序と有害作用

も副作用を気にする必要がありません。そのため重症の心室頻拍や急性心房細動に対して安全で有効な抗不整脈薬として、研修医レベルでも用いられています（分布容積が極めて大きいため）。

　不整脈の治療は薬物のみではなく、心室細動に対する電気的除細動や不整脈発生部位に対する外科的な処置も行われています。心カテーテルによる不整脈発生部位や伝導路の遮断（カテーテルアブレーション）、人工ペースメーカー、植込み型除細動器（ICD）はしばしば薬物よりも有効です。

練習問題

次の文章の（　　）内に適切な語を入れましょう。

1. 不整脈とは、心拍数が過剰（（^{1}　　　　）回／分以上）な状態（（^{2}　　　　）拍）、過小（（^{3}　　　　）回／分未満）な状態（（^{4}　　　　）拍）、もしくは心拍のリズムが不規則な状態である。

2. 抗不整脈薬のうち、心筋の興奮伝達を遅くする作用があるナトリウムチャネル遮断薬にプロカインアミド、（^{5}　　　　　　）、（^{6}　　　　　　）、（^{7}　　　　　　）、（^{8}　　　　　　）、（^{9}　　　　　　）がある。β遮断薬には（^{10}　　　　　　）、エスモロールがあり、カリウムチャネル遮断薬には、（^{11}　　　　　　）がある。またカルシウム拮抗薬には（^{12}　　　　　　）および（^{13}　　　　　　）がある。

3. 不整脈の治療には、心室細動に対する電気的（^{14}　　　　　　）、人工（^{15}　　　　　　）、植込み型除細動器のような機械的処置も実施されている。

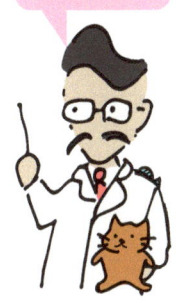

Point
★抗不整脈薬には催不整脈作用の可能性あり。

【解答】1. 101　2. 頻　3. 60　4. 徐　5〜9. キニジン、ジソピラミド、リドカイン、メキシレチン、ピルシカイニド（順不同）　10. プロプラノロール　11. アミオダロン　12〜13. ベラパミル、ジルチアゼム（順不同）　14. 除細動　15. ペースメーカー

利尿薬

利尿薬は腎臓に作用して水や電解質の再吸収を抑制して尿量を増加させる薬物です。

腎臓の再吸収

腎臓はネフロン（腎小体＋尿細管）と特殊な血管網でできた器官です。糸球体からのろ過量（GFR）は毎分 100 mL で、尿量は毎分 1 mL です。つまり尿細管はろ過された液の 99％を再吸収しているのです。再吸収を 1％抑制すると尿量は倍増することになります。これが利尿薬の作用のコアになる考え方です。尿細管のどこで何が再吸収されているかを模式図にしました（**図 32-1**）。近位尿細管では体に必要な物質の再吸収とともに水、Na^+ も再吸収されます。遠位尿細管と集合管では種々のホルモンの影響も受けながら水、Na^+ が再吸収されています。

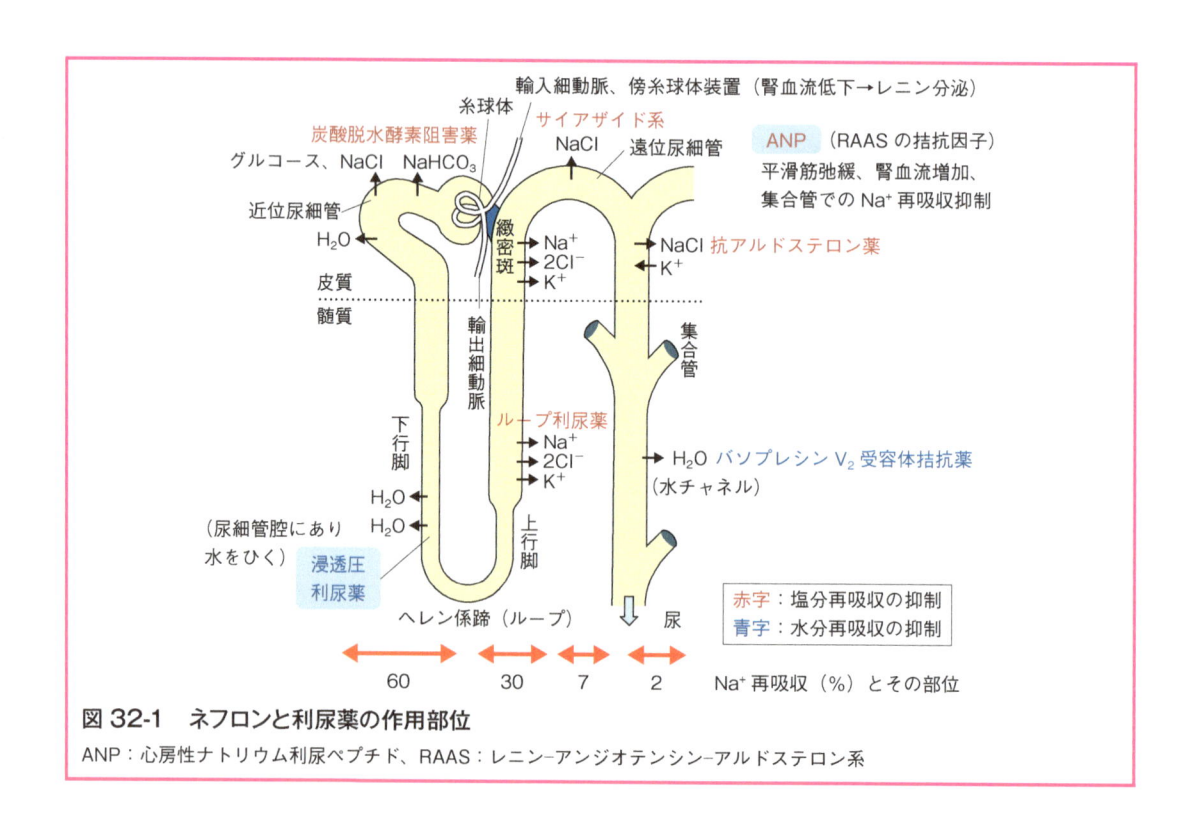

図 32-1　ネフロンと利尿薬の作用部位
ANP：心房性ナトリウム利尿ペプチド、RAAS：レニン–アンジオテンシン–アルドステロン系

ごろごろ薬理　**ひどい汗、すっきりマンの利尿薬**
（ヒドロクロロチアジド）（アセタゾラミド）（スピロノラクトン）（D-マンニトール）

表 32-1 利尿薬の適応と副作用・禁忌

利尿薬	適応	副作用；併用禁忌・注意薬剤
ループ利尿薬（フロセミド）	**高血圧、心性浮腫（うっ血性心不全）、腎性浮腫、肝性浮腫**	**Na・K 減少症、循環血液量の著しい減少、無**尿、肝性昏睡；本剤・サルファ剤過敏症
サイアザイド系利尿薬（ヒドロクロロチアジド）	**高血圧、うっ血性心不全、骨粗鬆症**	**Na・K 減少症、**高尿酸血症、血糖値上昇；チアジド系・サルファ剤過敏症
炭酸脱水酵素阻害薬（アセタゾラミド）	**緑内障、高山病、てんかん、呼吸性アシドー**シス	無尿、急性腎不全、高 Cl 血症性アシドーシス；本剤・サルファ剤過敏症
浸透圧利尿薬（D-マンニトール、イソソルビド、濃グリセリン）	**急性腎不全の予防・治療、脳浮腫、脳圧降下、**脳容積縮小、眼圧降下を必要とする場合	**急性頭蓋内血腫、低張性脱水症**
抗アルドステロン薬（スピロノラクトン）	**高血圧、慢性心不全、腎性・肝性浮腫、腹水**	**高カリウム血症；K 製剤、**本剤過敏症、タクロリムス、ミトタン
バソプレシン V₂ 受容体拮抗薬（トルバプタン）	**低ナトリウム血症を伴う心不全**（水利尿薬）	**脱水症状、高ナトリウム血症**
心房性ナトリウム利尿ペプチド（カルペリチド）	**急性心不全**(慢性心不全の急性増悪期を含む)	**低血圧、脱水症状；**PDE5 阻害薬

種々の利尿薬の作用機序と治療機序

利尿薬は、作用機序とともにネフロンのどの部位で作用するか、水とナトリウム（塩分）のどちらに影響するかで分類されます（図32-1）。利尿薬は心不全（心臓負荷の軽減）や高血圧、浮腫などの治療として、体液量を減少させるために使用されます。またそれぞれの利尿薬の特徴を利用して、種々の病態の治療薬としても用いられます（**表 32-1**）。

糖尿病治療薬のナトリウム・グルコース共輸送体 2（SGLT2）阻害薬は、ナトリウムと水の利尿作用も示します。慢性心不全患者の浮腫を軽減し、予後を良くします（p.118）。

練習問題

次の文章の（　　）内に適切な語を入れましょう。

1. 利尿薬とは、腎臓での（¹　　　　）や（²　　　　）の再吸収を抑制することで尿量を（³　　　　）させる薬物のことである。利尿薬は、（⁴　　　　）、（⁵　　　　）、（⁶　　　　）などの治療に使用される。

2. 利尿薬の分類は、作用機序と、（⁷　　　　）のどの部位で作用するか、（⁸　　　　）とナトリウム（塩分）のどちらに影響するかで決定される。ループ利尿薬の代表的なものは（⁹　　　　）、サイアザイド系利尿薬の代表例は（¹⁰　　　　　　）である。炭酸脱水酵素阻害薬には（¹¹　　　　）があり、緑内障治療に使用される。浸透圧利尿薬には（¹²　　　　）、（¹³　　　　　　）、（¹⁴　　　　）がある。

Point
★利尿薬は水、ナトリウムの再吸収を抑える。

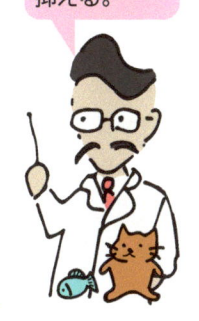

【解答】1. 水　2. 電解質　3. 増加　4〜6. 心不全、高血圧、浮腫（順不同）　7. ネフロン　8. 水　9. フロセミド　10. ヒドロクロロチアジド　11. アセタゾラミド　12〜14. D-マンニトール、イソソルビド、濃グリセリン

Stage 33 体液と輸液

体内環境と水・電解質

　細胞が正常にはたらくために、体液（水と電解質）は量的にも質的にも一定に保たれています。これをホメオスタシスの維持といい、ホルモンや神経により調節されています。体液はまず細胞内液と細胞外液に大別され、細胞外液はさらに血漿と間質液に分けられます。細胞内液と細胞外液は**表33-1**のように、組成に著しく違いがあります。

　体液の異常は、①量の異常（水中毒と脱水）、②浸透圧の異常（細胞外液の浸透圧は主にNa^+濃度により決定されるので、高ナトリウム血症と低ナトリウム血症）、③組成（K^+、Ca^{2+}、Mg^{2+}）の異常、④酸塩基平衡異常（アシドーシス、アルカローシス）に分けられます。

表33-1　種々のイオンの平衡電位と細胞内外の濃度

	平衡電位 (mV)	電解質濃度 (mM)			
		細胞内液	細胞外液		
			（間質液）	（脳脊髄液）	（血清電解質）
Na^+	71	10	145	145	141
K^+	− 96	150	4	3	4
Ca^{2+}	129	0.0001	2	1.5	2.5
Mg^{2+}	14	0.5	1.5	1.5	1
Cl^-	− 34	5 〜 30	110	125	101
HCO_3^-	− 29	10	30	20	24

体液浸透圧は体液区分に関係なく 295 mOsm/L 前後に保たれている。また細胞外液の pH は 7.4、細胞内液の pH は約 7.0 に保たれている。

輸液療法と輸液剤

　水・電解質、糖質、脂肪、アミノ酸などの輸液製剤（**図33-1**）を非経口的に投与して、体液と栄養のホメオスタシスを維持することを輸液療法といいます。経口・経腸栄養補給ができない患者さんに、可能な限り多くの栄養素を補給する中心静脈栄養（TPN）、末梢静脈栄養（PPN）も輸液の一種です。TPN、PPN では微量元素やビタミン類も必要です。

　熱傷、外傷、出血性ショックなどの場合には循環血液量を補うために血漿増量薬（デキストラン製剤）が用いられます。

　輸血は、血球という細胞も含んだものですから、一種の移植ともいえます。

　腹膜灌流液、人工腎臓透析液は、腎不全で老廃物の排泄と体液の調整ができないときに使うものです。腎臓の代わりに腹膜を使ってろ過するときに使用するのが腹膜灌流液、人工の半透膜を腎臓の代用とするときに使用するのが人工腎臓透析液です。

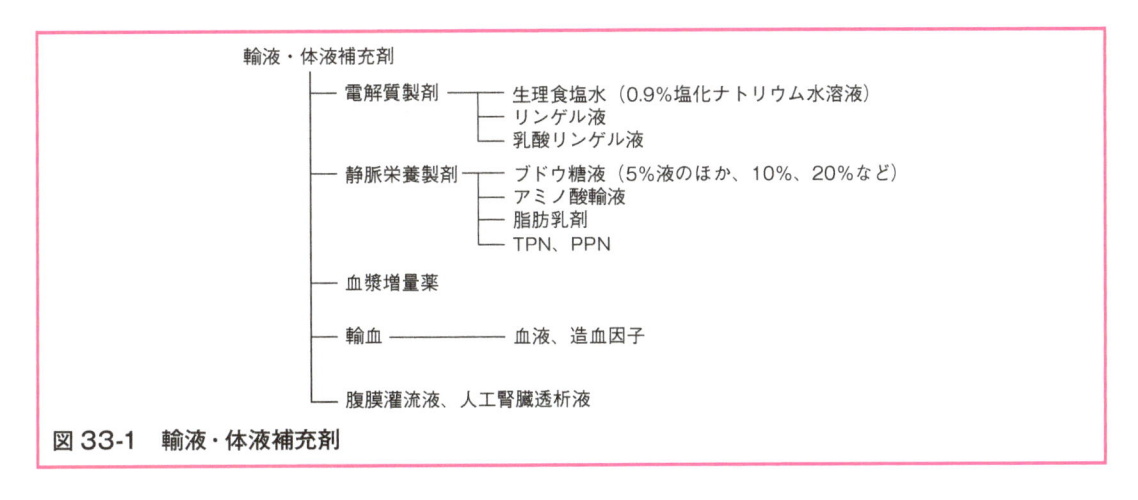

図 33-1　輸液・体液補充剤

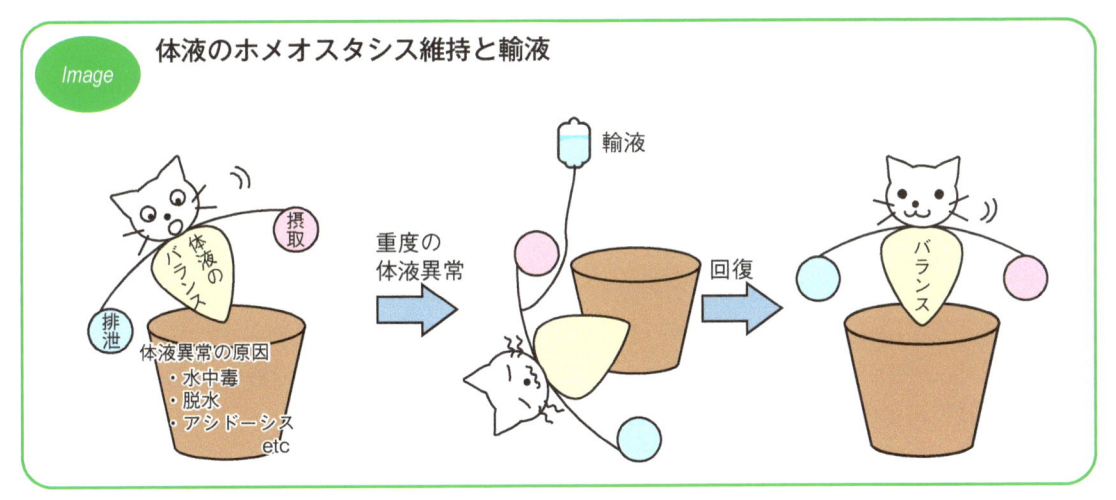

練習問題

次の文章の（　）内に適切な語を入れましょう。

1. 体液の組成成分は（^{1}　　　）と（^{2}　　　）であり、（^{3}　　　）や神経によって調節される。

2. 体液中の水や電解質のバランスの異常が発生することがある。異常には、体液量の異常（（^{4}　　　）・（^{5}　　　））、浸透圧異常、電解質の組成の異常、酸塩基平衡異常（（^{6}　　　）・（^{7}　　　））がある。

3. 腎臓疾患により、（^{8}　　　）の排泄と血液成分の調整ができない場合に、腹膜を使用してろ過する（^{9}　　　）液、人工の半透膜を腎臓の代用にする（^{10}　　　）透析液が使用される。

Point
★生理食塩水は、0.9%の塩化ナトリウム。

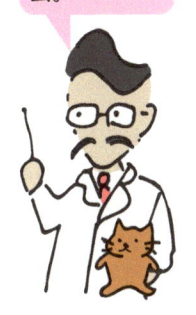

【解答】1～2. 水、電解質（順不同）　3. ホルモン　4～5. 水中毒、脱水（順不同）　6～7. アシドーシス、アルカローシス（順不同）　8. 老廃物　9. 腹膜灌流　10. 人工腎臓

Stage 34 貧血治療薬と造血因子

血球は骨髄の造血幹細胞から細胞分裂、分化し、成熟して血液中に入ります。分化した赤血球系前駆細胞が、エリスロポエチンの刺激により増殖し、赤芽球が作られます。赤芽球は、酸素を運搬するヘモグロビンを詰め込んだ赤血球となり骨髄から血中に出ていきます。赤血球の寿命は約120日です。毎日赤血球総数の1/120（2000億個以上）の赤血球が新しく作られていることになります。

貧血治療薬

貧血とは**ヘモグロビン**の濃度が低下した状態です。**図 34-1** に示した種々の原因で特徴的な貧血が生じます。足りないものを補う補充療法が原則で、治療薬や治療法も異なります。

ヘモグロビンはグロビンタンパク質にヘムが結合したもので、ヘムはポルフィリンと鉄でできています。出血などで生じるのは鉄欠乏性貧血で、小球性低色素性貧血に分類されます。鉄剤を投与しますが、静注の場合鉄過剰症に注意します。

ビタミン B_{12}、葉酸欠乏では DNA 合成障害のため細胞分裂が抑制され、巨赤芽球、そして大球性貧血となります。ビタミン B_{12} 欠乏症（悪性貧血）では神経症状が出現することがあり、改善にはビタミン B_{12} 投与が必須です。ビタミン B_{12} の吸収には胃の壁細胞から分泌される内因子が必要です。胃の摘出後は内因子が不足し悪性貧血になりやすいので、定期的にビタミン B_{12} を筋注します。

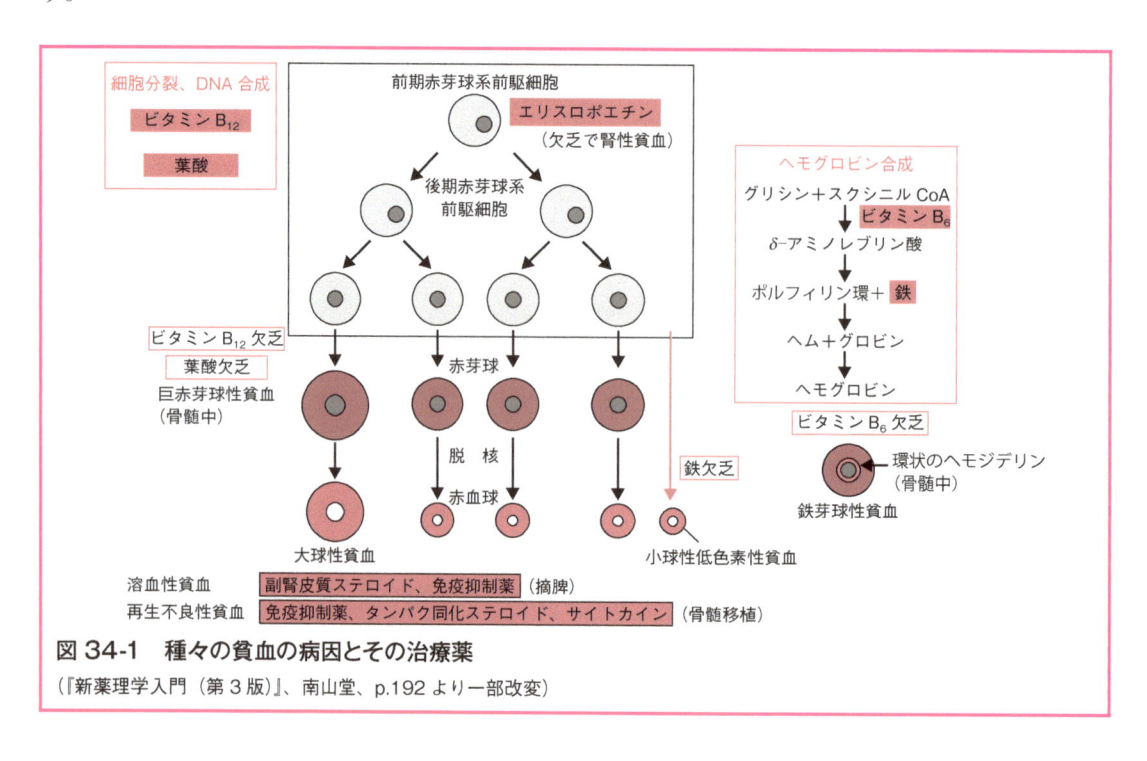

図 34-1　種々の貧血の病因とその治療薬
（『新薬理学入門（第3版）』、南山堂、p.192 より一部改変）

ごろごろ薬理　鉄に B_{12}、トロンボーンとフィルムで貧血治療
（鉄）（ビタミン B_{12}）（トロンボポエチン）（フィルグラスチム）

造血因子

　造血因子は、血液幹細胞の増殖、分化を促進するサイトカインで、以下のようなものがあります。

エリスロポエチン・経口腎性貧血治療薬（HIF-PH 阻害薬、スタット類）

　低酸素状態を感知して腎臓の尿細管間質細胞から分泌され、骨髄で作用し赤血球を増加させます。腎不全の患者の多くは、エリスロポエチンの産生が低下し、貧血になります（腎性貧血）。エリスロポエチン製剤注射による補充療法やスタット類でエリスロポエチン生成を高めて治療します。

トロンボポエチン

　巨核球系細胞の増殖、分化を刺激して血小板産生を高めます。血小板減少症（出血傾向、点状出血）には、かつては血小板輸血しか治療法がありませんでしたが、現在はトロンボポエチン受容体を刺激する薬物（ロミプロスチム、エルトロンボパグ）が用いられています。

顆粒球コロニー刺激因子（G-CSF）

　抗悪性腫瘍薬の副作用である白血球減少による感染や貧血（骨髄抑制）の予防に使われます。マクロファージを増加させるのは M-CSF です。

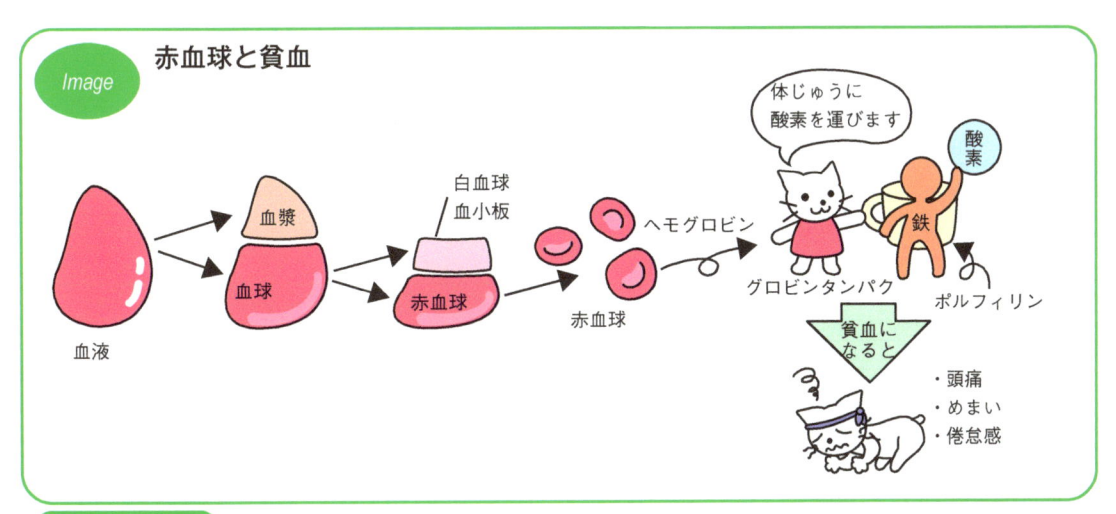

練習問題

　次の文章の（　　　）内に適切な語を入れましょう。

1. 貧血とは酸素運搬タンパク質である（^{1}　　　　）の濃度が低下した状態で、（^{1}　　　）は血液の中の（^{2}　　　）に詰め込まれている。（^{2}　　　）の寿命は約（^{3}　　　）日である。ヘモグロビンは、（^{4}　　　）タンパク質に（^{5}　　　）が結合したもので、（^{5}　　　）は（^{6}　　　）と（^{7}　　　）からなっている。

2. 出血による貧血は（^{8}　　　）欠乏性貧血で、（^{9}　　　）性貧血に分類される。大球性貧血は、DNA 合成に必要な（^{10}　　　）や（^{11}　　　）が欠乏することで細胞分裂が抑制され生じる。

3. 腎不全の場合（^{12}　　　）が分泌されにくくなり、貧血を生じる。

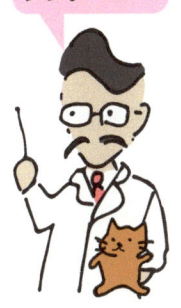

Point
★貧血には、鉄・葉酸・ビタミン B$_{12}$、エリスロポエチン。

【解答】1. ヘモグロビン　2. 赤血球　3. 120　4. グロビン　5. ヘム　6〜7. ポルフィリン、鉄（順不同）
8. 鉄　9. 小球性低色素　10〜11. ビタミン B$_{12}$、葉酸（順不同）　12. エリスロポエチン

止血薬、抗血栓薬

出血すると血液が固まる、という止血機構には、血液凝固系、血小板、内皮細胞をはじめとした血管系、さらに交感神経系が関与しています。一方、血管内で血液が凝固し血栓症を起こすのを防ぐため、生体は血栓の主要成分であるフィブリンを溶解する機構（**線溶系**）も持っています。

止血薬

局所止血薬と血管強化薬

局所止血薬のうちトロンビンは最も強力で、静注は禁忌です（**表 35-1**）。血管収縮作用をもつアドレナリンも有用です。ほかに、カルバゾクロム、ビタミン K、フィブリン接着剤、ゼラチン吸収性スポンジ、酸化セルロースなどがあります。

表 35-1　血栓症と出血性疾患の治療薬概観

疾患、病態、病因	治療薬
動脈血栓症：心筋梗塞、脳梗塞、慢性動脈閉塞症	血栓溶解薬
動脈壁の異常：糖尿病、動脈硬化性疾患	抗凝固薬（ワルファリン、DOAC）
血小板の関与（白色血栓）：血小板血症	抗血小板薬
静脈血栓症：深部静脈血栓症に合併する肺塞栓	抗凝固薬（ワルファリン、DOAC）
血流の障害、凝固性亢進	
心房細動に伴う脳梗塞（塞栓症）	抗凝固薬（ワルファリン、DOAC）
出血性疾患	止血薬（局所止血にトロンビン）
1）血管壁の異常脆弱性、透過性亢進	血管強化薬（ビタミン C）
2）血小板減少、機能低下（血小板減少性紫斑病）	血小板輸血、副腎皮質ステロイド
	トロンボポエチン受容体作動薬
3）凝固因子系の障害（血友病）	ビタミン K、凝固因子（第 VII・VIII）
4）線溶系の亢進	抗プラスミン薬（トランサミン）
播種性血管内凝固症候群（DIC）	ヘパリン、アンチトロンビン III、トロンボモジュリン

DOAC：直接経口抗凝固薬

播種性血管内凝固症候群（DIC）治療薬

DIC とは、がん、白血病、重症感染症、ショックの末期などにより凝固系が過度に活性化され、トロンビンの生成により全身の細小血管内に微小血栓が形成され、出血と多臓器不全から死にいたる病態です。基礎疾患の治療と全身管理が必要ですが予防が極めて大切です。治療には微小血栓形成を抑制する抗凝固療法（ヘパリン、アンチトロンビン III 濃縮製剤、ガベキサートメシル酸、ナファモスタットメシル酸）、出血を予防する補充療法（血小板および凝固因子）が行われています。

抗血栓薬

抗血小板薬

　血流が速く、高圧である動脈系の止血には血小板が必須です。そのため動脈血栓症の予防には抗血小板薬が用いられます。アスピリンは、トロンボキサン A_2（TXA_2）を産生するシクロオキシゲナーゼ（COX）を阻害することで、血栓形成を抑制します（p.49）。TXA_2 には血小板凝集作用と血管平滑筋収縮作用があるためです。アデノシン二リン酸（ADP）受容体遮断薬のクロピドグレルやプラスグレルは、血小板凝集を促進させる ADP のはたらきを抑えることで抗血栓作用をあらわします。ほかにもシロスタゾール（PDE3 阻害薬）、イコサペント酸エチル（EPA）、ドコサヘキサエン酸（DHA）、ベラプロスト（PGI_2 製剤）などが、抗血小板薬として用いられます。

抗凝固薬

　血液凝固は、**図 35-1** の Ⅰ～Ⅷの凝固因子が、下方向に向かって階段状に活性化反応を重ねていくことで起こります（カスケード反応）。ヘパリンは、アンチトロンビン因子を活性化することで、凝固因子Ⅱ（トロンビン）、Ⅹの阻害作用を増強し血栓形成を抑制します。従来の経口抗凝固薬であるワルファリンは、ビタミン K の拮抗作用により凝固因子Ⅱ、Ⅶ、Ⅸ、Ⅹの産生を抑制します。さらに近年、経口投与で凝固因子Ⅱを直接阻害するダビガトラン、凝固因子Ⅹを直接阻害するリバーロキサバン、アピキサバン、エドキサバンが使用可能になり、これら4剤を直接経口抗凝固薬（DOAC）とよびます。

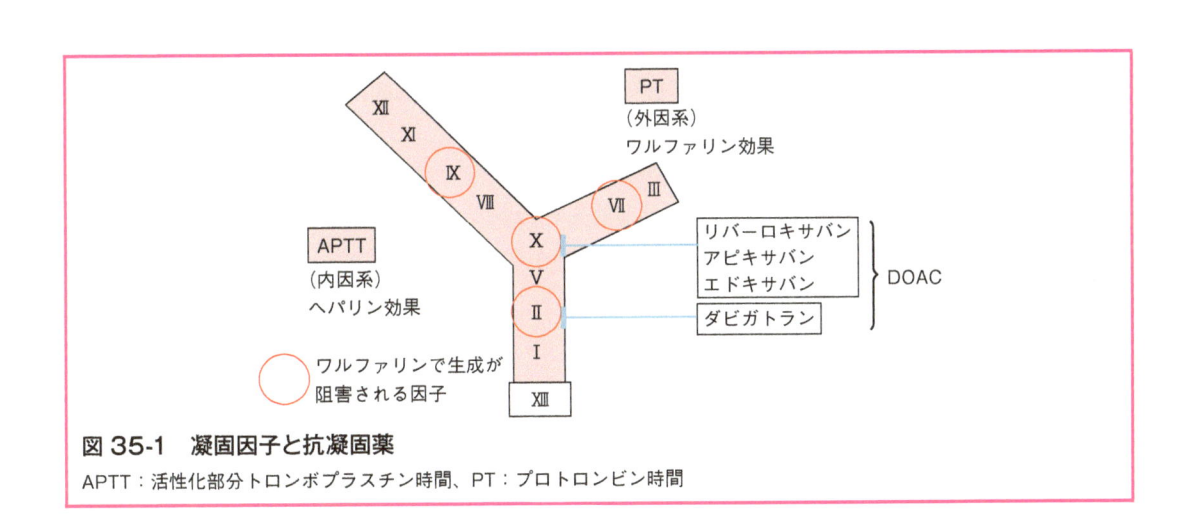

図 35-1　凝固因子と抗凝固薬
APTT：活性化部分トロンボプラスチン時間、PT：プロトロンビン時間

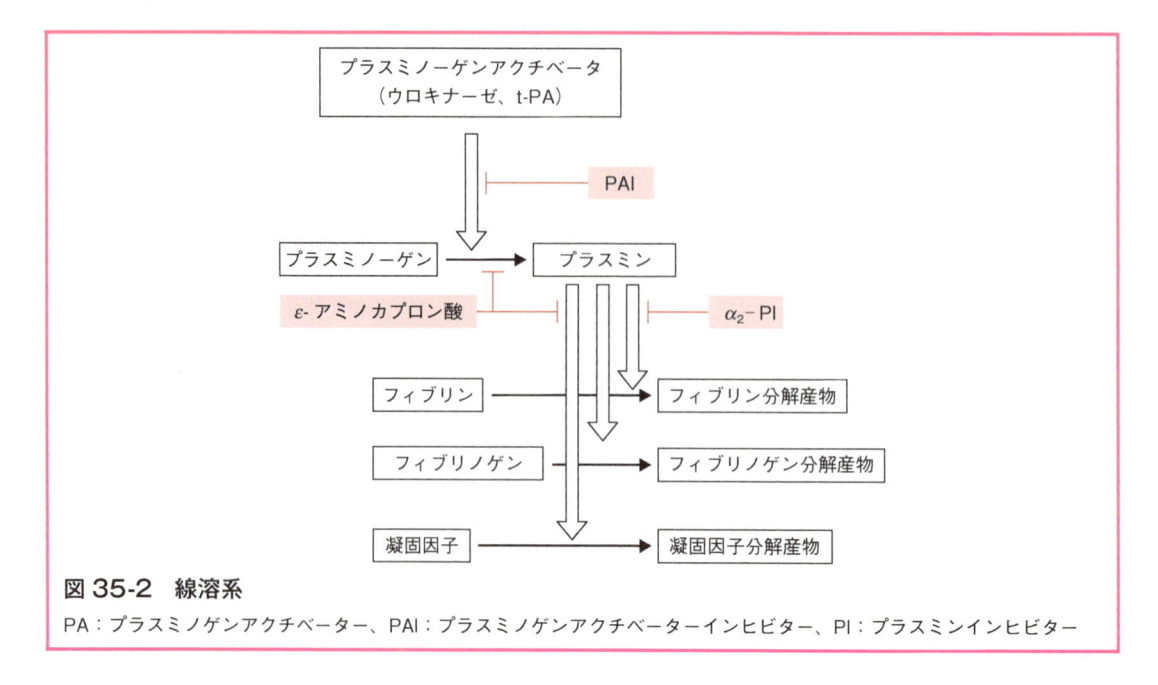

図 35-2　線溶系
PA：プラスミノゲンアクチベーター、PAI：プラスミノゲンアクチベーターインヒビター、PI：プラスミンインヒビター

血栓溶解薬

　フィブリンを分解するプラスミンの酵素活性の調節系を線溶系といいます。フィブリン塊ができると、プラスミンの前駆体であるプラスミノーゲンは、プラスミノーゲンアクチベータ（PA）により活性化されプラスミンとなります（**図 35-2**）。PA の製剤であるウロキナーゼ、t-PA はフィブリン分解を促進し、血栓を溶解させます。心筋梗塞や脳梗塞の発生直後に用いて極めて有効です（p.73、p.79）。

　プラスミンは選択性が低いタンパク質分解酵素で、フィブリン以外の凝固因子も強力に分解します（**図 35-2**）。臨床では血液検査により、分解産物を検出して、急性大動脈解離（p.67）や DIC になりかかっているかどうかの診断や予測に用いられています。

抗血栓薬

Image

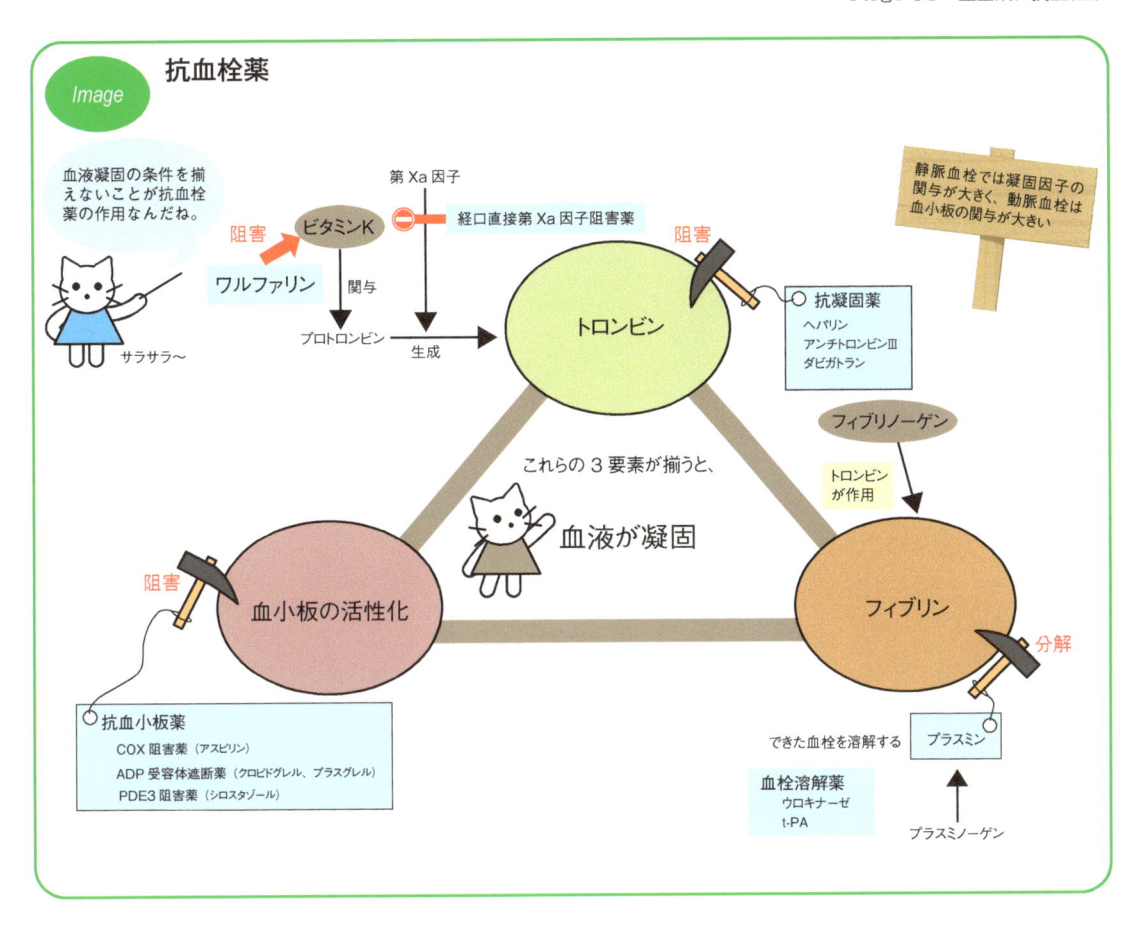

血液凝固の条件を揃えないことが抗血栓薬の作用なんだね。

阻害

ビタミンK

ワルファリン

関与

プロトロンビン　生成

サラサラ〜

第 Xa 因子

経口直接第 Xa 因子阻害薬

トロンビン

阻害

静脈血栓では凝固因子の関与が大きく、動脈血栓は血小板の関与が大きい

抗凝固薬
ヘパリン
アンチトロンビンⅢ
ダビガトラン

フィブリノーゲン

トロンビンが作用

これらの3要素が揃うと、

血液が凝固

フィブリン

分解

血小板の活性化

阻害

抗血小板薬
COX 阻害薬（アスピリン）
ADP 受容体遮断薬（クロピドグレル、プラスグレル）
PDE3 阻害薬（シロスタゾール）

できた血栓を溶解する　プラスミン

血栓溶解薬
ウロキナーゼ
t-PA

プラスミノーゲン

練習問題

次の文章の（　　）内に適切な語を入れましょう。

1. 強力な局所止血薬である（[1]　　　）は、（[2]　　　）投与は禁忌である。止血薬には、血管収縮作用がある（[3]　　　）も有効であり、ほかにビタミン（[4]　　　）などもある。

2. 動脈血栓を予防する抗（[5]　　　）薬の（[6]　　　）は、COX を阻害することで血栓形成を抑制する。

3. 抗凝固薬の（[7]　　　）は、アンチトロンビン因子を活性化する。従来の経口抗凝固薬である（[8]　　　）は、凝固因子Ⅱ、Ⅶ、Ⅸ、Xの産生を抑制する。

4. フィブリンを分解するプラスミンの酵素活性の調節系を（[9]　　　）という。（[10]　　　）製剤は、活性化したプラスミンによりフィブリン分解を促進し、血栓を溶解させる。

Point
★アスピリンは血栓をできにくくする。

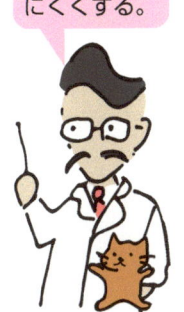

【解答】1. トロンビン　2. 静注　3. アドレナリン　4. K　5. 血小板　6. アスピリン　7. ヘパリン
8. ワルファリン　9. 線溶系　10. t-PA

Chapter 5

呼吸器・消化器系に作用する薬

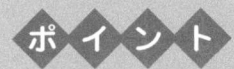 **ポ イ ン ト**

◆気管支喘息の原因と治療薬について学ぼう

◆ヒスタミンの H_1・H_2 受容体の機能の違いを理解しよう

◆花粉症の原因と治療薬について学ぼう

◆胃酸分泌の調節因子と胃・十二指腸潰瘍治療について学ぼう

◆催吐薬、制吐薬の作用機序を理解しよう

◆下痢、便秘の原因と治療について学ぼう

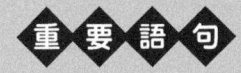 **重 要 語 句**

アレルギー、H_1 受容体、H_2 受容体、プロトンポンプ阻害薬、抗ヒスタミン薬、ピロリ菌、過敏性腸症候群

気管支喘息治療薬

気管支喘息とは

　気管支喘息は、アレルギー反応の発生後に気道上皮が剥離した好酸球主体の慢性気管支炎です。アレルギー体質、喫煙、大気汚染物質により気道の過敏性が高まっているところに、花粉やダニのような抗原が体内に入ることで肥満細胞からヒスタミンなどの化学物質が放出されます（p.48）。その化学物質が気管支平滑筋を収縮、気道粘膜を肥厚、粘液を増加させることで咳、痰、喘鳴、呼吸困難などを起こします。急性で重症の場合、アナフィラキシーショックになることもあります。

気管支喘息の治療薬

　気管支喘息の治療には、アレルギー反応を抑え炎症を抑制することと、狭くなった気管支を拡張することが必要です。そこで主に抗炎症薬と気管支拡張薬が使用されます（**表36-1**）。

表36-1　気管支喘息の治療薬

抗炎症薬	吸入ステロイド	糖質コルチコイド
		ベクロメタゾン
		フルチカゾン
	メディエーター遊離抑制薬	クロモグリク酸
	ロイコトリエン受容体拮抗薬	プランルカスト
	抗IgE抗体	オマリズマブ
気管支拡張薬	β_2受容体作動薬	アドレナリン
		サルブタモール
		サルメテロール
	メチルキサンチン誘導体	テオフィリン
		アミノフィリン
	ムスカリン受容体遮断薬	イプラトロピウム

> フルチカゾンとサルメテロールの配合剤が有益！
>
> お互いの作用を増強、補完し合うから。

吸入器

　抗炎症薬には、ステロイド薬、抗アレルギー薬があります。ステロイド薬は、炎症や浮腫を抑制しますが、経口投与などでは全身の副作用（p.135）を発生する恐れがあるため、局所で薬効を発揮できる吸入薬の形で使用します。抗アレルギー薬にはアレルギー反応により遊離される化学伝達物質を抑制するクロモグリク酸、ロイコトリエン受容体の拮抗薬であるプランルカスト、アレルギー反応を起こすIgEのモノクローナル抗体である抗IgE抗体のオマリズマブなどがあります。

　気管支拡張薬には、気管支平滑筋のβ_2受容体を刺激するβ_2受容体作動薬、気管支平滑筋を弛緩させるメチルキサンチン誘導体、抗コリン薬（ムスカリン受容体遮断薬）が使用されます。抗コリン薬を経口投与すると全身のムスカリン受容体が遮断されるため、吸入薬として使われます。

ステロイド薬とβ_2受容体作動薬の配合

　全身作用のないステロイド薬のフルチカゾンとβ_2受容体作動薬のサルメテロールの配合剤（ブデソニドとホルモテロールの配合剤も）は相乗効果がはたらき大変有用です。ステロイド薬はβ_2

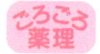 ごろごろ薬理　黒のベクトル、フルにプラントへのオマージュで喘息治療
（クロモグリク酸）（ベクロメタゾン）（フルチカゾン）（プランルカスト）（オマリズマブ）

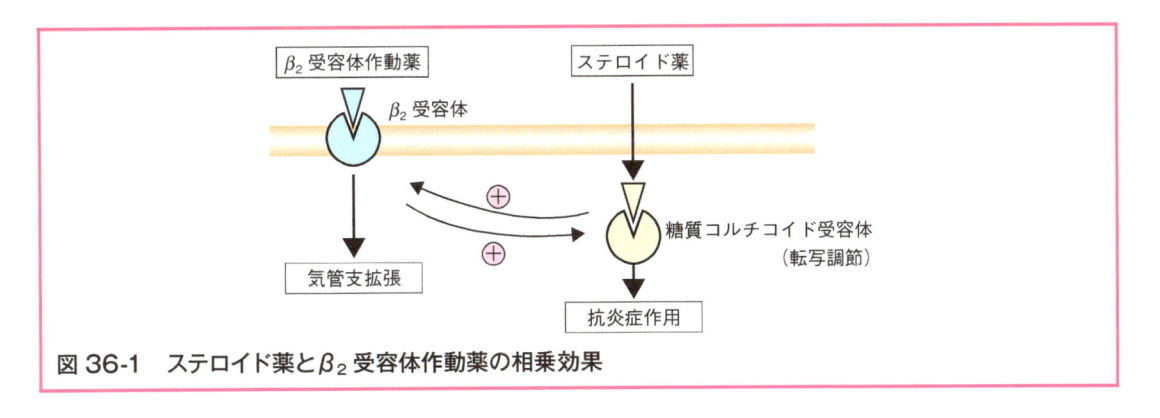

図 36-1　ステロイド薬とβ₂受容体作動薬の相乗効果

受容体の発現量を増やし、受容体が減弱するのを防ぎます。また β_2 受容体作動薬は、ステロイドの受容体をリン酸化することでステロイド薬の抗炎症作用を増強します（**図 36-1**）。

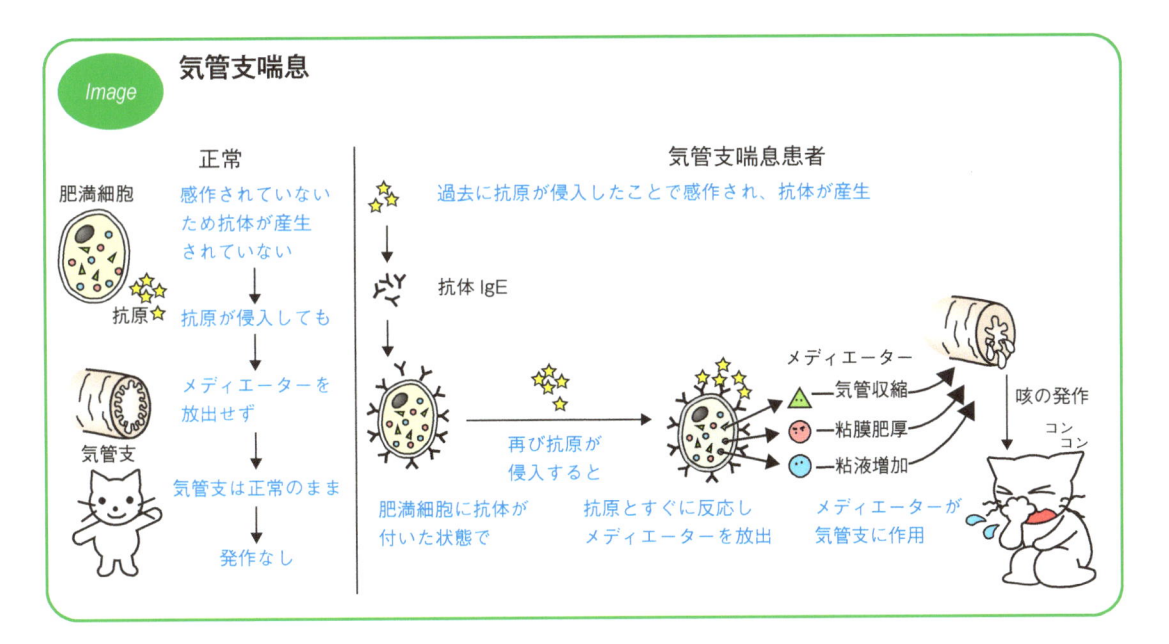

練習問題

次の文章の（　）内に適切な語を入れましょう。

1. 気管支喘息とは、気道の過敏症が亢進して起こる（¹　　　）反応後に発症する（²　　　）主体の炎症である。主な症状は、気道粘膜の（³　　　）、粘液分泌の（⁴ 増加・減少）、および気管支平滑筋収縮による咳、痰、（⁵　　　）や呼吸困難である。急性で重症の場合（⁶　　　）になることもある。

2. 気管支喘息治療では主に、ステロイド薬などの（⁷　　　）薬と（⁸　　　）薬が使われる。ステロイド薬は局所で薬効を発揮するために（⁹　　　）薬の形で使用される。

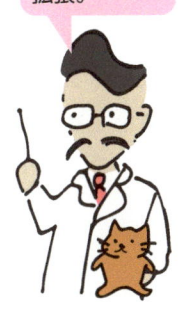

Point
★気管支喘息の治療は、抗炎症と気管支拡張。

【解答】1. アレルギー　2. 好酸球　3. 肥厚　4. 増加　5. 喘鳴　6. アナフィラキシーショック
7. 抗炎症　8. 気管支拡張　9. 吸入

Stage 37 抗ヒスタミン薬（H_1 受容体拮抗薬）

ヒスタミンとは

ヒスタミンとは、外界に接している皮膚、肺、胃腸粘膜のような組織に多く分布する化学伝達物質（オータコイド）で、体外からの攻撃に対する防御のため分泌されます。肥満細胞や好塩基球が刺激を受けると、放出されて粘液の分泌や炎症を起こします。

重要なヒスタミンの受容体は、H_1 と H_2

ヒスタミンの遊離後に結合するヒスタミンの受容体には4種類のGタンパク共役型受容体（GPCR、H_1 から H_4）があり、どの受容体にヒスタミンが結合するかで体の反応が変わってきます。

H_1 受容体は主に呼吸器や皮膚、小腸、知覚神経に発現し、ヒスタミンが結合すると、粘膜の肥厚や平滑筋の収縮、毛細血管の透過性の亢進や血管拡張などのアレルギー反応を起こします。H_2 受容体は胃粘膜の細胞に多く発現し、ヒスタミンが結合すると胃酸の分泌を促進し血管を拡張させます（**表37-1**）。

表37-1　ヒスタミンの器官別作用

		H_1（Gq）	H_2（Gs）
呼吸器	鼻	粘膜肥厚、粘液産生増加	
	気管支	粘膜肥厚、粘液産生増加 平滑筋収縮（喘息発作）	
皮膚		毛細血管拡張（発赤） 毛細血管の透過性亢進（腫脹） かゆみ（掻痒）	
循環器		血管拡張、血圧低下	血管拡張、心拍数増加
消化器	小腸	平滑筋収縮（痛み、下痢）	
	胃		胃酸分泌刺激
神経系	脳	覚醒	覚醒

抗ヒスタミン薬

通常、抗ヒスタミン薬とはヒスタミン H_1 受容体拮抗薬のことを指し、アレルギー症状に有効です。ヒスタミンがメディエーターであるアレルギー性鼻炎、じんましんに有効です。ヒスタミン H_2 受容体を遮断する H_2 受容体拮抗薬は、アレルギー性鼻炎には効果はありませんが、胃酸の分泌を抑えるので消化性潰瘍治療に使用されます（Stage 39）。

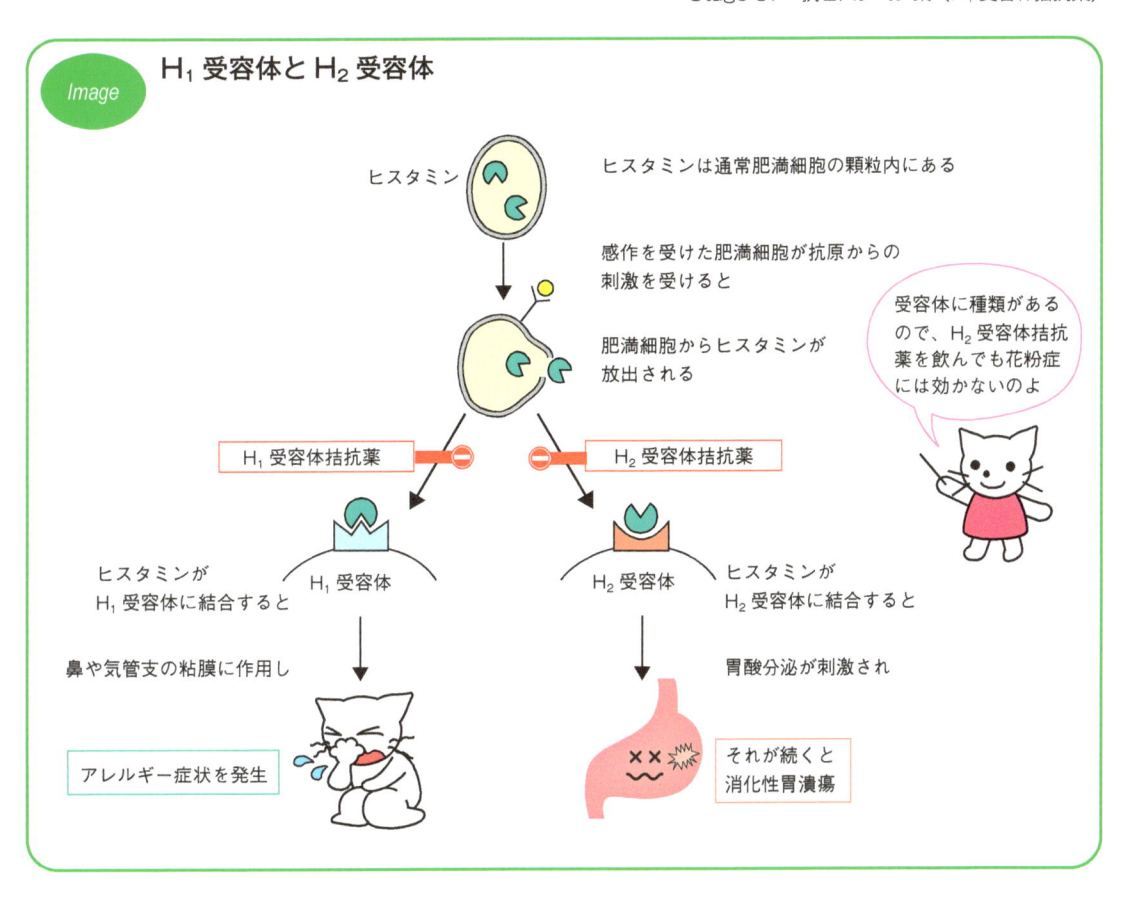

H$_1$ 受容体と H$_2$ 受容体

Image

ヒスタミン

ヒスタミンは通常肥満細胞の顆粒内にある

感作を受けた肥満細胞が抗原からの
刺激を受けると

肥満細胞からヒスタミンが
放出される

受容体に種類がある
ので、H$_2$ 受容体拮抗
薬を飲んでも花粉症
には効かないのよ

H$_1$ 受容体拮抗薬　　　　　H$_2$ 受容体拮抗薬

ヒスタミンが
H$_1$ 受容体に結合すると

H$_1$ 受容体　　　　　H$_2$ 受容体

ヒスタミンが
H$_2$ 受容体に結合すると

鼻や気管支の粘膜に作用し

胃酸分泌が刺激され

アレルギー症状を発生

それが続くと
消化性胃潰瘍

練習問題

次の文章の（　　）内に適切な語を入れましょう。

1. ヒスタミンは、外界に接している皮膚、（^{1}　　　　）、胃腸粘膜のよう
   な組織に多く分布する化学伝達物質である。

2. ヒスタミンの受容体には（^{2}　　　　）種類ある。その中のヒスタミン
   H$_1$ 受容体は、ヒスタミンが結合すると粘膜（^{3}　　　　）や平滑筋（^{4}
   　　　　）、血管（^{5}　　　　）をもたらす。H$_2$ 受容体にヒスタミンが結合
   すると、（^{6}　　　　）分泌が促進される。

3. 通常、抗ヒスタミン薬とは、ヒスタミン（^{7}　　　　）受容体の遮断薬
   のことであり、（^{8}　　　　）症状に有効である。

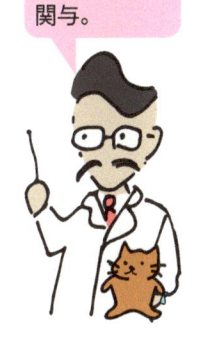

Point
★ H$_1$ はアレ
ルギーに H$_2$
は胃酸分泌に
関与。

【解答】1. 肺　2. 4　3. 肥厚　4. 収縮　5. 拡張　6. 胃酸　7. H$_1$　8. アレルギー

花粉症治療薬

花粉症は、主に眼や鼻の粘膜で起きる季節性のアレルギーです。体が花粉を異物であるアレルゲンと認識することから起きます。アレルゲンとしてスギ花粉、ヒノキ花粉、イネ科の花粉、ブタクサの花粉などがあります。症状には、くしゃみ、鼻漏、鼻閉、眼のかゆみや充血、涙の増加があります。

花粉症のメカニズム

花粉が異物であると認識されるとBリンパ球から抗体が産生されます。その特異的IgE抗体に花粉が結合することで、肥満細胞からヒスタミンやロイコトリエンなどのサイトカインが放出され、知覚神経や分泌腺や血管に作用し、くしゃみや鼻漏（鼻水）、鼻閉（鼻づまり）を起こします。その反応が眼の結膜で起こると眼のかゆみや充血を起こします。これらを即時相反応といいます。

さらに、Th2リンパ球が花粉の抗原と結合するとサイトカインが放出され好酸球が活性化します。増加し活性化された好酸球が炎症性の粘膜腫脹や過敏性を亢進します。また、アレルギー反応が繰り返されると、鼻粘膜のリモデリングが生じます。この反応を遅延相反応といいます（**図 38-1**）。

花粉症治療

花粉症治療として原因物質の回避や除去と抗ヒスタミン薬（H₁ 受容体拮抗薬）の投与があげら

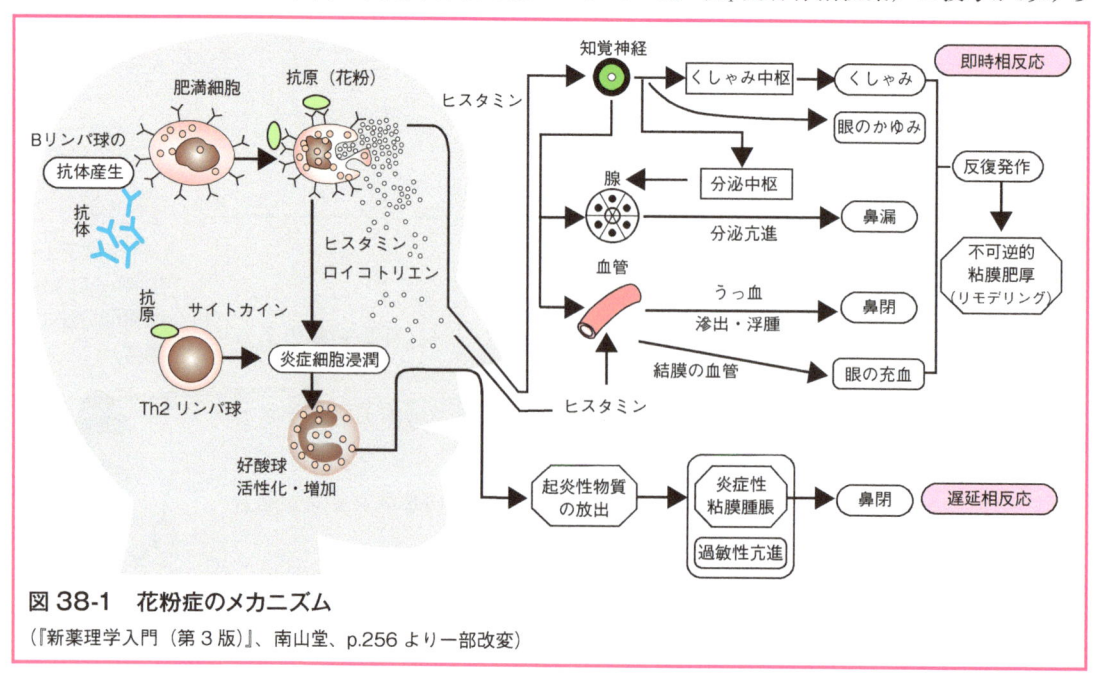

図 38-1　花粉症のメカニズム
（『新薬理学入門（第3版）』、南山堂、p.256 より一部改変）

れます。中枢のヒスタミン神経系は H$_1$ 受容体を介した覚醒機能をもっています。ジフェンヒドラミンに代表される第一世代抗ヒスタミン薬は、血液脳関門を通過し中枢の H$_1$ 受容体を遮断するため、副作用として眠気が生じることがありました。最近は、極性が高いため血液脳関門を通過しない、フェキソフェナジンのような第二世代抗ヒスタミン薬が使用されるようになっています。

　重症の花粉症にはステロイド薬の点鼻も有効です。

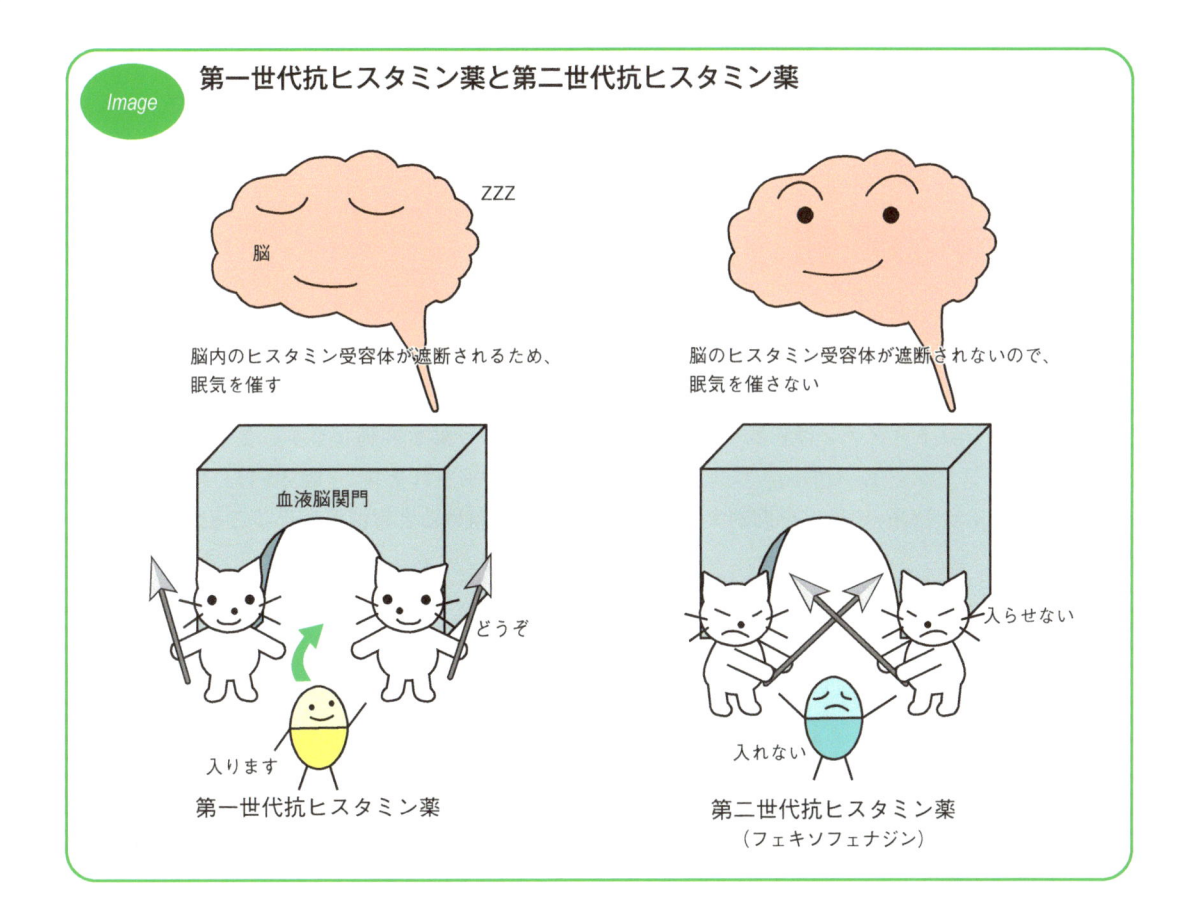

第一世代抗ヒスタミン薬と第二世代抗ヒスタミン薬

Image

脳内のヒスタミン受容体が遮断されるため、眠気を催す

脳のヒスタミン受容体が遮断されないので、眠気を催さない

血液脳関門

どうぞ

入らせない

入ります

入れない

第一世代抗ヒスタミン薬

第二世代抗ヒスタミン薬
（フェキソフェナジン）

練習問題

次の文章の（　　）内に適切な語を入れましょう。

1.　花粉症とは、主に（^{1}　　　）や（^{2}　　　）の粘膜で起きる
　　（^{3}　　　）反応である。
2.　花粉症治療薬は、（^{4}　　　）受容体を遮断する（^{5}　　　）
　　薬が使用される。第一世代の薬は脳に到達することで副作用として
　　（^{6}　　　）を発生させやすい。現在は（^{7}　　　）のよう
　　に中枢神経系に移行せず副作用が出にくい薬が主に使われる。

Point
★脳に到達しない抗ヒスタミン薬もある。

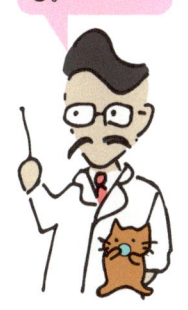

【解答】1〜2. 眼、鼻（順不同）　3. アレルギー　4. H$_1$　5. 抗ヒスタミン　6. 眠気　7. フェキソフェナジン

胃・十二指腸潰瘍治療薬

胃では胃酸とタンパク質分解酵素（ペプシン）が分泌され、食べ物を消化します。「胃」そのものが溶けて消化されることがないのは、粘液を分泌し粘膜の血流を増やすことで粘膜を保護しているからです。しかし、胃を攻撃する力が保護する力に勝ってしまうと、潰瘍を起こします。

胃酸分泌の調節

胃酸は、迷走神経からのアセチルコリン分泌や、G 細胞からのガストリン分泌を受け、壁細胞から分泌されます。また、胃の ECL 細胞がアセチルコリンやガストリンの刺激を受けヒスタミンを放出し、それが壁細胞にある H_2 受容体に結合することでも、胃酸が分泌されます。一方、D 細胞から分泌されるソマトスタチンは胃酸そのものとガストリンの分泌を抑制します。さらにセクレチンとプロスタグランジン E_2（PGE_2）によっても胃酸分泌は抑制されます。（**図 39-1**）。NSAIDs は粘膜保護作用ももつ PGE_2 の生成を抑制するため、長期間用い続けると胃潰瘍になることがあります。

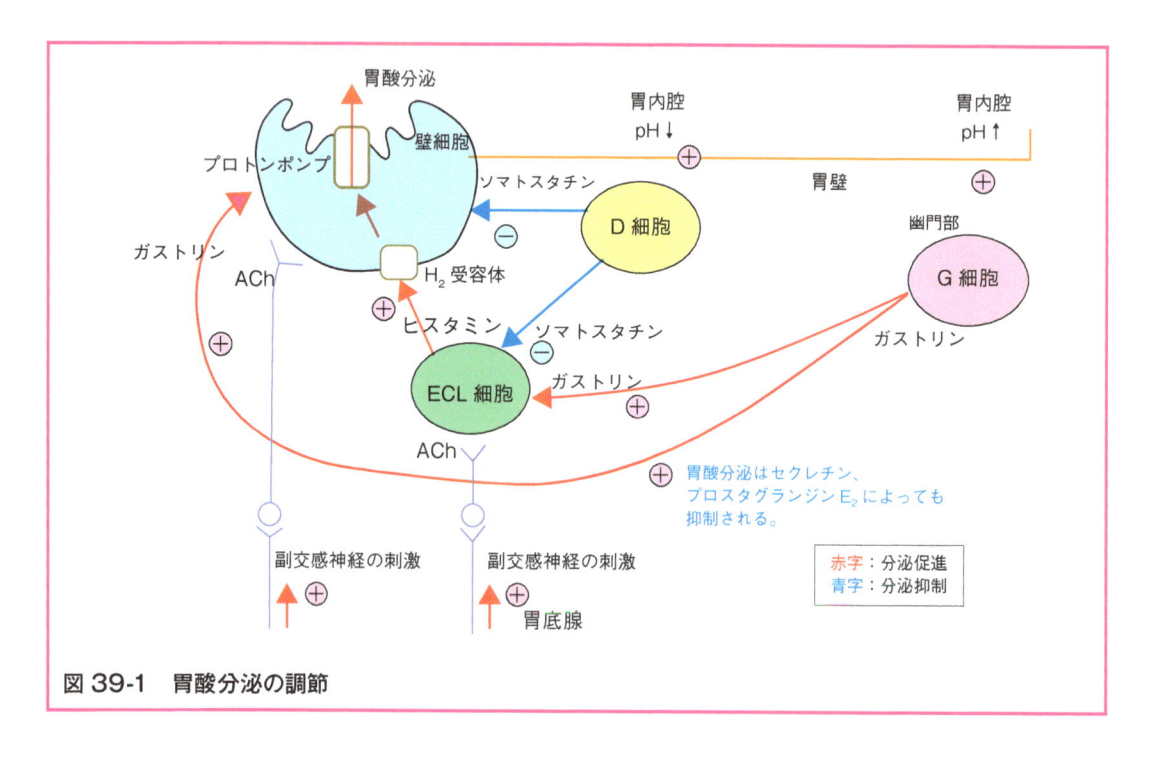

図 39-1　胃酸分泌の調節

胃酸を抑えて保護し治癒（No acid, no ulcer！）

胃潰瘍や十二指腸潰瘍の治療には、胃酸の刺激を抑え体が自然治癒する時間を稼ぐ方法がとられます。食道と胃のつなぎ目の筋肉が弱くなることで起こる逆流性食道炎の治療も同様です。胃酸を

ごろごろ薬理　水さんの湿り気でお面のピレンがとれる潰瘍治療
（水酸化アルミニウム）（三ケイ酸マグネシウム）（シメチジン）（オメプラゾール）（ピレンゼピン）

中和する制酸薬には、水酸化アルミニウムや三ケイ酸マグネシウムがあります。胃酸分泌を抑制する薬には、H_2受容体拮抗薬（シメチジン）、プロトンポンプ阻害薬（オメプラゾール）、抗コリン薬（ピレンゼピン）があります。

ピロリ菌

　ピロリ菌は、免疫能力が十分でない幼少期に、衛生状態の悪い水を摂取することなどで感染するといわれています。菌が繁殖すると、胃粘膜に自然に治癒できないような損傷を与えたり、胃潰瘍の治癒を遅れさせたりします。アモキシシリンとクラリスロマイシンの併用で除菌できます。

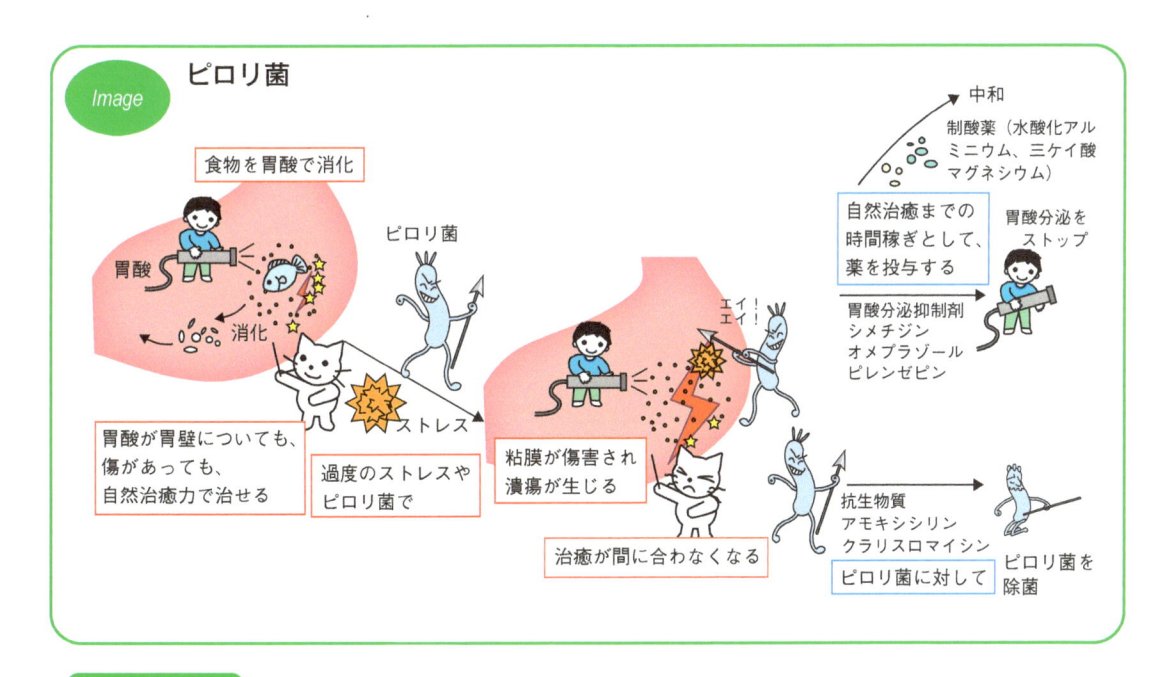

Image　ピロリ菌

中和
制酸薬（水酸化アルミニウム、三ケイ酸マグネシウム）

食物を胃酸で消化

ピロリ菌

胃酸

消化

自然治癒までの時間稼ぎとして、薬を投与する

胃酸分泌をストップ

胃酸分泌抑制剤
シメチジン
オメプラゾール
ピレンゼピン

エイ！エイ！

胃酸が胃壁についても、傷があっても、自然治癒力で治せる

ストレス

過度のストレスやピロリ菌で

粘膜が傷害され潰瘍が生じる

抗生物質
アモキシシリン
クラリスロマイシン

治癒が間に合わなくなる

ピロリ菌に対して

ピロリ菌を除菌

練習問題

次の文章の（　　）内に適切な語を入れましょう。

1.　胃は胃酸を分泌し、タンパク質分解酵素の（[1]　　　　）がはたらき、食物を消化する。胃粘膜の細胞に胃酸や（[1]　　　　）が触れないように（[2]　　　）で保護するため、胃自身は消化されない。

2.　長期間 NSAIDs を用い続けると、（[3]　　　　）の生成が抑制され、（[4]　　　　）が高まり、（[5]　　　　）になることがある。

3.　胃潰瘍の治療には、胃酸を中和する（[6]　　　　）や、胃酸分泌を抑制する（[7]　　　）受容体拮抗薬、（[8]　　　　）阻害薬、（[9]　　　　）薬を投与する。粘膜保護のはたらきをもつ薬を組み合わせて投与する。

4.　（[10]　　　　）菌の生育により、胃粘膜が傷害され潰瘍の治癒および回復が遅れる。除菌には（[11]　　　　　）と（[12]　　　　　）の抗生物質の組み合わせが使用される。

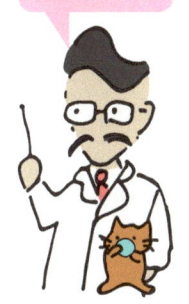

Point
★「酸なければ潰瘍なし」
No acid, no ulcer.

催吐薬、制吐薬

Stage 40

嘔吐中枢

　嘔吐は、延髄の嘔吐中枢が刺激され起こります。消化管で内容物によりセロトニン 5-HT_3 受容体が刺激されると、延髄最後野の受容器を刺激し、嘔吐中枢が刺激を受け取ります。血流の刺激物が延髄最後野のセロトニン受容体やドパミン受容体に結合することでも、嘔吐中枢を刺激します。乗り物酔いの場合、内耳の半規管が受け取った信号がヒスタミン受容体やムスカリン受容体を介して嘔吐中枢を刺激します（**図 40-1**）。その後反射として、嘔吐中枢の刺激が迷走神経を介して食道括約筋の弛緩や胃の逆流運動を促し内容物が吐出されます。

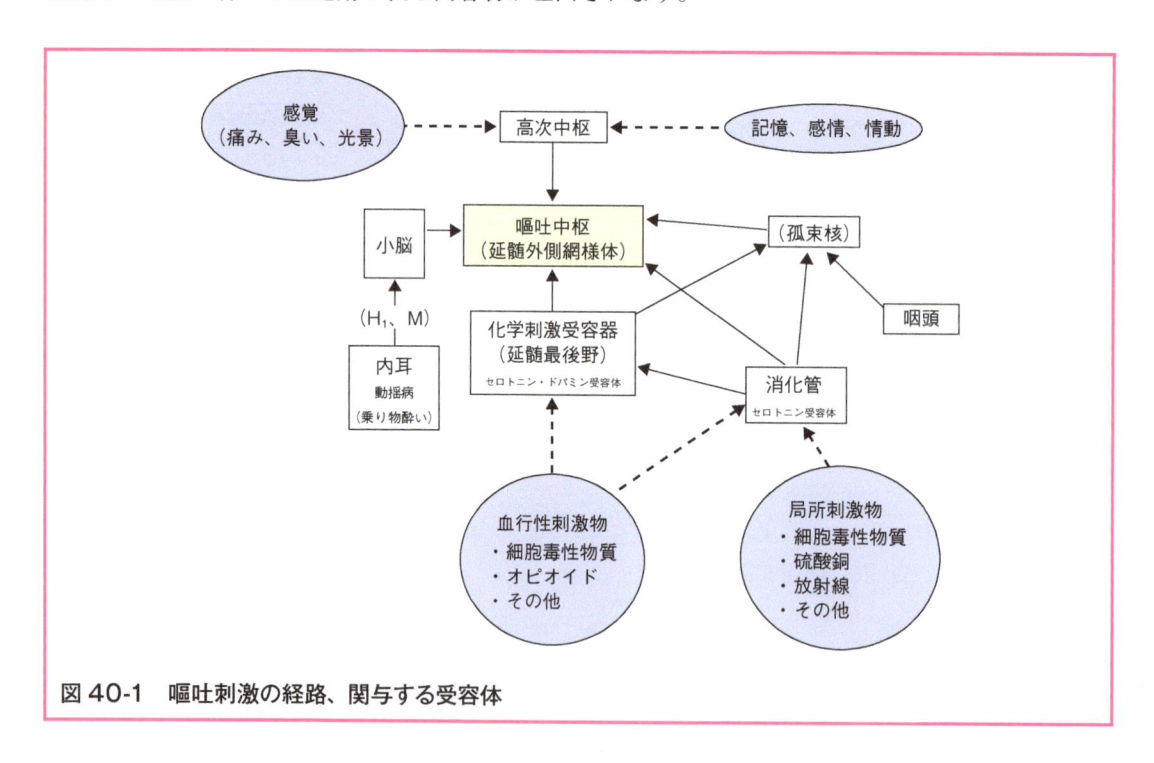

図 40-1　嘔吐刺激の経路、関与する受容体

催吐薬と制吐薬

　催吐薬は、毒物などを誤飲したときに胃の内容物を強制的に吐出させるために使用されます。中枢神経 D_2 受容体刺激薬のアポモルヒネ、胃粘膜刺激薬のエメチン、1％硫酸銅や食塩水などがあります。

　制吐薬は、薬の副作用などで嘔吐や悪心が発生するのを抑制します。制吐薬には主に、中枢神経のドパミン D_2 受容体を遮断する薬（クロルプロマジン、メトクロプラミド）とヒスタミン H_1 受容体を遮断する抗ヒスタミン薬（ジフェンヒドラミン、乗り物酔いに使われる）があります。また、

ごろごろ薬理　黒い眼と、ジョッ（ぉ）キは温暖な制吐薬
（クロルプロマジン）（メトクロプラミド）（ジフェンヒドラミン）（オキセサゼイン）（オンダンセトロン）

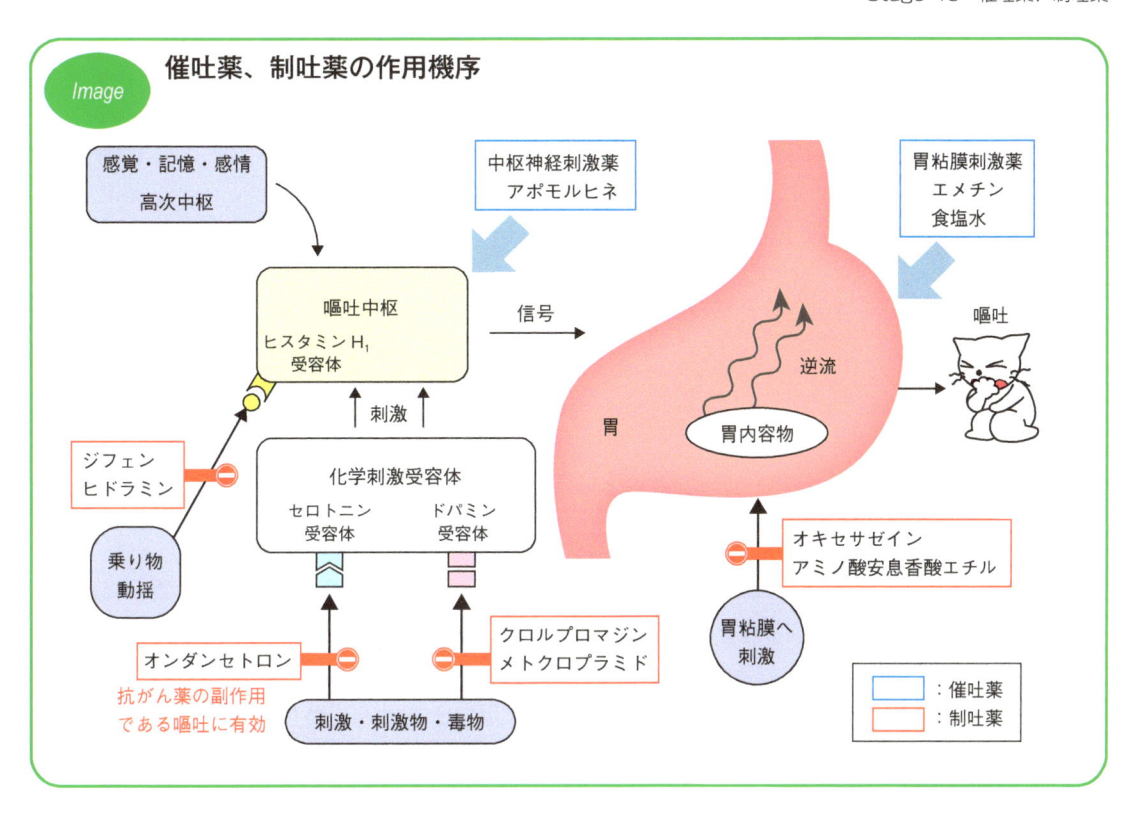

催吐薬、制吐薬の作用機序

胃粘膜の刺激を抑制する局所麻酔薬（オキセサゼイン）なども使用されます。抗悪性腫瘍薬の副作用の嘔吐には、セロトニン 5-HT$_3$ 受容体拮抗薬であるオンダンセトロンなどが使用されます。

練習問題

次の文章の（　　）内に適切な語を入れましょう。

1. 嘔吐は、臓器の変調の刺激が（^{1}　　　　）の嘔吐中枢に伝わり、そこからの信号が胃に伝わって起こる。嘔吐中枢への信号は（^{2}　　　　）受容体や（^{3}　　　　）受容体、（^{4}　　　　）受容体、ムスカリン受容体が介する。

2. 催吐薬とは、毒物の誤飲などの場合に胃内容物を強制的に嘔吐させる薬で、胃粘膜を刺激する（^{5}　　　　）や（^{6}　　　　）水、中枢神経刺激薬の（^{7}　　　　）などがある。

3. 制吐薬とは、嘔吐や悪心を抑制する薬で、ドパミン D$_2$ 受容体遮断薬である（^{8}　　　　）、（^{9}　　　　）、および抗ヒスタミン薬である（^{10}　　　　）がある。また、抗がん薬の副作用である悪心嘔吐には、セロトニン受容体拮抗薬である（^{11}　　　　）が有効である。

Point
★抗がん剤の副作用の嘔吐にはオンダンセトロンが有効。

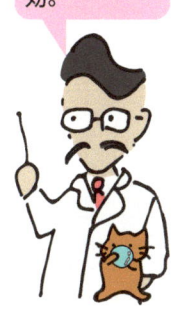

【解答】1. 延髄　2〜4. セロトニン、ドパミン、ヒスタミン（順不同）　5. エメチン　6. 食塩　7. アポモルヒネ　8〜9. クロルプロマジン、メトクロプラミド（順不同）　10. ジフェンヒドラミン　11. オンダンセトロン

Stage 41 腸に作用する薬

下痢の原因と治療

下痢とは、小腸と大腸で水と電解質の吸収が低下し、水分の多い液状の便を排出することです。最も起こりやすいのは、ウイルスや細菌などに感染し炎症が分泌を亢進する急性の下痢です。急性の下痢の原因には、消化粘膜の機能が不全になり吸収障害を起こすこともあります。

慢性の下痢の一種に、ストレスや緊張から自律神経のバランスが崩れ、腸運動が亢進することで生じるものがあります。そのような病気を過敏性腸症候群（IBS）とよびます。

治療では輸液の投与や食事の改善と同時に、原因が細菌の場合には殺菌薬や抗生物質、細菌毒素や毒物の吸着薬、収斂薬、抗コリン薬、乳酸菌製剤などが使用されます（**表 41-1**）。

ロペラミドは、腸管のオピオイド受容体を刺激し、腸の運動を抑制します。中枢神経系の副作用を示さない長所がありますが、感染症の治療には使用できません。特に、病原性大腸菌であるO-157 などによる食中毒による下痢では、毒素の排出が遅れるため、下痢止めは禁忌です。

便秘の原因と治療

便秘の原因として、大腸の運動が弱すぎる弛緩性便秘が最も頻度が高く、特に高齢者に多くみられます。そのほかに大腸がんや炎症のため腸の内容物が通過しにくくなる器質性便秘があります。また、過敏性腸症候群のような神経性便秘もあります。これは自律神経の異常が原因で、便秘型、下痢型、便秘と下痢が交互に起こる交替型があります。

便秘の治療には、まず適切な食事と排便習慣の指導をします。下剤には、緩下剤と峻下剤、浣腸があります（表 41-1）。緩下剤は慢性的な便秘に対し緩やかな薬効を示し、塩類下剤（硫酸マグネシウム、酸化マグネシウム）と膨張性下剤（カルメロースナトリウム）があります。峻下剤のヒマシ油は毒物を小腸から素早く排出するために用いられます。慢性便秘症には漢方治療が有効なことが多く、大黄甘草湯が用いられています。浣腸は、直腸を直接刺激して排便を促しますが、習慣性になることがあるため連用は避けましょう。

一般に機能性消化器疾患には、漢方薬が有効で、胃もたれなどの症状を示す機能性ディスペプシアや慢性胃炎には六君子湯が用いられます。

特殊な便秘・下痢の治療薬

オピオイド鎮痛薬に伴う便秘には、消化管のオピオイド受容体拮抗薬のナルデメジンが有効です。また、慢性便秘症に用いられるルビプロストン（プロスタグランジン類、cAMP↑、腸管上皮細胞の塩素チャネルの活性薬、水分分泌亢進）やリナクロチド（上皮細胞のグアニル酸シクラーゼ活性化薬、cGMP↑、水分分泌亢進）も有効です。

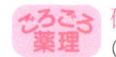 硫と酸のマグカップを持ったカルメンは暇なし便秘薬
（硫酸マグネシウム）（酸化マグネシウム）（カルメロースナトリウム）（ヒマシ油）

　過敏性腸症候群の治療薬として、ポリカルボフィルカルシウムが下痢と便秘の両方の症状をやわらげ便通を整える効果があります。下痢型であればラモセトロン（5-HT$_3$受容体拮抗薬）、そして漢方の桂枝加芍薬湯や小建中湯、便秘型であればリナクロチド（水分分泌亢進に加えて痛覚過敏の抑制効果もあります）を用います。抗不安薬や抗コリン薬も時に有効です。

　炎症性腸疾患（潰瘍性大腸炎、クローン病）は腸内細菌と免疫系との関係が異常になって発症すると考えられています。治療には、メサラジン（潰瘍性大腸炎）、ステロイド、免疫抑制薬などが用いられています。抗 TNF-α 抗体製剤（インフリキシマブ、アダリムマブ、ゴリムマブ）が用いられるようになって、患者さんの QOL が向上しています。

表 41-1　下痢止め・整腸剤と下痢

下痢止め・整腸剤	殺菌薬、抗生物質	クレオソート
	毒物吸着薬	ケイ酸アルミニウム
	粘膜保護薬	タンニン酸アルブミン
	腸運動抑制薬	ロペラミド
	整腸剤	乳酸菌製剤
	抗コリン薬	ブチルスコポラミン
下剤	緩下剤	硫酸マグネシウム 酸化マグネシウム カルメロースナトリウム
	峻下剤	ヒマシ油 ピコスルファートナトリウム
	浣腸	食塩水 グリセリン
過敏性腸症候群治療薬	ポリカルボフィルカルシウム（下痢型・便秘型） ラモセトロン（下痢型） リナクロチド（便秘型）	

練習問題

次の文章の（　　）内に適切な語を入れましょう。

1. 下痢は、（^{1}　　　）での水分吸収が（^{2} 上昇・低下）することで発生し、その最も大きな原因は（^{3}　　　）や（^{4}　　　）の感染による（^{5}　　　）性の下痢である。下痢止めのロペラミドは、腸管の（^{6}　　　）受容体を刺激し、腸の過剰な運動を抑制する。

2. 便秘のうち最も起こりやすいのが、大腸の蠕動が弱すぎることが原因の（^{7}　　　）性便秘である。便秘治療として、効果が強すぎない緩下剤である塩類下剤（硫酸マグネシウム、（^{8}　　　））や、膨張性下剤の（^{9}　　　）、効果が急激な峻下剤の（^{10}　　　）油が使用される。

3. 過敏性腸症候群は（^{11}　　　）神経のバランスが崩れることが病因の便通異常で、（^{12}　　　）は下痢と便秘の両方の症状を和らげる。

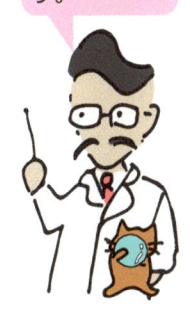

Point
★ストレスは、便秘も下痢も引き起こす。

Chapter 6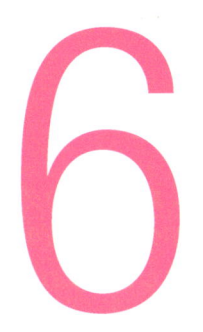

代謝・内分泌疾患治療薬

ポイント

◆ 糖尿病の原因と治療について学ぼう

◆ 脂質異常症治療薬の種類と作用機序を理解しよう

◆ 肥満とメタボリックシンドロームの定義を理解しよう

◆ 痛風の原因と治療について学ぼう

◆ 骨粗鬆症の原因と治療薬について学ぼう

◆ ホルモンの種類と分泌調節機構を理解しよう

◆ 甲状腺ホルモンの機能と関連薬について学ぼう

◆ 副腎皮質ホルモンの種類と機能を理解しよう

◆ 女性ホルモンの機能と関連薬について学ぼう

◆ 男性ホルモンの機能と関連薬について学ぼう

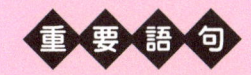 重 要 語 句

インスリン、HbA1c、低血糖、LDL、HDL、プリン体、キサンチンオキシダーゼ、破骨細胞、骨芽細胞、カルシトニン、視床下部、下垂体、ネガティブフィードバック、バセドウ病、糖質コルチコイド、鉱質コルチコイド、アンドロゲン、エストロゲン、プロゲステロン、ゴナドトロピン

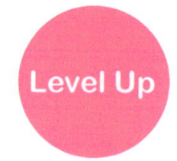

K⁺チャネル閉じる（脱分極）と Ca²⁺チャネル開く（活性化）

Level Up

β細胞インスリン分泌調節機構

　血糖（血中グルコース濃度）が上昇すると膵臓のランゲルハンス島の β 細胞からインスリンが分泌される生理的機序には細胞内 ATP 濃度の上昇が代謝シグナルとしてはたらいています。グルコースの解糖系とミトコンドリアの好気代謝により上昇した細胞内 ATP 濃度が ATP 感受性 K^+（K_{ATP}）チャネルを閉じて脱分極をもたらす機構と、加えて、グルコース代謝に関係して電位依存性 Ca^{2+} チャネル（L 型 D クラス）自身が直接開きやすくなる機構もあります。電位依存性 Ca^{2+} チャネルが脱分極により開けば Ca^{2+} が流入し、細胞内 Ca^{2+} 濃度（$[Ca^{2+}]_i$）が上昇して、開口分泌という機構により分泌小胞中のインスリンが血中に分泌されます（**図1**）。

　インスリン分泌につながる Ca^{2+} チャネル開口の調節機構には、糖分を摂取したことを感知して腸管粘膜から分泌される、消化管ホルモンのインクレチンがあります。インスリン分泌を刺激する代表的な分子は胃抑制ペプチド（GIP）とグルカゴン様ペプチド1（GLP-1）です。その特徴は、絶食時にはインスリン分泌を刺激せずに、食後血糖上昇時に β 細胞のインクレチン受容体に結合して分泌を促進することです。受容体に結合し、Gs タンパク質を介して cAMP の上昇による A キナーゼの活性化によりリン酸化された Ca^{2+} チャネルが開きやすくなり、$[Ca^{2+}]_i$ が上昇します。臨床的には、生体内でインクレチンを分解不活性化する DPP-4 阻

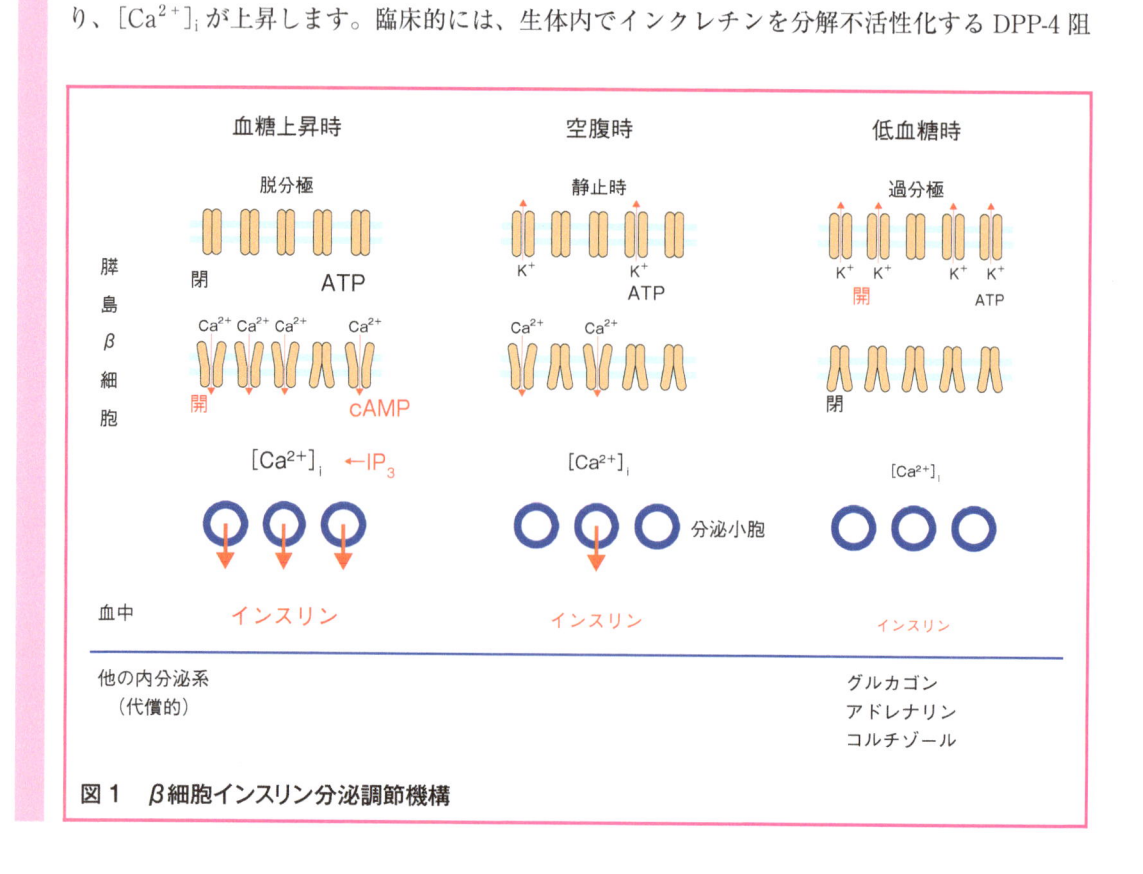

図1　β細胞インスリン分泌調節機構

害薬が2型糖尿病治療に用いられています。インクレチンにはβ細胞の保護効果があることも知られています。交感神経系アドレナリンβ受容体にも同様のcAMP機序でインスリン分泌刺激作用があります。一方で、肝臓からのグルコース放出を抑制するβ遮断薬には低血糖の副作用があります。

$[Ca^{2+}]_i$の上昇をもたらすその他の機構は自律神経からの調節系です。迷走神経からのAChにより、ムスカリン受容体、Gqタンパク質、ホスホリパーゼC、イノシトール3リン酸（IP_3）、Ca^{2+}ストア（小胞体）からのCa^{2+}放出、インスリン分泌があります（図1、p.116）。

SU受容体、K_ATPチャネルと生体調節機序

インスリン分泌を生じる2型糖尿病治療薬のスルホニル尿素（SU）薬の作用分子はSU受容体です。SU受容体はK_{ATP}チャネルを取り囲むように結合してチャネル活性を調節しています。K_{ATP}チャネルのサブユニットのSU受容体の分子構造も明らかにされ、サブタイプが明らかにされています。SU薬の特徴は血糖値に関係なくインスリン分泌を起こすことです。SU薬がβ細胞の受容体に結合すると、細胞内ATP濃度に関係なく、たとえ血糖値が低くとも、K_{ATP}チャネルが遮断されます。そして膜電位を脱分極させ電位依存性Ca^{2+}チャネルが開き、$[Ca^{2+}]_i$が上昇し、インスリンが分泌されるからです。SU薬の有害作用の低血糖に注意したいものです。

K_{ATP}チャネルは最初に心筋で発見され、β細胞や血管平滑筋などのほかの組織にも存在し、細胞の代謝による膜電位・興奮性調節に重要な役割をしています。細胞内ATP濃度の減少とともに開いてくる性質をもち、虚血時に心筋のK_{ATP}チャネルが開いて虚血細胞傷害から組織を保護しています。またニコランジルなどのカリウムチャネル開口薬（KCO）、アデノシンのようなオータコイド、ニューロペプチドにより調節されることも解明されています。

K_{ATP}チャネルの関与が示されている生体の調節機序に、虚血プレコンディショニング（先行する短時間の虚血（狭心症）により心筋細胞が虚血耐性を獲得し、その後の心筋梗塞のような長時間虚血の際に心筋傷害が軽減される現象。心筋K_{ATP}チャネル開口）や視床下部満腹中枢のグルコース受容ニューロンの活動促進（摂食抑制につながる神経K_{ATP}チャネル閉口）などがあります。満腹中枢の異常により肥満・過食が起こります。

一方、視床下部外側野の摂食中枢に存在するグルコース受容ニューロンでは、血中グルコース濃度の上昇により細胞内ATP濃度が上昇し、ナトリウムポンプが活性化されることにより過分極して、その神経活動と摂食行動が抑制されます。近くには摂食と覚醒を促進するオレキシンニューロンもあり、内分泌機能とも連関して、摂食中枢は血糖値や全身のエネルギーレベルを感知し統合しています。そして辺縁系および大脳連合野にも密接な構造的・機能的連関をもっていて、学習、ストレス、感情、ほかの本能行動と関連しながら摂食行動へとはたらいています。摂食中枢の異常により拒食症が起こります。

カリウムチャネルによるフィードバック

脳、心臓、腎臓では、動脈の血流量は血圧がある範囲内で変化しても血管平滑筋自身がもっているはたらきにより一定に保たれます。血圧が上昇して細動脈平滑筋細胞が引き伸ばされると、それを感知して積極的に筋が収縮する性質があるためです。これを筋原性自己調節、ベイリス効果といいます。具体的には、脳血流量は平均血圧60〜150mmHgの範囲内では常に一

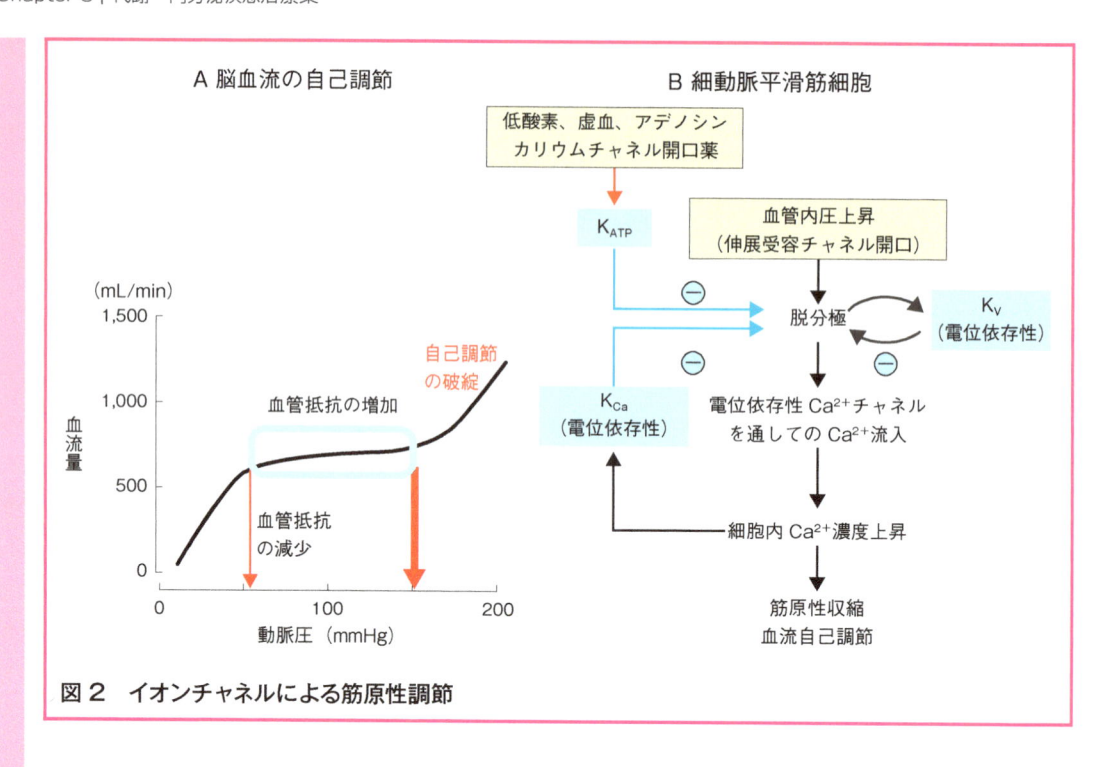

図2　イオンチャネルによる筋原性調節

定に保たれています（**図2**A）。高血圧などで、このはたらきが失われると高血圧脳症となり、頭痛、悪心、嘔吐、意識障害、けいれんが生じます。

　血管平滑筋細胞の筋原性自己調節の機序は図2Bのように考えられています。血圧が上昇すると、細胞膜の伸展を感知する陽イオンチャネル（TRPCa^{2+}チャネルやピエゾチャネルなど）が開き脱分極を生じます。次いで、電位依存性Ca^{2+}チャネルが開き、Ca^{2+}流入により[Ca^{2+}]$_i$が上昇して筋収縮、細胞脈の内径収縮、血管抵抗上昇、そして血流調節へとつながります。

　過剰な収縮反応にならないように、2種類のK$^+$チャネルがネガティブフィードバック機構としてはたらいています。[Ca^{2+}]$_i$の上昇を感知して開くカルシウム感受性K$^+$（K$_{Ca}$）チャネルと、電位依存性K$^+$（K$_V$）チャネルです。K$_{Ca}$・K$_V$チャネルがもつ電位依存性に開く性質も、脱分極が大きければ大きいほど脱分極を抑制するのに都合が良くフィードバックの要としてはたらいています。

　一方、血圧が下がって、組織への血流量が低下すると、二酸化炭素分圧の上昇、酸素分圧の低下、虚血、細胞からのアデノシンの放出とともに、細胞内ATP濃度の減少が生じます。これらのシグナルを基に、K$_{ATP}$チャネルが開いて、筋原性自己調節のはたらきを弱めることができます。ニコランジルのようなカリウムチャネル開口薬やカルシウム拮抗薬の副作用に浮腫がありますが、細動脈拡張による毛細血管内圧上昇が関与しています。

糖尿病治療薬

糖尿病

　糖尿病とは、インスリン作用不足のため、摂取した糖をエネルギーとして利用できないまま、血液にたまっている状態です。症状には、高血糖、全身倦怠感、尿糖、口渇、体重減少などがあります。高血糖が続くことにより血管内皮細胞機能が障害され動脈硬化が進み、合併症も発生されます。糖尿病網膜症、糖尿病腎症、糖尿病神経障害が三大合併症として重大視されています。

　糖尿病には、1型と2型があります。1型は自己免疫性疾患などのため、β細胞が傷害され、糖を肝臓などに取り込むはたらきをするインスリンの量が絶対的に足りないタイプです。2型は、インスリンの分泌が低下している、もしくはインスリンに対する反応が低下する（インスリン抵抗性）タイプで、成人で糖尿病の場合ほとんどが2型です（**図42-1**）。

2型糖尿病の病因

　インスリン分泌低下やインスリン抵抗性には複数の遺伝的因子が関与していますが、インスリン抵抗性には環境因子（ストレスや生活習慣）も深く関与しています。インスリン抵抗性が強くなりインスリンの効き目が弱くなると、血糖値を下げようとしてインスリンの分泌量が増え、膵臓の負担が大きくなります。

　高血糖が続くと、インスリン抵抗性が強くなり、膵臓が疲れ分泌不全が進みます。するとさらに

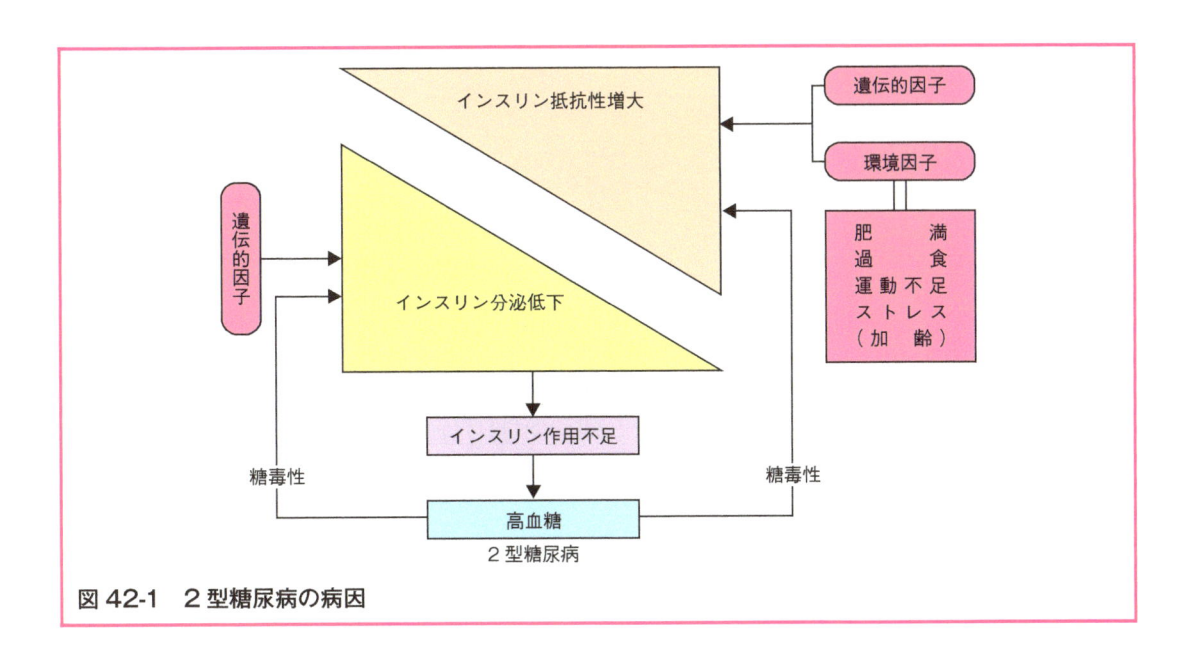

図 42-1　2型糖尿病の病因

高血糖が進みます。この悪循環に糖毒性が関与しています（図42-1）。糖毒性とはタンパク質に余分なグルコースが結合し、タンパク質のはたらきを悪くすることをいいます。

　高血糖・糖毒性の重さを測ることができる血液検査の項目が HbA1c 値で、赤血球中のすべてのヘモグロビンのうち、グルコースと結合したヘモグロビンの割合を示します。血糖値が高い状態が続くとヘモグロビンにグルコースが結合しやすくなり、いったんグルコースと結合したヘモグロビンは赤血球の寿命（120日）が尽きるまで元に戻りません。よって HbA1c は過去1〜2ヵ月前と長期の血糖値を反映し、2型糖尿病に悪影響を及ぼす糖毒性の重さを測る良い指標になるのです。HbA1c が 6.5% 以上だと糖尿病の疑いがある（糖尿病型）とされます。

インスリン分泌

　インスリンは、膵臓のランゲルハンス島の β 細胞から分泌されるホルモンで、でんぷんなどの多糖類が消化されできたグルコースが小腸から血中に入ると、β 細胞内の ATP が増加し、Ca^{2+} の流入を促すことでインスリンが分泌されます。Ca^{2+} の流入を増す機序には大きく3つあります（**図42-2**）。①ATP 感受性カリウム（K_{ATP}）チャネルの閉口、②電位依存性 L 型 Ca^{2+} チャネル開口、③インクレチン（グルカゴン様ペプチド1（GLP-1）など、p.112）の刺激です。

　①K_{ATP} チャネルは細胞内 ATP の増加により閉じて、減少により開きます。血糖値が高まると細胞内 ATP が増加し、K_{ATP} チャネルが閉じ、膜電位は脱分極します。この脱分極で電位依存性 L 型 Ca^{2+} チャネルが開き、Ca^{2+} の流入が増加します。ここまでは生理的な調節です。インスリン分泌作用をもつスルホニル尿素の受容体（SU 受容体）が K_{ATP} チャネルの本体を取り巻いて開口を調節しています。SU 薬を投与すると、その受容体に結合して、K_{ATP} チャネルを閉口します。これは血糖値に関係なく、たとえ血糖値が高くなくても閉口し脱分極を生じます。すなわち、SU 薬に

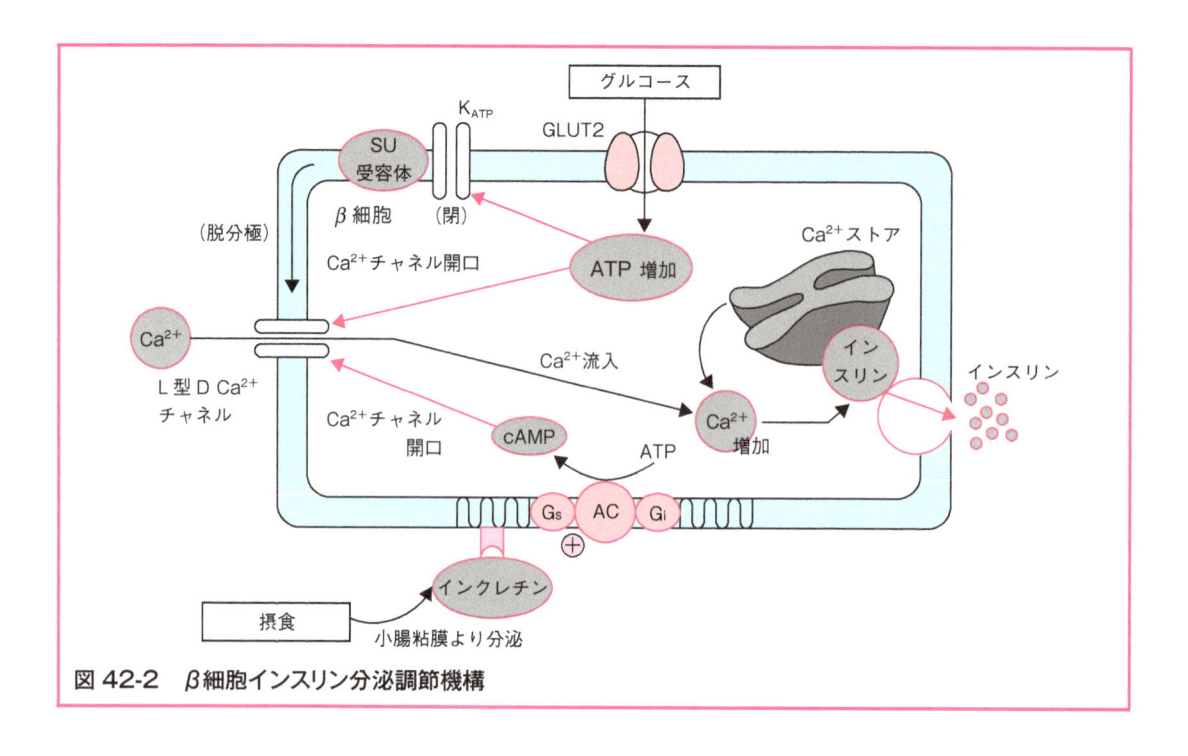

図 42-2　β 細胞インスリン分泌調節機構

ごろごろ薬理　インスリン、眼とピリピリ明るい糖尿病治療
（インスリン）（メトホルミン）（ピオグリタゾン）（アカルボース）

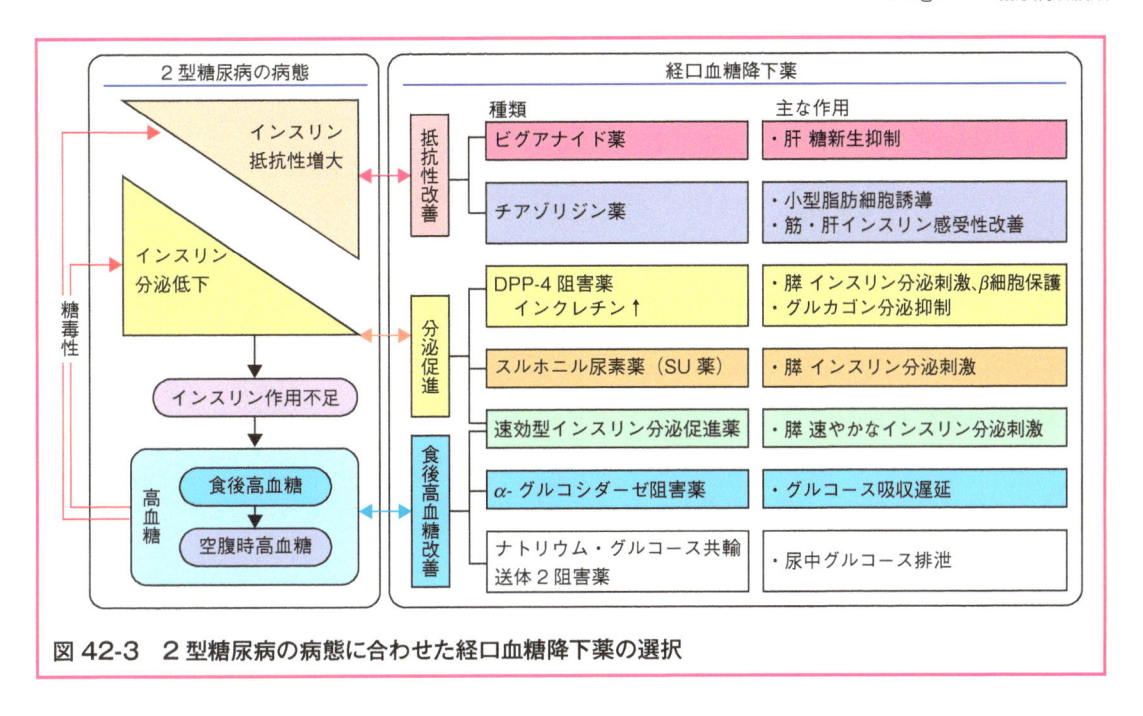

図 42-3　2 型糖尿病の病態に合わせた経口血糖降下薬の選択

よる低血糖が引き起こされることになります。

②電位依存性 L 型 Ca^{2+} チャネルは細胞内 ATP 濃度が高くなると、開口しやすくなります。こちらは生理的な調節です。

③摂食により小腸粘膜より分泌されたインクレチンが β 細胞の受容体に結合すると、cAMP の濃度が上昇することで、L 型 Ca^{2+} チャネルがリン酸化され、開口しやすくなります。Ca^{2+} の流入が増すことにより、インスリンが分泌されます。生理的な調節で、GLP-1 受容体作動薬（デュラグルチド、セマグルチドなど）が有益です。

治療

糖尿病治療薬には、インスリンを補充するインスリン製剤、インスリンの分泌促進薬、インスリンの感受性が低い場合に投与するインスリン抵抗性改善薬があります。

1 型糖尿病治療では、インスリン注射による治療が必須です。また、その後も生命維持のためにインスリン投与は必要です。インスリンを改変した用いやすいものが利用されています。

2 型糖尿病治療には、まず食事療法と運動療法を組み合わせ生活習慣を改善する方法がとられます。生活習慣の改善だけでは血糖値が管理できないときは、病態に合わせて経口血糖降下薬を使用します（**図 42-3**）。

インスリン抵抗性の改善には、肝臓での糖新生を抑制するビグアナイド薬（メトホルミンなど）やインスリンの感受性を改善するチアゾリジン薬（ピオグリタゾン）を使用します。インスリン分泌促進には、膵臓のインスリン分泌を刺激するスルホニル尿素（SU）薬（グリメピリドなど）や、効き目のはやいナテグリニド、そしてインクレチンを分解する酵素 DPP-4 を阻害することでインスリンを増やしグルカゴンを減らす DPP-4 阻害薬を使用します。また、食後高血糖を抑制するために、糖の吸収を遅らせる α- グルコシダーゼ阻害薬（アカルボースなど）や積極的にグルコース

を尿中に排泄させるナトリウム・グルコース共輸送体 2（SGLT2）阻害薬が用いられます。その利尿作用は慢性心不全の予後を良くします（p.81、p.87）。また食後高血糖を軽減するためには「低糖質食」が有効です。

低血糖症

　糖尿病治療のためのインスリンの投与や経口血糖降下薬（特に SU 薬）での治療中に薬剤性の低血糖になることがあります。低血糖とは血糖値が 50 mg/dL 以下に低下した状態のことで、著しい空腹感、脱力、頻脈、蒼白、発汗、意識障害のような症状が起きます。この場合、速やかなブドウ糖の補給が必要になります。しかし、治療不足による糖尿病昏睡も体のだるさ、頭痛、腹痛、けいれん、頻脈、血圧低下、意識障害を発生させるため、鑑別が重要になります。どうしても区別が困難であるときは、まずブドウ糖を静注し、意識が回復すれば低血糖症であったことが分かります。

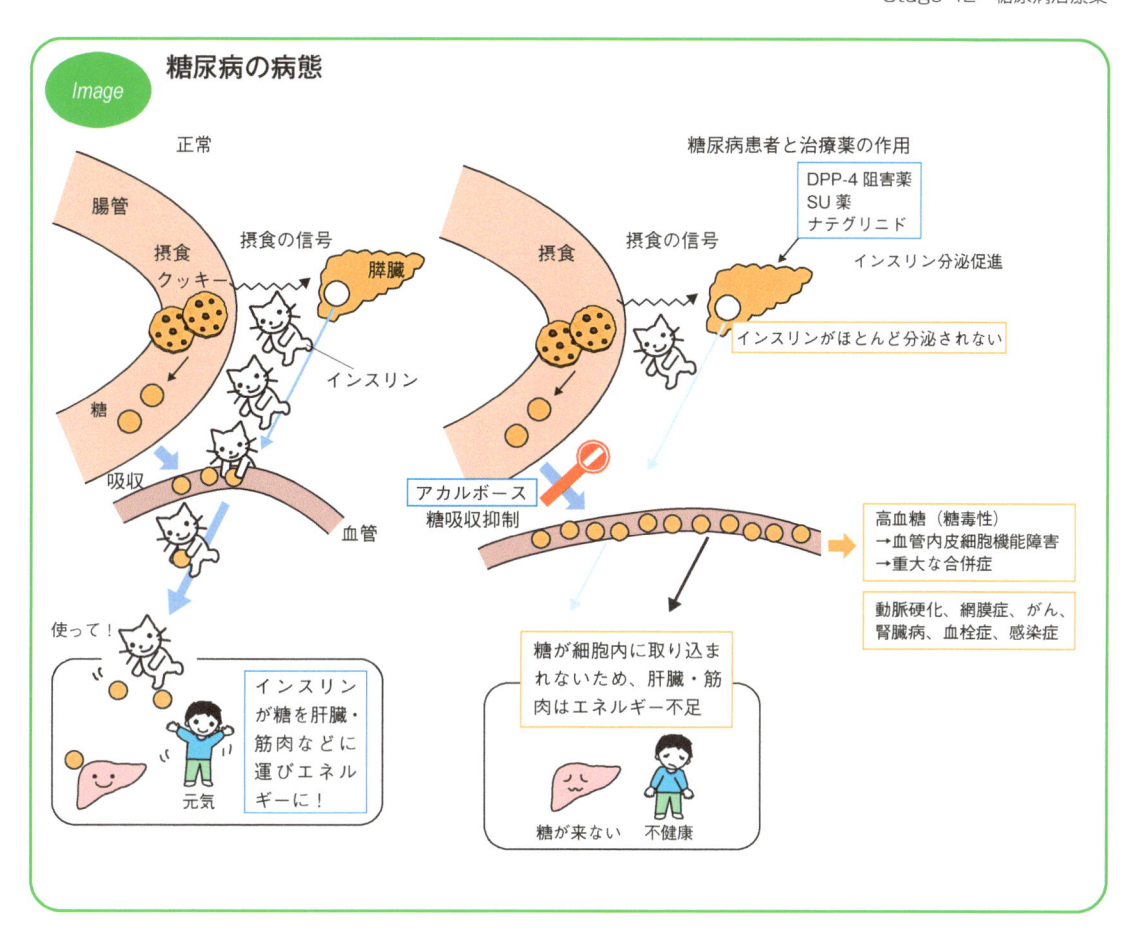

糖尿病の病態

Image

正常

腸管

摂食
クッキー

摂食の信号

膵臓

インスリン

糖

吸収

血管

使って！

元気

インスリンが糖を肝臓・筋肉などに運びエネルギーに！

糖尿病患者と治療薬の作用

摂食

摂食の信号

DPP-4 阻害薬
SU 薬
ナテグリニド

インスリン分泌促進

インスリンがほとんど分泌されない

アカルボース
糖吸収抑制

高血糖（糖毒性）
→血管内皮細胞機能障害
→重大な合併症

動脈硬化、網膜症、がん、腎臓病、血栓症、感染症

糖が細胞内に取り込まれないため、肝臓・筋肉はエネルギー不足

糖が来ない　不健康

練習問題

次の文章の（　　）内に適切な語を入れましょう。

1. 糖尿病は、（¹　　　　　）の作用が不足することで血中の糖を細胞が利用できず、高血糖が続く病気である。動脈硬化が進行し（²　　　　）、（³　　　　）、（⁴　　　　）のような合併症が重大な問題になる。

2. インスリン抵抗性を改善する薬には、肝臓での（⁵　　　　）を抑制するビグアナイド薬や、インスリンの感受性を改善する（⁶　　　　）薬がある。インスリン分泌を促進する薬には、（⁷　　　　）を分解する酵素を阻害するDPP-4 阻害薬や、膵臓のインスリン分泌を刺激する（⁸　　　　）尿素薬などがある。食後高血糖を抑制する薬には、糖の吸収を遅らせる（⁹　　　　　　　）阻害薬や、グルコースを尿中に排泄させる（¹⁰　　　　　　　　　）阻害薬が用いられる。

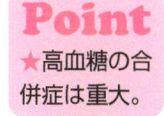

Point
★高血糖の合併症は重大。

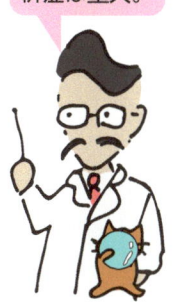

【解答】1. インスリン　2〜4. 網膜症、腎症、神経障害（順不同）　5. 糖新生　6. チアゾリジン
7. インクレチン　8. スルホニル　9. α-グルコシダーゼ　10. ナトリウム・グルコース共輸送体2（SGLT2）

 # 死因から見た糖尿病の合併症

糖尿病や高血圧、脂質異常症のような慢性疾患の治療の最終目標は、「健康な人と変わらない生活の質（QOL）の維持と寿命の確保」にあります。最近の調査によると、残念ながら、糖尿病患者の平均死亡時年齢（2001 〜 2010 年）は、男性 71.4 歳、女性 75.1 歳で、同時代の日本人一般の平均寿命に比較して、それぞれ 8.2 歳、11.2 歳短命であるという結果です。糖尿病で問題となる合併症を死亡原因から見たのが**図1**で、これまでの 40 年間の推移がわかります。

まず、動脈硬化を基礎とする血管の障害による糖尿病腎症、虚血性心疾患、脳血管障害による死亡割合を合わせたものが約 1/3 に減少していることに注目してください。この 40 年間の糖尿病、高血圧、脂質異常症に対する予防・治療が極めて有効で成功を収めているといえます。一方で、死因の割合が増加しているのが悪性腫瘍（がん）と感染症、そしてその他の心疾患（特に慢性心不全）です。患者さんの高齢化により発症しやすい合併症といえます。

忘れてはならないのは、未治療の糖尿病患者さんでは、全身の細胞のタンパク質にグルコースが結合して起きる糖毒性を基礎とした老化促進現象が生じています。そして血管障害による疾患や他の疾患リスクが極めて高く、結果として短命であることです。

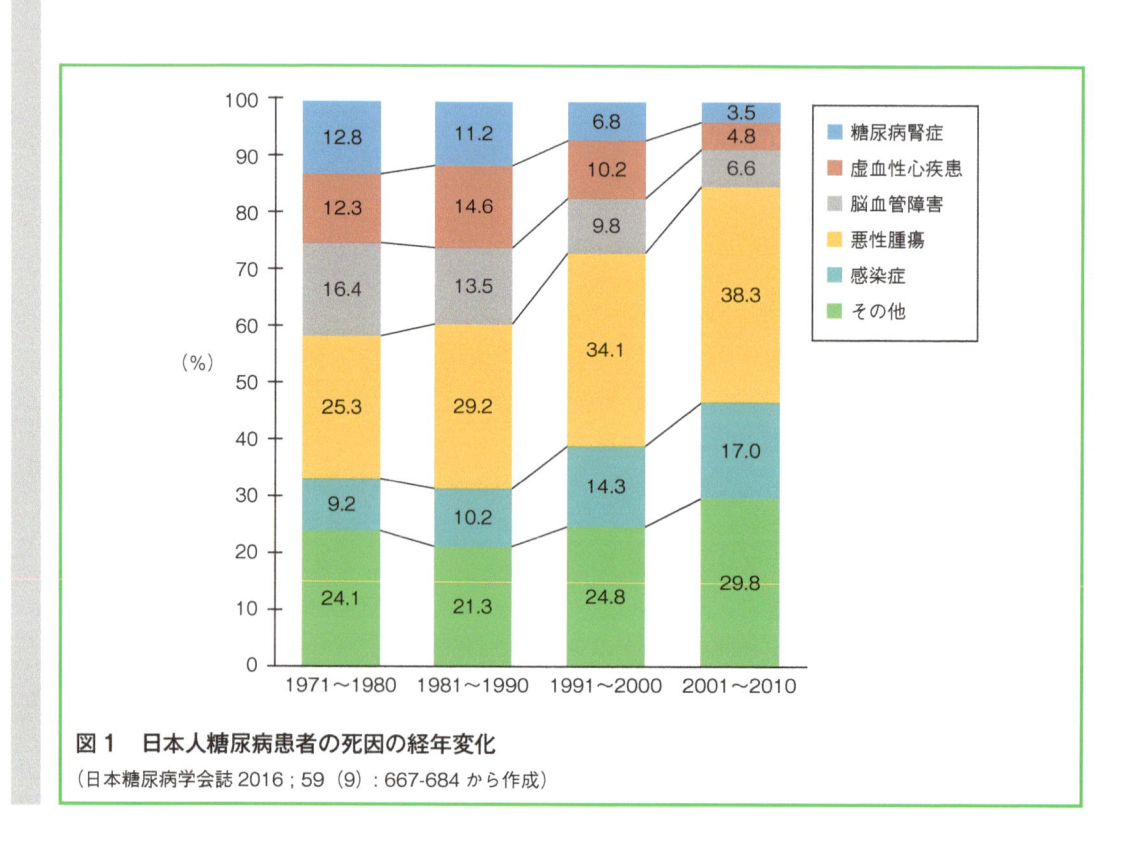

図1　日本人糖尿病患者の死因の経年変化
（日本糖尿病学会誌 2016；59（9）：667-684 から作成）

Stage
43 # 脂質異常症治療薬

コレステロールとリポタンパク質

　コレステロールは、食事から摂取される量より肝臓で生成される量のほうが多く、生体膜やステロイドホルモンの材料になる、生命維持に重要な物質です。胆汁の成分である胆汁酸の材料にもなります。コレステロールの排泄は、胆汁酸とともに胆汁により十二指腸に分泌され便中に排泄されます。一方、胆汁酸の大部分は回腸で再吸収され、門脈を介して肝臓に戻ります。この循環を腸肝循環とよびます。

　コレステロールは水に溶けにくいため、リポタンパク質という形で血中を運ばれます。リポタンパク質は、脂質とアポリポタンパク質が結合した粒子です。粒子の外側には、親水性のリン脂質が並び、遊離コレステロールやアポリポタンパク質もあります。粒子の内側には、親油性のコレステロールエステルや中性脂肪が入っています（**図 43-1**）。比重によりカイロミクロンから高密度リポタンパク質に分類されていて、それぞれに役割があります（**表 43-1**）。

脂質異常症

　脂質異常症とは、血液中のコレステロールや中性脂肪の濃度が異常値を示す病気で、動脈硬化（p.66）、心筋梗塞、脳梗塞のリスクを高めます。特に LDL コレステロールが多いと、動脈の内側にアテロームというこぶができ、アテローム性動脈硬化が起こりやすくなります。一方、HDL コレステロールは、末梢組織の余分なコレステロールを肝臓に運ぶ役割をしているため、少ないと動脈硬化のリスクが高まります。

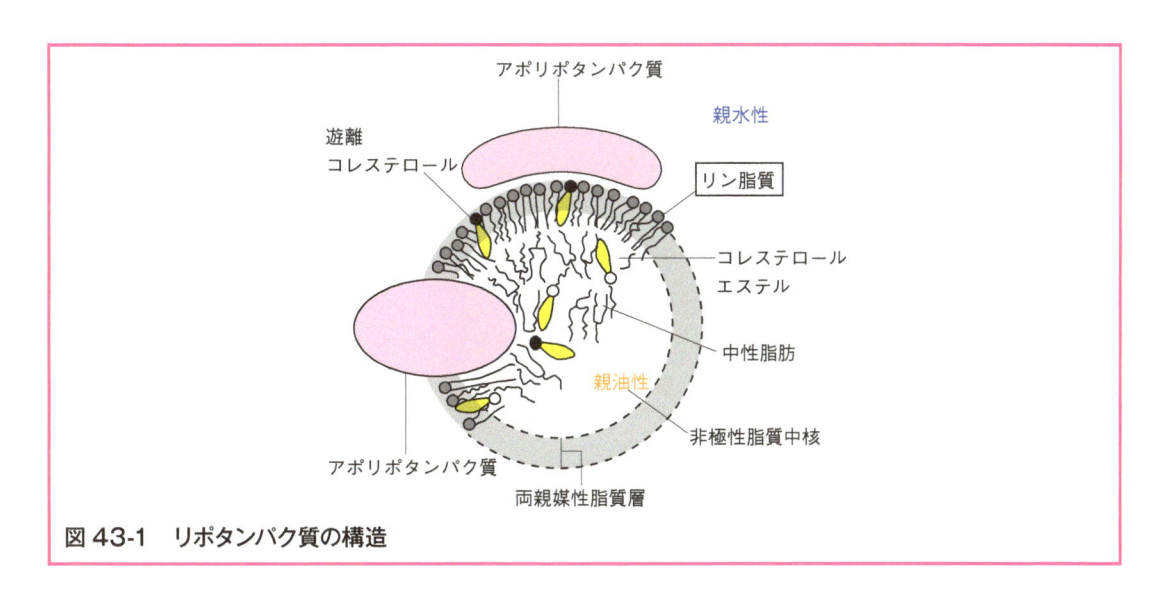

図 43-1　リポタンパク質の構造

表 43-1　リポタンパク質の種類

リポタンパク質の種類	密度	アポリポタンパク質の割合	作用
カイロミクロン	小さい	少ない	腸管から吸収された脂質を肝臓に運ぶ
VLDL（超低密度リポタンパク質）	↕	↕	肝臓で生成し脂質を血中に運ぶ
LDL（低密度リポタンパク質）			コレステロールの含有が多い。肝臓から他の臓器にコレステロールを運ぶ。
HDL（高密度リポタンパク質）	大きい	多い	肝臓以外の臓器から肝臓にコレステロールを運ぶ

脂質異常症の治療

　脂質異常症の治療について、コレステロールの代謝経路とともに図で説明します（**図 43-2**）。

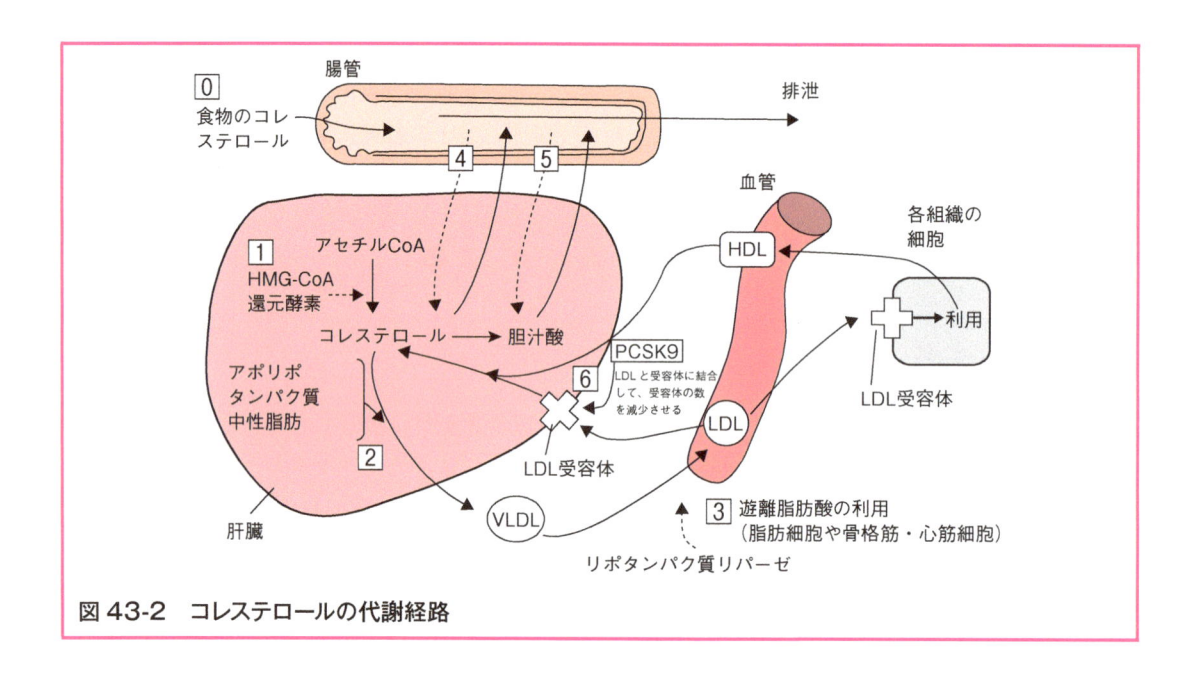

図 43-2　コレステロールの代謝経路

　図中の作用位置で⓪〜⑥に分類し、その作用機序と薬を以下に示します。

⓪　食習慣を見直して、体内に入るコレステロールを減少
①　肝臓でのコレステロール合成を阻害：スタチン系薬
②　肝臓からの VLDL 分泌を抑制：ニコチン酸系薬
③　血管のリポタンパク質リパーゼを活性化し中性脂肪分解促進：フィブラート系薬
④　小腸でのコレステロールの吸収を抑制：エゼチミブ
⑤　胆汁酸を小腸で吸着しそのまま排泄：陰イオン交換樹脂（コレスチラミン）
⑥　肝臓の LDL 受容体の数を減少させる PCSK9 を阻害：エボロクマブ（家族性高コレステロール血症に使用する）

　そのほかに、血管拡張、抗動脈硬化作用のあるエイコサペンタエン酸も脂質異常症治療に使用されます。

ごろごろ薬理　スタートはにこにこしたエクボのコレステロール対策
（スタチン系薬）（ニコチン酸系薬）（エボロクマブ）

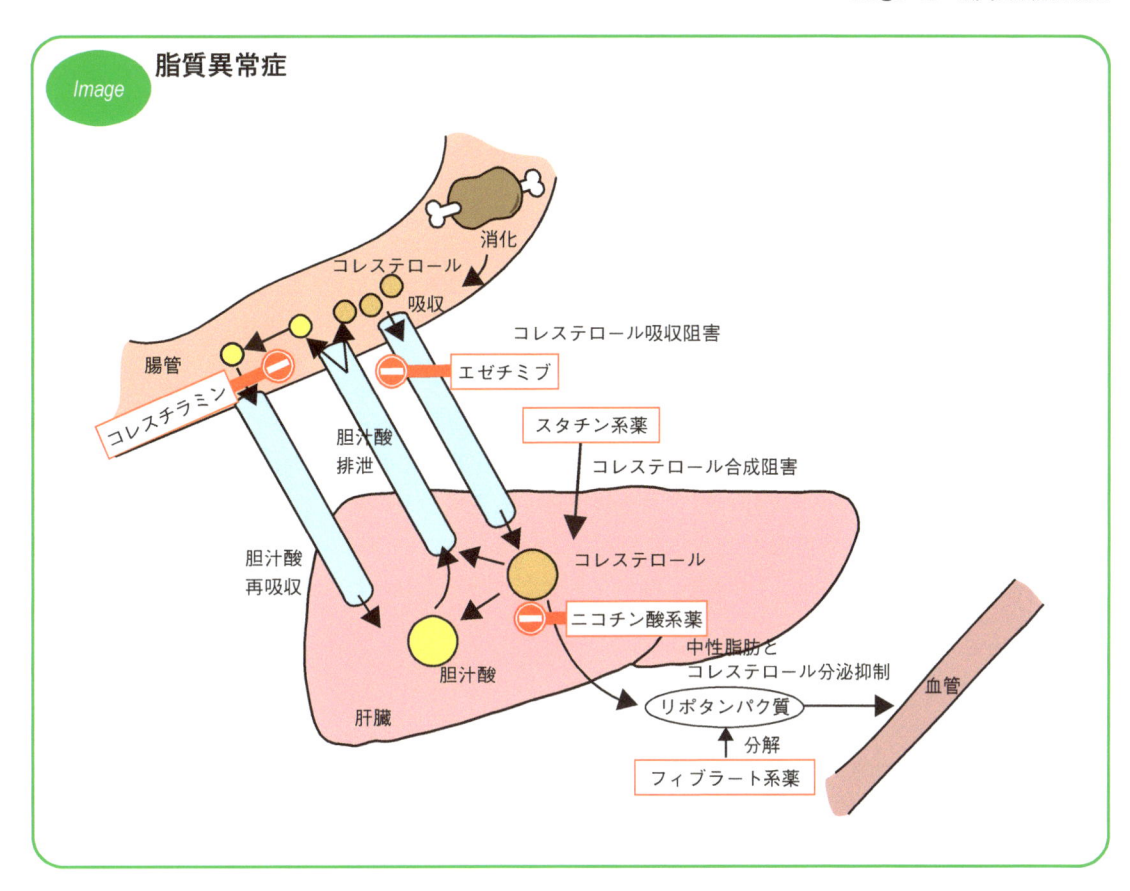

脂質異常症

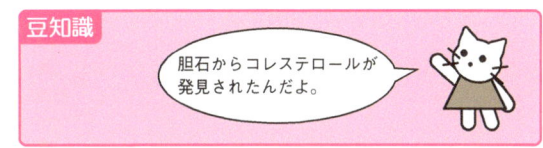

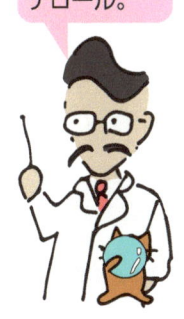

練習問題

次の文章の（　　）内に適切な語を入れましょう。

1. コレステロールの排泄は、胆汁中の（¹　　　）とともに行われ、（¹　　　）への合成は（²　　　）で行われる。排泄された（¹　　　）の大部分は回腸から再吸収され肝臓に戻され、これを（³　　　）循環とよぶ。

2. 脂質異常症は、血液中のコレステロールや中性脂肪の濃度が異常値を示す病気で、（⁴　　　）、（⁵　　　）、（⁶　　　）のリスクを高める。（⁷　　　）コレステロールが多いと、動脈の内側に（⁸　　　）ができ、動脈硬化が起こりやすい。一方（⁹　　　）コレステロールは動脈硬化を防ぐはたらきがある。

3. 高脂血症治療薬として、肝臓でのコレステロール合成阻害薬である（¹⁰　　　）系薬や腸管でのコレステロールの吸収を抑制する（¹¹　　　）などがある。

Point
★動脈硬化を促進するのはLDLコレステロール。

【解答】1. 胆汁酸　2. 肝臓　3. 腸肝　4～6. 動脈硬化、心筋梗塞、脳梗塞（順不同）　7. LDL　8. アテローム　9. HDL　10. スタチン　11. エゼチミブ

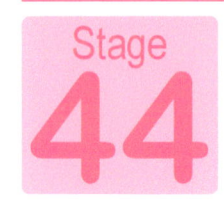

Stage 44 肥満治療薬

肥満とメタボリックシンドローム

　脂肪は体にとって必要なものですが、異常に蓄積した状態は糖尿病や高脂血症（脂質異常症）、高血圧の原因にもなります（**図 44-1**、p.74）。その状態を肥満とよび体型指数 BMI で客観的に評価されます。BMI ＝（体重 kg）÷（身長 m の二乗）の式で算出され、25 以上が肥満とされます。

　メタボリックシンドロームとは、ウエスト周囲径が大きいことに加えて、さらに糖代謝異常（糖尿病）、脂質代謝の異常、高血圧のうち 2 項目以上が重なったときに診断されます（**図 44-2**）。肥満は精神状態とも相互作用し、うつ病の発症リスクを高めるともいわれています。

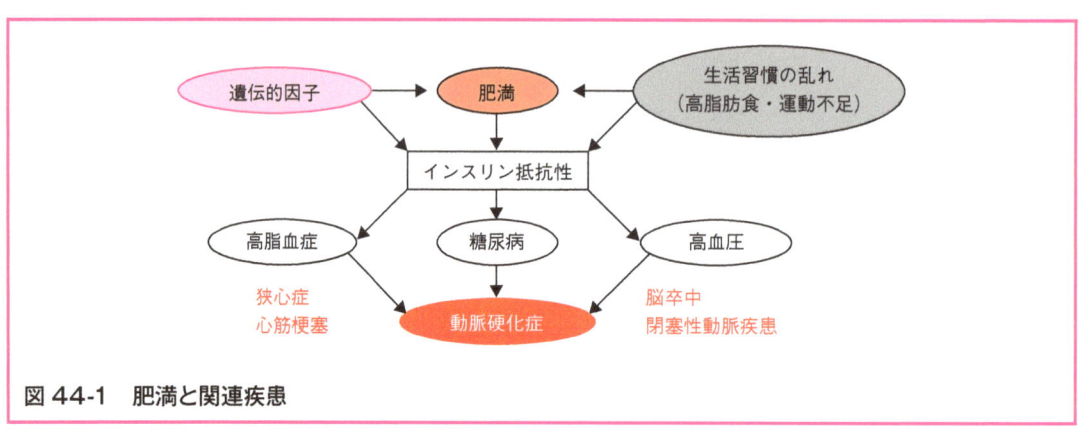

図 44-1　肥満と関連疾患

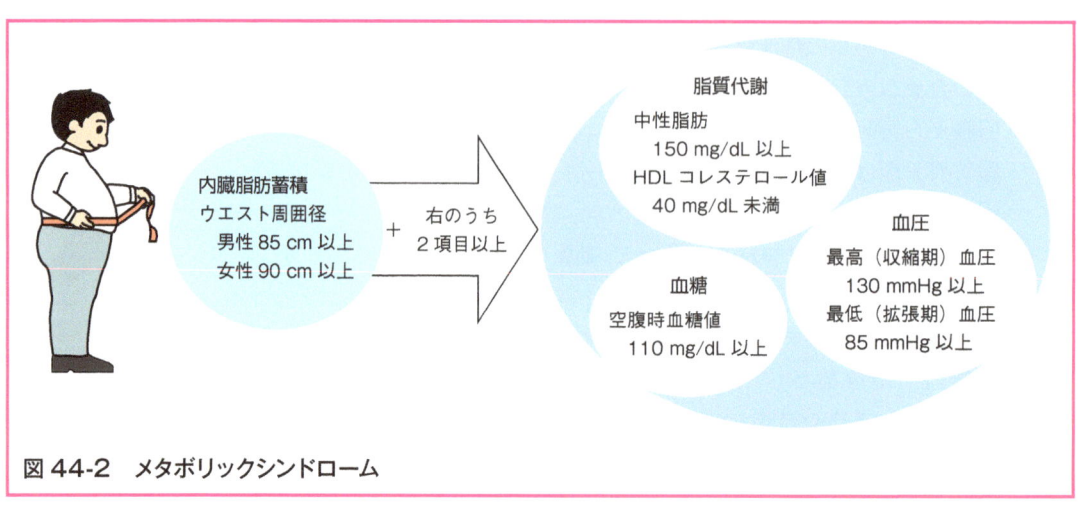

図 44-2　メタボリックシンドローム

脂肪細胞からの信号レプチン

レプチンというホルモンが注目されています。食事の刺激が脂肪細胞に伝わると脂肪細胞からレプチンが分泌されます。レプチンが視床下部にある受容体に結合すると、摂食を抑制し、さらに交感神経活動亢進によるエネルギー消費増大をもたらし、脂肪量を一定に保つとされています（**図44-3**）。

肥満治療薬

肥満治療薬としてマジンドールとセマグルチドが用いられ、前者はノルアドレナリンとセロトニンの再取り込みを抑制し、食欲を抑制し、交感神経の興奮を継続させることで作用します。

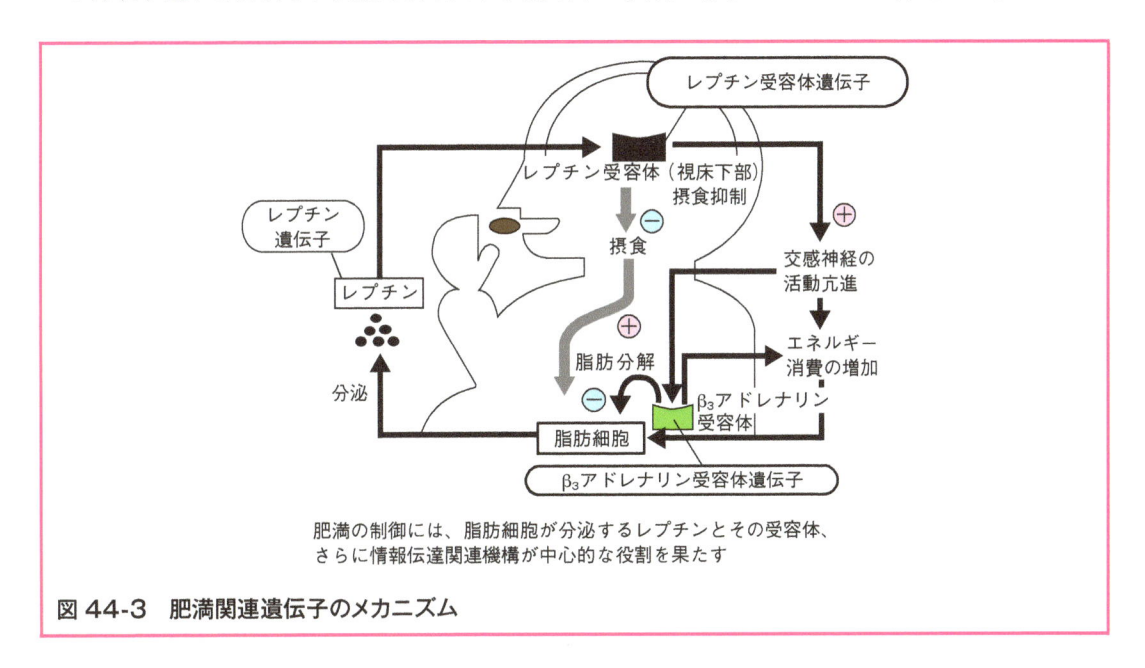

肥満の制御には、脂肪細胞が分泌するレプチンとその受容体、さらに情報伝達関連機構が中心的な役割を果たす

図 44-3　肥満関連遺伝子のメカニズム

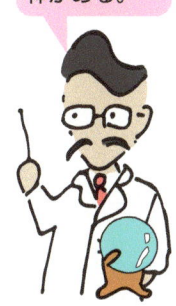

Point

★視床下部の摂食中枢にレプチンの受容体がある。

練習問題

次の文章の（　　）内に適切な語を入れましょう。

1.　肥満は、体内に（¹　　　　）が異常に蓄積した状態であり、（²　　　　）、（³　　　　）、（⁴　　　　）の原因になる。

2.　全身の脂肪細胞で生成されるペプチドである（⁵　　　　）が（⁶　　　　）にある受容体に結合すると、摂食を抑制し、（⁷　　　　）神経系の活動が促進するためエネルギー消費が増大する。

3.　日本で承認されている肥満治療薬は、食欲を抑制する（⁸　　　　）や（⁹　　　　）がある。

【解答】1. 脂肪　2〜4. 糖尿病、高脂血症、高血圧（順不同）　5. レプチン　6. 視床下部　7. 交感　8. マジンドール　9. セマグルチド

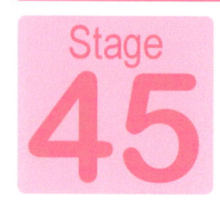

痛風・高尿酸血症治療薬

Stage 45

尿酸は水に溶けにくく、体内でも結晶化する

　痛風とは、高濃度の血中尿酸が水に溶けきらず、関節で結晶化し炎症を起こす疾患です。病名の由来が「風が吹いても痛いため」だという説があるくらい激しい痛みがあり、また美食、飲酒が原因であるため「貴族の病気」ともいわれました。痛風発作は、足の親指の関節で始まりますが、尿酸値を高いままにしておくと動脈硬化や痛風腎を発生し、腎不全に至ることもあります。

尿酸は核酸（プリン体）の代謝物

　尿酸は、核酸（DNAやRNA）が分解されプリン体のアデニンやグアニンなり、そこからキサンチンが生成されキサンチンオキシダーゼの作用によって生成されます（**図45-1**）。

尿酸値を上げるもの

　尿酸値上昇の原因には、核酸などのプリン体を多く含む食品を摂ることのほか、細胞が壊れる病気や激しい運動によって核酸が分解されることなどがあります。腎臓疾患の患者さんは腎クリアランスが低下するため尿酸の排泄が低下し、尿酸値が上がります。また、サイアザイド系利尿薬（高血圧治療薬）も尿酸排泄を抑制します。

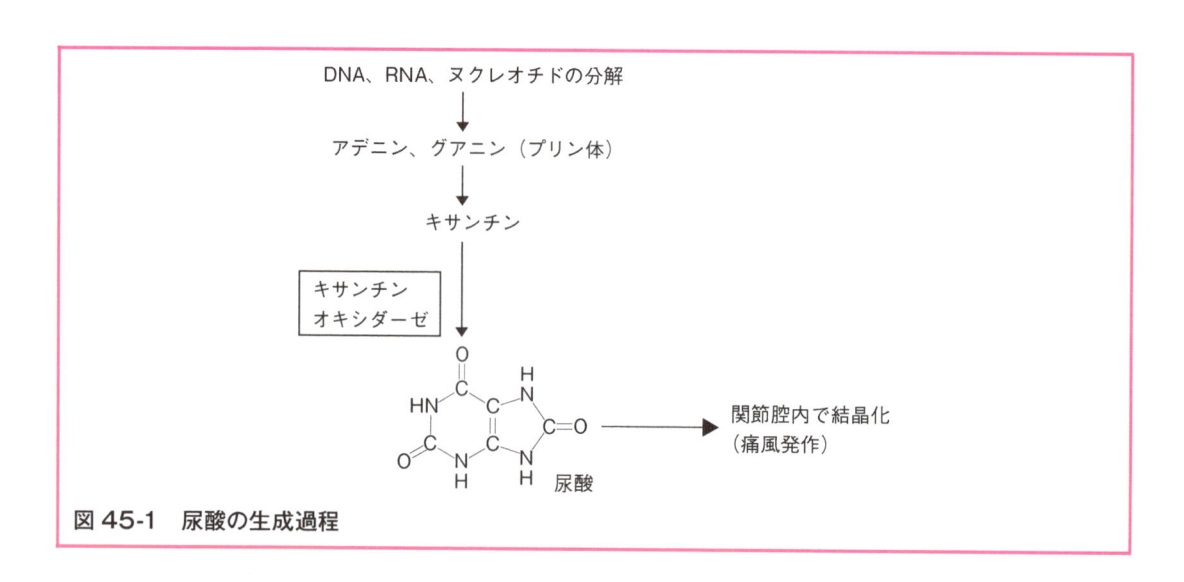

図45-1　尿酸の生成過程

ごろごろ薬理　痛さある、プロは NSAIDs で痛風治療
（インドメタシン）（アロプリノール）（プロベネシド）（NSAIDs）

治療

　痛風治療薬には、現在の発作（急性発作）に対する鎮痛抗炎症薬と、将来的な発作を抑えるための尿酸生成阻害薬や尿酸排泄促進薬があります（**表 45-1**）。

発作時治療薬

　抗炎症薬の非ステロイド性抗炎症薬（NSAIDs）のインドメタシンやステロイド薬が使用されます。ただし、アスピリンは用いません。また白血球の遊走を抑制するコルヒチンは、細胞分裂抑制の副作用があるため現在は第一選択薬ではありません。

非発作時治療薬

　アロプリノールとフェブキソスタットは、それぞれキサンチンオキシダーゼに不可逆的と可逆的に結合することで尿酸生成を抑制します。また、腎尿細管での尿酸の再吸収を阻害して尿中に排泄させるプロベネシドやベンズブロマロンという尿酸排泄促進薬も使用されます。尿酸排泄促進薬を使用する場合は、尿アルカリ化薬を併用し尿路結石を予防します。

　プリン体摂取を制限することも予防として有効です。

表 45-1　痛風治療薬

発作時治療薬	非ステロイド性抗炎症薬	インドメタシン
	経口ステロイド（NSAIDs が使用不可、無効の場合）	
	アルカロイド	コルヒチン
非発作時治療薬	尿酸生成阻害薬	アロプリノール、フェブキソスタット
	尿酸排泄促進薬	プロベネシド、ベンズブロマロン

練習問題

次の文章の（　）内に適切な語を入れましょう。

1. 痛風は、血中の（¹　　　）濃度が高くなり、関節で結晶化し炎症が起きる疾患で、特に（²　　　）の親指で好発する。動脈硬化や（³　　　）障害を発症する可能性もある。

2. 尿酸値は、（⁴　　　）体を多く含む食品の摂取、（⁵　　　）が多く壊れる病気、激しい運動で上がる。また、高血圧治療薬の（⁶　　　）系利尿薬は尿酸排泄を抑制するため尿酸値を上昇させる。

3. 急性発作時治療薬には、（⁷　　　）抗炎症薬である（⁸　　　）、経口ステロイド、炎症部位への白血球の遊走抑制をする（⁹　　　）がある。

4. 非発作時の治療は、（¹⁰　　　）と結合する尿酸生成阻害薬や腎尿細管での尿酸の（¹¹　　　）を阻害する尿酸排泄促進薬が使用される。

Point
★プロベネシドは尿酸の再吸収を阻害して排泄促進。

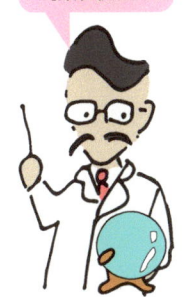

【解答】1. 尿酸　2. 足　3. 腎　4. プリン　5. 細胞　6. サイアザイド　7. 非ステロイド性　8. インドメタシン　9. コルヒチン　10. キサンチンオキシダーゼ　11. 再吸収

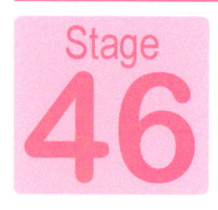

骨粗鬆症治療薬

骨粗鬆症の原因

　骨粗鬆症は、骨の密度が低下して、骨がもろくなり、骨折しやすくなる病気です。女性に多く発症し、特にエストロゲンが減少する閉経後の女性に多い疾患です。骨は、古くなった骨が破骨細胞により壊されて吸収され、骨芽細胞により新しく形成されることで強度を保っていますが、壊すほうが多くなると骨粗鬆症になります。成長期や骨折治療時には骨形成が上回ります。

　副腎皮質ホルモンの過剰（クッシング症候群）や抗炎症、抗免疫の治療でステロイド薬を用いていると、副作用としてステロイド性骨粗鬆症を生じることがあります。

体全体で1kgのカルシウム

　カルシウムは生体中で最も多い無機質で、大人なら1kgくらいのカルシウムをもっています。そのほとんどは骨に貯蔵されていて、血中のカルシウム濃度（$[Ca^{2+}]_o$）を保つために、身体は骨からカルシウムを吸収することもあります。

カルシウム調節機構に関与する物質

　血中カルシウム濃度がわずかに低下するだけで、神経と骨格筋の興奮性は著しく亢進します。低カルシウム血症ではテタニーが生じます。血中カルシウム濃度を一定に保つために、体内にはカルシウムを調節する機構と化学物質があります。血中カルシウムの濃度を上げる作用をするのは、副甲状腺ホルモン（PTH）と活性型ビタミンDです。また、カルシウム濃度を下げるのは、甲状腺から分泌されるカルシトニンというホルモンです。

骨粗鬆症治療薬

　破骨細胞に作用し骨吸収を抑制する薬には、カルシトニン、ビスホスホネート、エストロゲン製剤、選択的エストロゲン受容体モジュレーター（SERM）、破骨細胞分化誘導因子（RANKL）に対するモノクローナル抗体のデノスマブがあります。一方、骨芽細胞に作用し骨形成を促進する薬には、副甲状腺ホルモン製剤のテリパラチドのパルス療法があります。ほかにも腸管からのカルシウム吸収を促進する活性型ビタミンDや、骨形成を促進するビタミンKが使用されます。

ごろごろ薬理　DとK、軽いエステは照りがある骨粗鬆症治療
（ビタミンD）（ビタミンK）（カルシトニン）（エストロゲン）（テリパラチド）

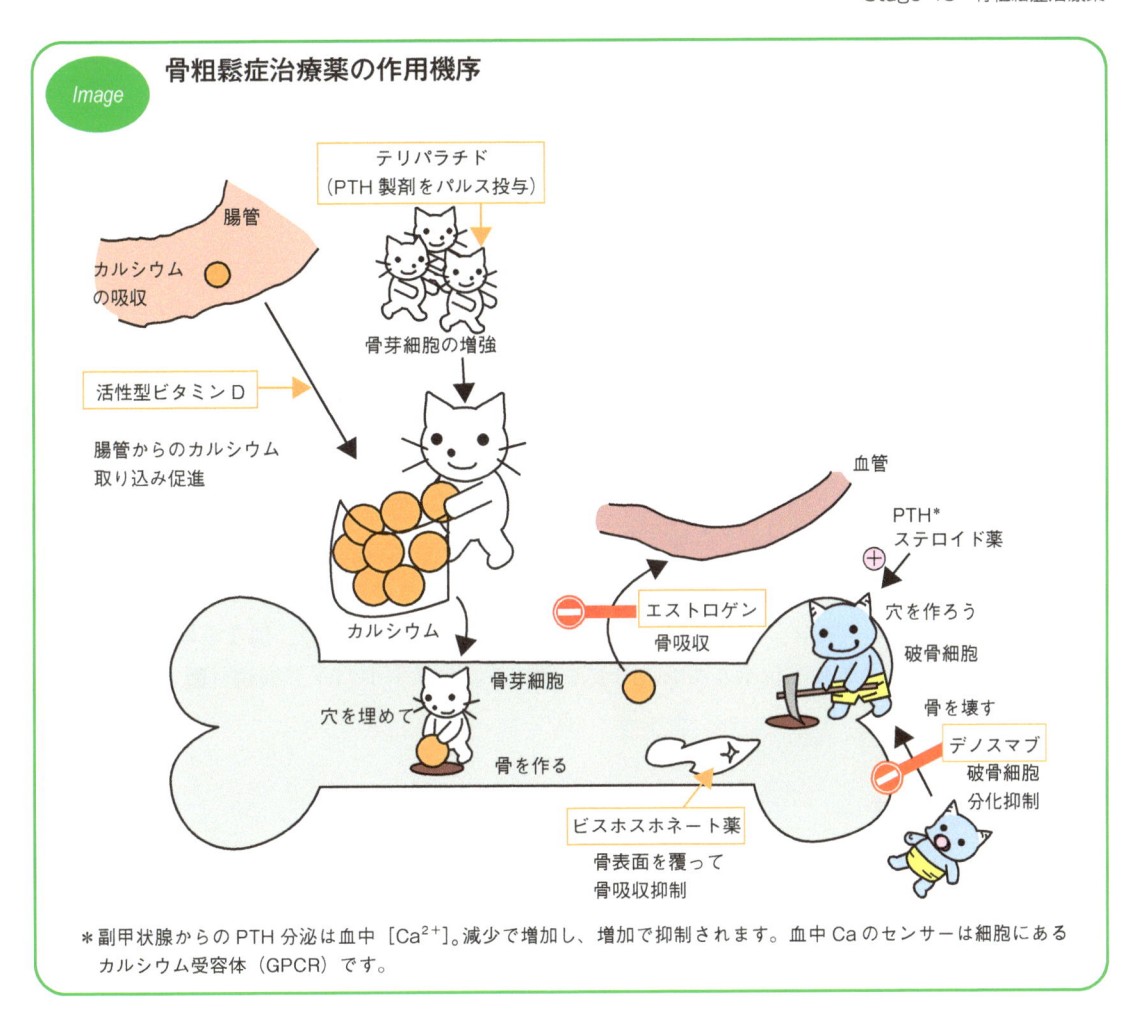

骨粗鬆症治療薬の作用機序

*副甲状腺からの PTH 分泌は血中 $[Ca^{2+}]$。減少で増加し、増加で抑制されます。血中 Ca のセンサーは細胞にあるカルシウム受容体（GPCR）です。

練習問題

次の文章の（　　）内に適切な語を入れましょう。

1. 骨粗鬆症は、骨吸収と骨形成のバランスが崩れることで発症する。骨吸収は（1　　　）細胞、骨形成は（2　　　）細胞が行う。骨形成が骨吸収より活発になるのは、（3　　　）や（4　　　）治療時などである。

2. 血中カルシウム濃度を一定に保つため、（5　　　）からカルシウムを吸収することもある。血中カルシウム濃度を増加させる因子に（6　　　）ホルモン、ビタミン（7　　　）が、減少させる因子に（8　　　）がある。

3. 骨粗鬆症治療薬のうち、（9　　　）製剤や選択的（9　　　）受容体モジュレーターは骨吸収を抑制する。副甲状腺ホルモン製剤の（10　　　）は骨形成を促進する。

Point

★エストロゲンは骨吸収を抑制。

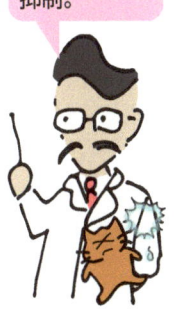

【解答】1. 破骨　2. 骨芽　3. 成長期　4. 骨折　5. 骨　6. 副甲状腺　7. D　8. カルシトニン　9. エストロゲン　10. テリパラチド

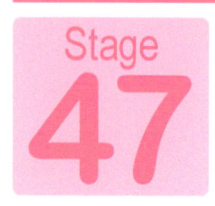

視床下部・下垂体ホルモン

ホルモン分泌を調節するホルモン

　ホルモンには、生体内の機能を調節するために体内の特定の組織に情報を伝える役割があります。特定のホルモンの分泌を調節する上位ホルモンもあります。

内分泌系の司令塔、視床下部と下垂体前葉

　ホルモンの分泌を調節するホルモンは、視床下部と下垂体前葉から分泌されます。視床下部から分泌された「放出ホルモン」（**図47-1** 水色）に刺激された下垂体前葉で、別なホルモン（図47-1 ピンク）が作られ分泌され下位ホルモンの分泌を調節し、フィードバック機構（**図47-2**）とともに軸をつくっています。

下垂体後葉

　下垂体後葉からも抗利尿ホルモン（バソプレシン）とオキシトシンが軸索を通じて運ばれ分泌さ

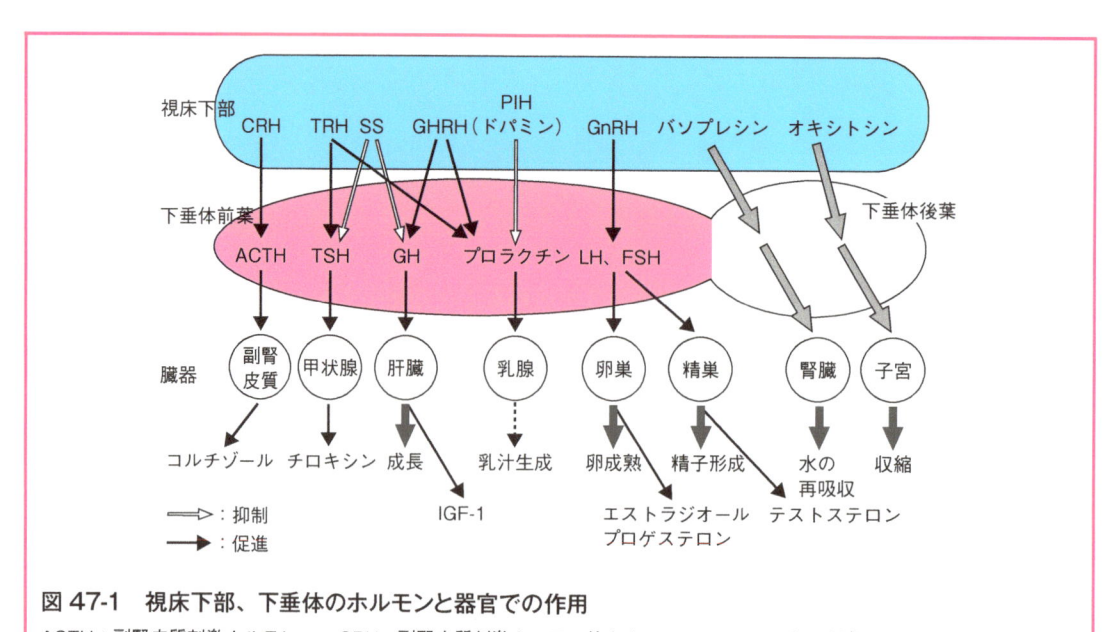

図47-1　視床下部、下垂体のホルモンと器官での作用

ACTH：副腎皮質刺激ホルモン　　　CRH：副腎皮質刺激ホルモン放出ホルモン　　FSH：卵胞刺激ホルモン
GH：成長ホルモン　　　　　　　　GHRH：成長ホルモン放出ホルモン　　　　　GnRH：ゴナドトロピン放出ホルモン
IGF-1：インスリン様成長因子　　　LH：黄体形成ホルモン　　　　　　　　　　PIH：プロラクチン抑制ホルモン
SS：ソマトスタチン　　　　　　　　TRH：甲状腺刺激ホルモン放出ホルモン　　　TSH：甲状腺刺激ホルモン

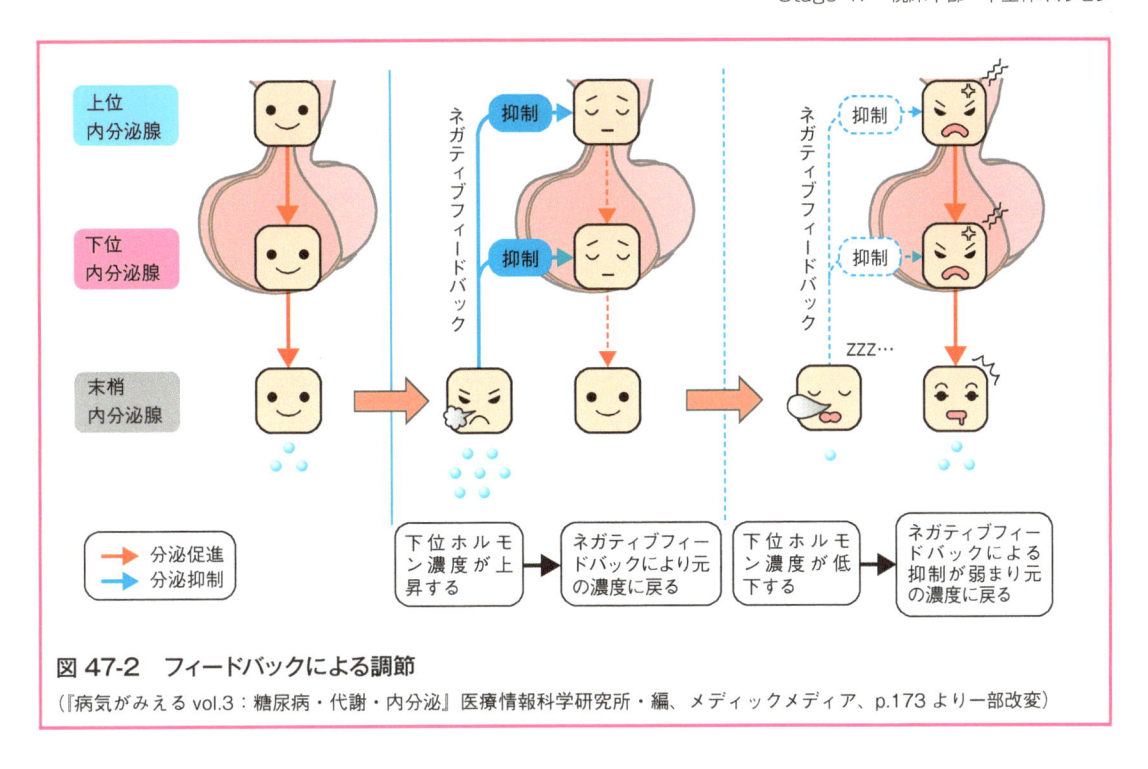

図 47-2　フィードバックによる調節
（『病気がみえる vol.3：糖尿病・代謝・内分泌』医療情報科学研究所・編、メディックメディア、p.173 より一部改変）

れますが、ここでホルモンが生成されるわけではありません。視床下部で作られたホルモンが軸索を通じて運ばれ下垂体後葉で貯蔵され、視床下部の神経興奮、軸索の活動電位伝導により分泌されます。バソプレシンは腎臓での水の再吸収を促し（Stage 32）、オキシトシンは子宮を収縮（Stage 59）させます。バソプレシンが不足したり、腎臓で正しくはたらかないと、多量の水が排出される尿崩症になります。一方、拮抗薬のトルバプタン（p.87）は水利尿作用により、低ナトリウム血症治療薬です。

練習問題

次の文章の（　　）内に適切な語を入れましょう。

1. ホルモンの分泌を調節するホルモンを分泌する場所は（¹　　　　）と下垂体前葉である。たとえば副腎皮質からのコルチゾールの分泌は、（¹　　　　）からの（²　　　　　　　　　　　）の分泌、下垂体前葉からの（³　　　　　　　　　）を経て行われる。
2. 脳下垂体（⁴　　　）では、ホルモンを一時貯蔵し、視床下部の（⁵　　　）、軸索の（⁶　　　）伝導により、ホルモンを分泌する。ここから分泌されるホルモンのうち、抗利尿ホルモンである（⁷　　　　　）は（⁸　　　）臓にはたらき、（⁹　　　　　）は子宮にはたらく。

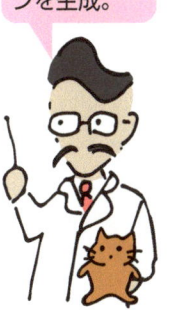

Point
★視床下部の指令でホルモンを生成。

【解答】1. 視床下部　2. 副腎皮質刺激ホルモン放出ホルモン　3. 副腎皮質刺激ホルモン　4. 後葉　5. 神経興奮　6. 活動電位　7. バソプレシン　8. 腎　9. オキシトシン

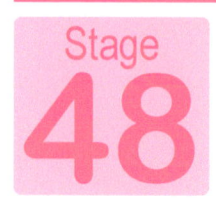

甲状腺疾患治療薬

Stage 48

甲状腺ホルモンは代謝を促進する

　甲状腺は、首の気管前面にある内分泌器官で、チロキシン（T_4）、トリヨードサイロニン（T_3）、カルシトニンを分泌します。T_4 と T_3 は甲状腺ホルモンとよばれ、その作用は代謝促進と成長促進です。T_4、T_3 は細胞内に入り、転写調節により細胞のタンパク質の構成を変えます。エネルギー産生と消費を活発にし、心機能も亢進させ、交感神経系の β 受容体の数と感受性を増大させます。カルシトニンは血漿カルシウム濃度が高くなると分泌され、カルシウム濃度を下げるホルモンです（Stage 46）。

甲状腺機能亢進症

　甲状腺機能亢進症には、バセドウ病があります。これは、甲状腺刺激ホルモン受容体刺激抗体が産生されるために、甲状腺が刺激され、血中の甲状腺ホルモンが過剰になった病気です（**図 48-1**）。症状としては、心拍数が異常に増加し、心臓に負担がかかりやすくなります。心不全や不整脈を生じることもあります。また、代謝が活発すぎて体重が減少し、緊張と興奮から疲労感があります。

　治療薬として、甲状腺ホルモン産生を抑制する抗甲状腺薬が第一選択です。また甲状腺刺激ホルモンを抑制するヨード剤を使用します。抗甲状腺薬で寛解しない場合や副作用が出る場合は、甲状腺を摘出する手術や放射性ヨード 131 を用いた放射線療法を行います。放射性ヨード 131 は甲状腺によく取り込まれ、甲状腺に不可逆的な障害を与えることで T_4 の産生を抑制します（**表 48-1**）。

甲状腺機能低下症

　甲状腺機能低下症は、慢性的な炎症などで甲状腺ホルモンが分泌されなくなる疾患です。エネル

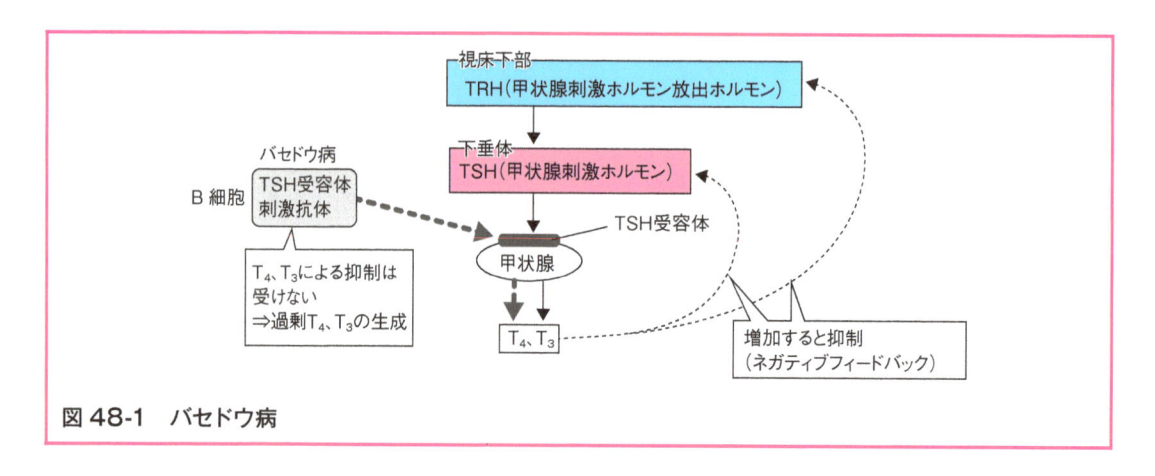

図 48-1　バセドウ病

表 48-1　甲状腺疾患治療薬

疾患名		薬物名
甲状腺機能亢進症	TRH、TSH 分泌抑制	放射性ヨード 131
		ヨード剤
		ヨウ化カリウム
		ルゴール液
	T_4、T_3 生成抑制（抗甲状腺薬）	チアマゾール
		プロピルチオウラシル
甲状腺機能低下症	甲状腺ホルモン製剤	レボチロキシン（T_4）
		リオチロニン（T_3）

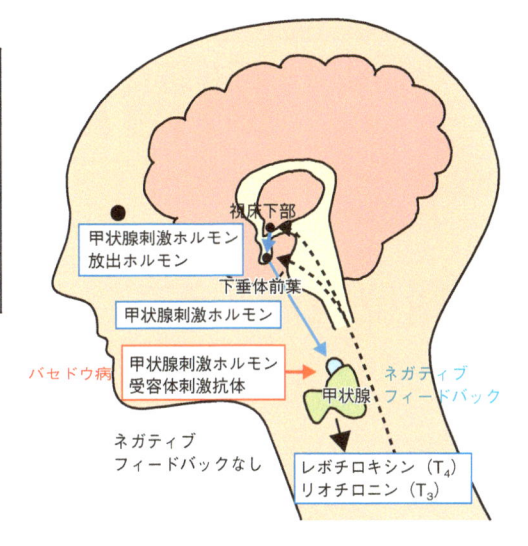

ギー産生を活発にするホルモンが分泌されなくなるので、全身から活気がなくなり倦怠感、高齢者では認知症が症状として見られます。治療薬として、甲状腺ホルモン製剤のレボチロキシン（T_4）やリオチロニン（T_3）があります（表 48-1）。

練習問題

次の文章の（　　）内に適切な語を入れましょう。

1. 甲状腺から分泌される T_4 と T_3 は、（^{1}　　　　）と（^{2}　　　　）を促進する。それにより体温の（^{3}上昇・低下）、心機能（^{4}　　　　）、β 受容体の数と感受性の（^{5}増大・減少）などを引き起こす。

2. バセドウ病は、甲状腺ホルモンの分泌が（^{6}　　　　）になった疾患である。バセドウ病では、（^{7}　　　　　　　）受容体刺激抗体が放出され甲状腺が刺激され、血中の甲状腺ホルモン濃度が異常に（^{8}上昇・低下）する。代謝が（^{9}上・下）がりすぎるため、食事をしても体重が（^{10}増加・減少）し、心拍数が（^{11}上昇・低下）しすぎるため、心臓に負担がかかる。治療には甲状腺ホルモン産生を抑制する（^{12}　　　　）が第一選択である。

3. 甲状腺機能低下症に対する治療薬は、甲状腺ホルモン製剤の（^{13}　　　　）、（^{14}　　　　　）である。

Point
★放射性ヨードは甲状腺を不可逆的に障害。

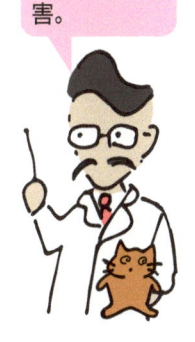

【解答】1〜2. 代謝、成長（順不同）　3. 上昇　4. 亢進　5. 増大　6. 過剰　7. 甲状腺刺激ホルモン　8. 上昇　9. 上　10. 減少　11. 上昇　12. 抗甲状腺薬　13〜14. レボチロキシン、リオチロニン（順不同）

副腎皮質ホルモン

副腎皮質ホルモン

　副腎皮質ホルモンは、視床下部から副腎皮質刺激ホルモン放出ホルモン（CRH）の刺激を受けて、下垂体前葉から副腎皮質刺激ホルモン（ACTH）が分泌されることにより副腎皮質から分泌されます。副腎皮質ホルモンには、糖質コルチコイド（主にコルチゾール）、鉱質コルチコイド（主にアルドステロン）、アンドロゲンの3種類があり、いずれもステロイドホルモンです。糖質コルチコイドの分泌量が増えると、視床下部や下垂体前葉にホルモン分泌を抑制するよう作用し、副腎皮質ホルモンの分泌を減少します（ネガティブフィードバック）（**図 49-1**）。

　糖質コルチコイドは、転写調節により、タンパク質を分解し、糖新生し、グルカゴンやアドレナリンの効果が発現できるようにします。また、細胞の増殖と成長を抑制する作用もあります。

　鉱質コルチコイドは、副腎皮質刺激ホルモンの刺激だけでなく、アンジオテンシンⅡやカリウムなどの刺激でも分泌されます。腎臓に作用してナトリウムや水の再吸収を促進します。一方、高血圧や慢性心不全の治療に使用される利尿薬として、抗アルドステロン薬（スピロノラクトン、エプレレノン）があります。

　アンドロゲンとは男性ホルモンの総称で、その大部分がテストステロンです。テストステロンの95％は精巣で産生されますが、副腎皮質でも産生されます。

治療薬としての糖質コルチコイド

　糖質コルチコイドは、抗炎症薬として皮膚への塗り薬、気管支喘息治療薬として吸入薬というよ

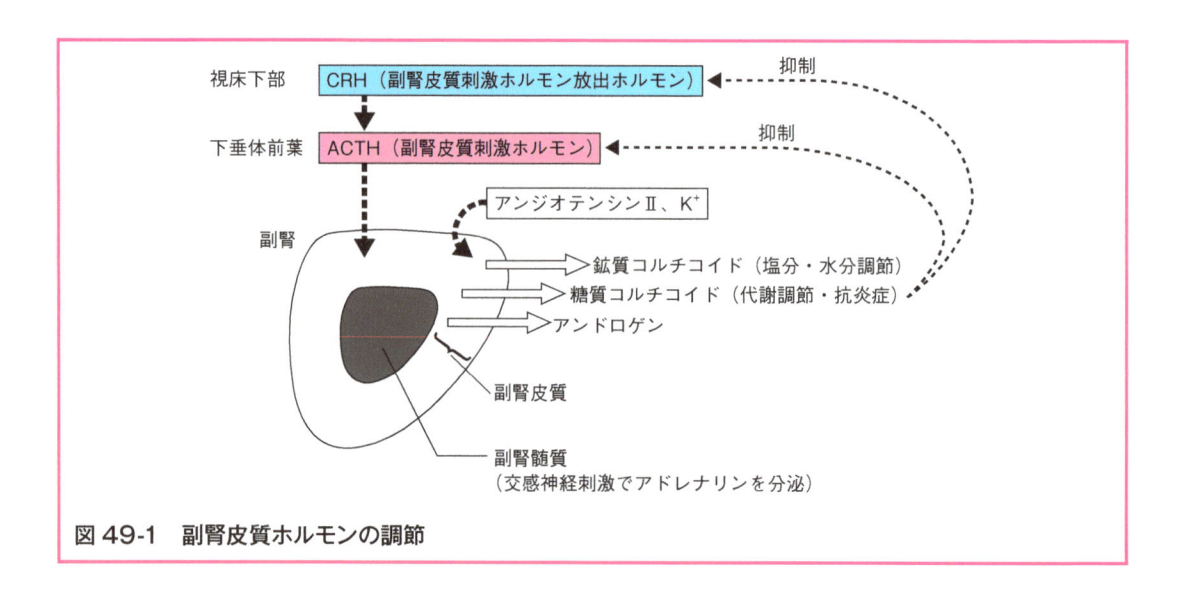

図 49-1　副腎皮質ホルモンの調節

うな局所的適用の剤形で使用されています。また、免疫抑制作用（Stage 52）や抗アレルギー作用、抗悪性腫瘍作用の目的でも使用されます。

　副作用として高血糖、感染症、消化性潰瘍、骨粗鬆症などがあります。さらに、長期投与により副腎皮質萎縮が起きたときにコルチゾールを突然中断すると、副腎皮質は十分な糖質コルチコイドを産生できないため、ショック症状や急性副腎不全を発症する危険性があります。

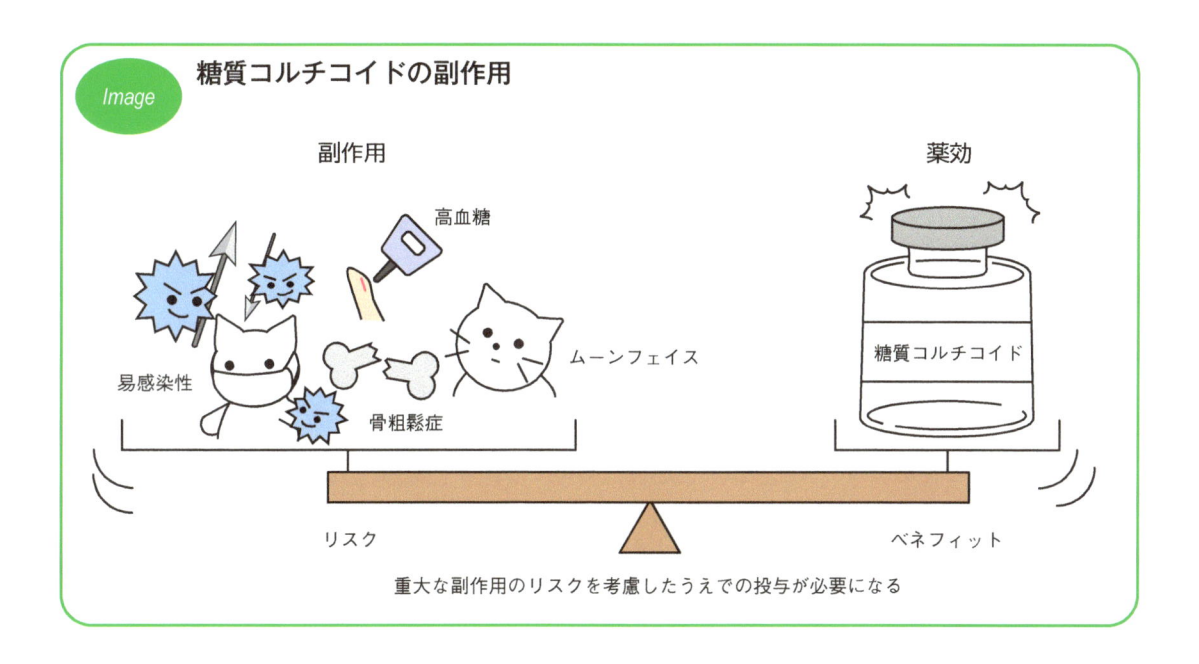

糖質コルチコイドの副作用

重大な副作用のリスクを考慮したうえでの投与が必要になる

練習問題

次の文章の（　　　）内に適切な語を入れましょう。

1.　副腎皮質で産生されるホルモンには、（¹　　　　　）、（²　　　　　）、（³　　　　　）があり、いずれも（⁴　　　　　）ホルモンで、脳の（⁵　　　　）および（⁶　　　　　）から分泌されるホルモンで調節される。

2.　糖質コルチコイドは、細胞の増殖と成長を（⁷　　　　）する作用がある。

3.　鉱質コルチコイドは、（⁸　　　　）に作用して（⁹　　　　）や（¹⁰　　　　）の再吸収を促進する。

4.　アンドロゲンとは男性ホルモンの総称で大部分が（¹¹　　　　）である。

5.　糖質コルチコイドは皮膚に塗る（¹²　　　　）や、吸入で（¹³　　　　）治療薬に用いられる。副作用には、感染症にかかりやすくなる、（¹⁴　　　　）、（¹⁵　　　　）、（¹⁶　　　　）などがある。

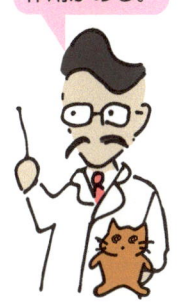

Point
★糖質コルチコイドには抗炎症・抗免疫作用がある。

【解答】1〜3．糖質コルチコイド、鉱質コルチコイド、アンドロゲン（順不同）　4．ステロイド　5〜6．視床下部、下垂体前葉（順不同）　7．抑制　8腎臓　9〜10．ナトリウム、水（順不同）　11．テストステロン　12．抗炎症薬　13．気管支喘息　14〜16．高血糖、消化性潰瘍、骨粗鬆症（順不同）

女性ホルモン関連薬

Stage 50

視床下部－脳下垂体前葉－性腺（卵巣）

視床下部からゴナドトロピン放出ホルモン（GnRH）の刺激を受けた下垂体前葉がゴナドトロピンを放出し、その刺激を受けて卵巣から女性ホルモン（エストロゲンとプロゲステロン）が放出されます（**図 50-1**）。ゴナドトロピンには卵胞刺激ホルモンと黄体形成ホルモンの2種類があります。エストロゲン（卵胞ホルモン）やプロゲステロン（黄体ホルモン）の分泌が増えすぎると、ネガティブフィードバックにより、視床下部や下垂体前葉からのホルモンの分泌を抑制します。

エストロゲン、プロゲステロン

エストロゲンの作用には、女性の第二次性徴、卵巣での排卵の調節、子宮内膜の増殖、動脈硬化抑制、骨吸収抑制、乳腺細胞の増殖などがあります。プロゲステロンは黄体から主に分泌され、その作用には子宮内膜分泌および子宮筋弛緩、受精卵の着床と妊娠の持続、体温上昇などがあります。

女性ホルモンの関連薬

女性ホルモンであるエストロゲンには骨吸収抑制作用があるため、閉経後の骨粗鬆症の治療に使用されます。またエストロゲン、プロゲステロンは避妊薬としても使われます。女性ホルモンが増加することで、GnRH の分泌が抑制され、排卵が抑制されるためです。簡単に服用できますが、エストロゲンの副作用として高血圧や体液貯留、血栓性疾患などが起きることがあるので、注意が必要です。

一方、不妊治療では、GnRH の女性ホルモンを分泌させるはたらきを利用し、GnRH アゴニスト

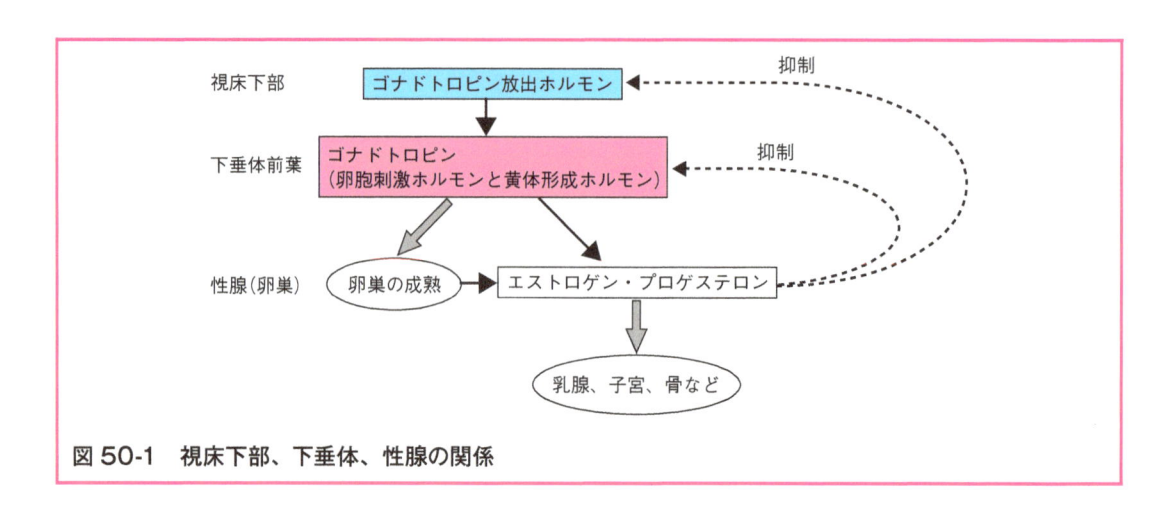

図 50-1　視床下部、下垂体、性腺の関係

表50-1　女性ホルモン関連薬

	薬物	適応症
女性ホルモン作動薬	エストロゲン	避妊薬 女性性腺機能不全 閉経後骨粗鬆症 前立腺がん
	GnRHアゴニスト	不妊治療薬 子宮内膜症
	プロゲステロン	避妊薬
選択的エストロゲン受容体 モジュレーター（SERM）	タモキシフェン	乳がん
	ラロキシフェン	閉経後骨粗鬆症

を投与します。

　また、乳がんは女性ホルモンの刺激で増殖するため、エストロゲン生成を抑制するアロマターゼ阻害薬や乳がん細胞でのエストロゲンの受容体への結合を阻害するタモキシフェンが治療に使用されます（**表50-1**）。

　経口妊娠中絶薬として黄体ホルモンアンタゴニストのミフェプリストン（日本では未承認）があります（p.158参照）。

練習問題

次の文章の（　　　）内に適切な語を入れましょう。

1. 女性ホルモンであるエストロゲンと（¹　　　　　）は（²　　　　）から分泌される。この調節には視床下部からの（³　　　　　　）と、下垂体前葉からの（⁴　　　　）が関与する。

2. エストロゲンは閉経後の女性の（⁵　　　）症治療に使用される。エストロゲンの副作用として（⁶　　　　）、（⁷　　　　）、血栓性疾患がある。

3. 女性ホルモンで刺激される（⁸　　　）がん治療には、エストロゲンの受容体結合を選択的に阻害する（⁹　　　　　　）が使用される。

Point
★タモキシフェンは乳がん治療に、ラロキシフェンは骨粗鬆症治療に。

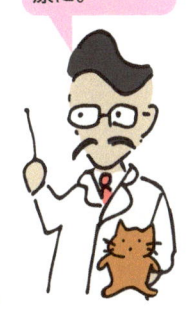

【解答】1. プロゲステロン　2. 卵巣　3. ゴナドトロピン放出ホルモン　4. ゴナドトロピン　5. 骨粗鬆　6〜7. 高血圧、体液貯留（順不同）　8. 乳　9. タモキシフェン

男性ホルモン関連薬

Stage 51

視床下部－脳下垂体前葉－性腺（精巣）

視床下部からGnRHの刺激を受けた下垂体前葉がゴナドトロピンを放出し、その刺激を受けて精巣から男性ホルモンであるアンドロゲンが放出されます。転写調節の結果、筋肉量が増加（タンパク質同化）します。アンドロゲンの分泌が増えすぎるとネガティブフィードバックにより、視床下部や下垂体前葉からのホルモンの分泌を抑制します（**図 51-1**）。

アンドロゲンは3種類ありますが、ほとんどはテストステロンです。男性の二次性徴、筋肉増加、赤血球増加、骨密度維持、体毛の増加作用があります。

治療：男性が過剰に使用すると女性化？

男性ホルモンに似たテストステロン誘導体は、タンパク質合成を亢進するため、骨粗鬆症、腎疾患、悪性腫瘍、手術後や外傷などの後の著しい消耗状態の治療に使用されます。また、男性ホルモンは筋肉量を増加させるため、スポーツ選手のドーピングとして問題になっています。

副作用には、女性の男性化、男性の女性化があります。男性の女性化には、ホルモンの調節機構のネガティブフィードバックが関係します（図51-1）。男性ホルモンが過剰になると下垂体からのゴナドトロピン放出が減少します。その結果、精巣が萎縮しテストステロン分泌が減少するのです。そのほかの副作用に、精子形成抑制、前立腺がんや前立腺肥大症の悪化があります。

抗アンドロゲン作用をもつ薬には、フルタミドやスピロノラクトンがあります。フルタミドは、アンドロゲン受容体に競合的に阻害することで前立腺がんの抗腫瘍作用を示します。抗アルドステ

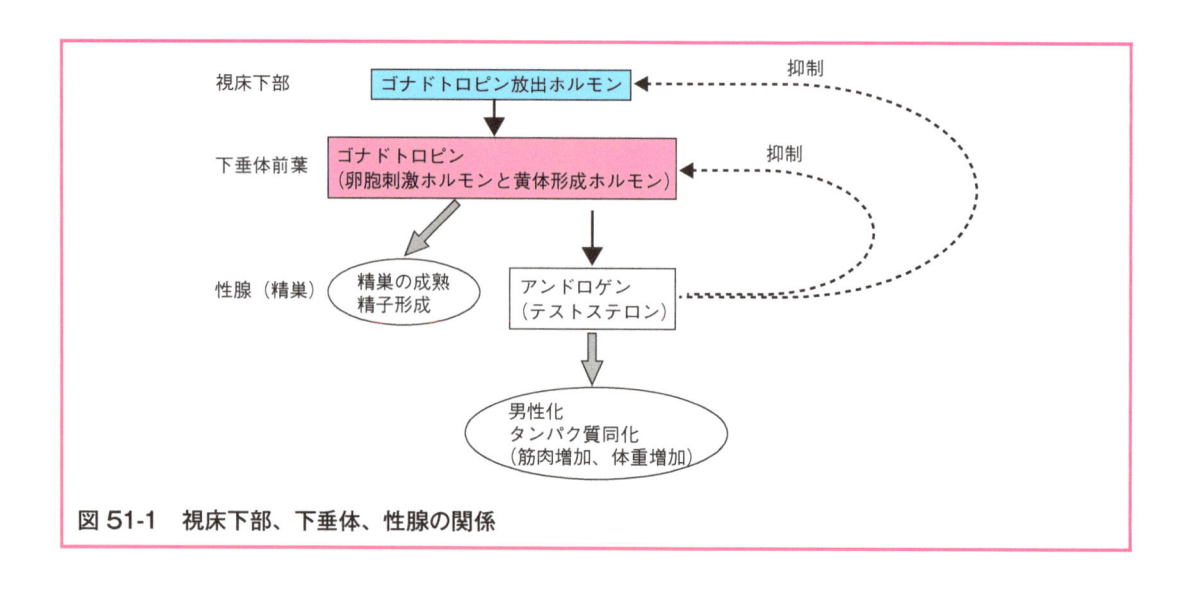

図 51-1　視床下部、下垂体、性腺の関係

表 51-1　男性ホルモン関連薬

	薬物名	適応症
男性ホルモン分泌抑制薬	リュープロレリン（GnRH アゴニスト） デガレリウス（GnRH アンダゴニスト）	前立腺がん
男性ホルモン	テストステロン	男性性腺機能不全
抗アンドロゲン薬 （アンドロゲン受容体拮抗薬）	フルタミド	前立腺がん
	スピロノラクトン	高血圧、慢性心不全

ロン薬で高血圧治療に使用されるスピロノラクトンは、アンドロゲン受容体にも拮抗するため、女性化乳房をきたすことがあります（**表 51-1**）。

　視床下部からパルス状に分泌されている GnRH の類似体を持続的に高濃度投与すると、下垂体前葉のゴナドトロピン分泌細胞の GnRH 受容体のダウンレギュレーション（受容体が減少したり感受性が低下すること）が起こり、ゴナドトロピン分泌がなくなり、結果として性腺から性ホルモンを分泌しなくなります。この作用を用いて、前立腺がん治療に GnRH のアゴニストやアンタゴニストが使用されます。

練習問題

次の文章の（　　　）内に適切な語を入れましょう。

1. 男性ホルモンであるアンドロゲンは、（^{1}　　　　　　　）から分泌される。この調節には視床下部からの（^{2}　　　　　　　　）と下垂体前葉からの（^{3}　　　　　　　）が関与する。

2. アンドロゲンは、男性の（^{4}　　　　）性徴、筋肉（^{5}増加・減少）、赤血球（^{6}　　　　）、骨密度（^{7}　　　　）、体毛の（^{8}増加・減少）を促進する。

3. 男性ホルモンが過剰になると（^{9}　　　　）がんは悪化し、この治療薬として、アンドロゲン受容体に競合的に阻害する（^{10}　　　　）が使用される。アンドロゲン受容体拮抗作用のある（^{11}　　　　）は、高血圧治療に使用される。

Point
★アンドロゲンの作用は、男性化、タンパク同化作用。

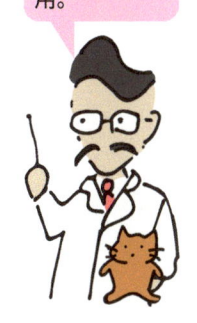

【解答】1. 精巣　2. ゴナドトロピン放出ホルモン　3. ゴナドトロピン　4. 二次　5. 増加　6. 増加
7. 維持　8. 増加　9. 前立腺　10. フルタミド　11. スピロノラクトン

Chapter 7

その他の器官系に作用する薬

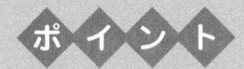 **ポイント**

◆液性免疫と細胞性免疫の違いを理解しよう

◆免疫抑制薬・賦活薬の種類と作用機序を理解しよう

◆眼疾患治療薬の作用機序を理解しよう

◆皮膚疾患治療薬の種類と作用機序を理解しよう

◆メニエール病の特徴と治療について学ぼう

◆排尿障害の種類と治療薬について学ぼう

◆子宮収縮・収縮抑制薬の作用機序を理解しよう

◆生活改善薬の概念と種類を理解しよう

◆抗菌薬、抗ウイルス薬の種類と作用機序を理解しよう

◆抗悪性腫瘍薬の種類と作用機序を理解しよう

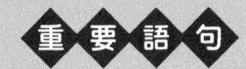 **重要語句**

抗原、抗体、液性免疫、細胞性免疫、自己免疫疾患、日和見感染、モノクローナル抗体、緑内障、選択毒性、抗生物質、ヒト免疫不全ウイルス（HIV）

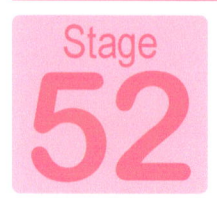

免疫抑制薬

免疫系概観

免疫系は、体内に侵入してきた病原菌や異物、異常な細胞を認識し、それらを攻撃、除去することで体を守る防御システムです。体内に異物が侵入したときに、マクロファージなどが貪食し攻撃をしますが、その攻撃は特異的ではなく、その後同じ異物が侵入してきても攻撃する能力が増大するわけではありません（自然免疫）。しかし、非特異的な攻撃では手に負えないような場合に、異物に対して特異的な免疫システムが発動されます（獲得免疫）。その特異的な免疫システムは前回の攻撃を記憶することで、その後の攻撃はより迅速かつ強力になります。そのシステムには、大きく分けて液性免疫と細胞性免疫の2種類があります。

液性免疫と細胞性免疫

外から侵入してきた「攻撃・排除対象」と認識される物質を**抗原**、それに対して体内で作られる物質を**抗体**とよびます。液性免疫と細胞性免疫の違いは抗原への攻撃の仕方にあり、抗体分子がB細胞から分泌されて抗原を攻撃する（液性免疫）か、抗原により活性化された免疫細胞が攻撃する（細胞性免疫）かです（**図52-1**）。

液性免疫では、抗原分子が体内に侵入したときに、すでにその抗原が侵入した記憶があり抗体を産生したことがあった場合、抗体を持っていたB細胞が認識することで、抗体産生細胞が増殖します。そうすることで、特定の抗原に対する抗体が迅速に数多く作られ、抗原に結合することで攻撃します。

細胞性免疫では、体内に侵入した抗原分子を認識したT細胞によって活性化された免疫細胞（キラーT細胞、NK細胞、マクロファージ、顆粒球）が抗原や感染細胞を攻撃します。

病原体が細菌で細胞の外に感染するときは液性免疫が活躍し、ウイルスのように細胞内に侵入するときは細胞性免疫が活躍します。

異常免疫応答①：行き過ぎた応答、アレルギー

免疫応答の異常で、特定の抗原への反応が過剰に起こる反応をアレルギーとよびます。

花粉症も花粉に対する過剰な防御反応によるものなのでアレルギーです。そのほかにアトピー性皮膚炎や気管支喘息もアレルギーです。また、体内に入ったとたんに反応が起こる即時型過敏反応をアナフィラキシー反応といい、食べ物やペニシリンなどの薬物で起こります。重篤な場合、ショックで死に至ることもあります（p.82）。

さらに、自分自身の組織を異物として認識して攻撃してしまう自己免疫疾患もあります。全身性の自己免疫疾患には関節リウマチや全身性エリテマトーデス（SLE）などがあります。また、特定

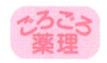 しくしく泣くプレゼントはモノクロの免疫抑制
（シクロスポリン）（シクロホスファミド）（プレドニゾロン）（モノクローナル抗体）

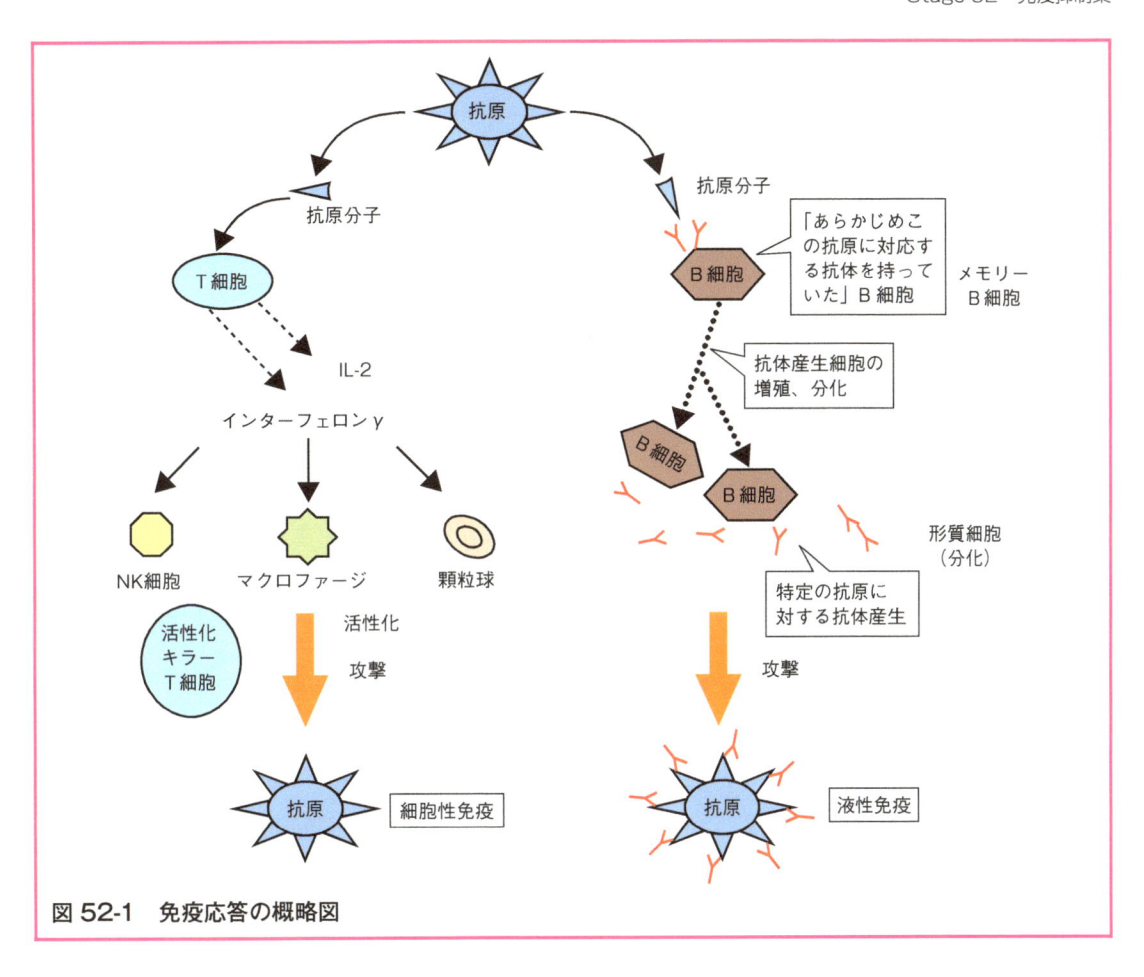

図 52-1　免疫応答の概略図

の臓器が免疫の対象となる臓器特異性自己免疫疾患には、バセドウ病、橋本病、潰瘍性大腸炎、クローン病、1型糖尿病などがあります。

　臓器移植後に、移植された臓器を異物として拒絶することも免疫応答によるものです。このような場合には、免疫抑制薬の投与で免疫応答を抑えるようにします。

免疫抑制薬

　免疫反応に関わる細胞増殖やサイトカイン産生を抑制する薬を免疫抑制薬とよびます。免疫抑制薬の種類として、特異的免疫抑制薬（シクロスポリン、タクロリムス、ラパマイシン）、非特異的免疫抑制薬（糖質コルチコイド）、細胞毒性薬（シクロホスファミド）、モノクローナル抗体などがあります（**図 52-2**、**表 52-1**）。

　シクロスポリンおよびタクロリムスは、臓器移植時の拒絶反応の治療および予防に最も重要な薬です。T細胞内に作用することでサイトカインの産生を阻害します。主な副作用は腎障害で、そのほか、高血圧、神経障害、胃腸障害、感染症などがあります。

　ステロイド薬である糖質コルチコイドは、臓器移植時の拒絶反応に対して免疫抑制薬との併用で使用され、また自己免疫疾患の治療にも使用されます。作用機序は、T細胞増殖抑制、インターロイキンなどのサイトカイン遺伝子発現抑制です。長期間の投与で、感染の危険性の増大、消化性潰

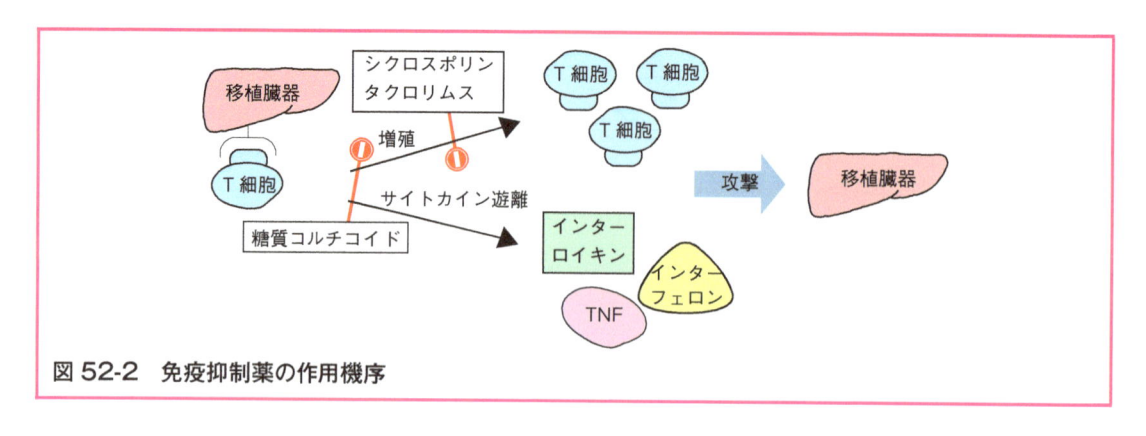

図 52-2　免疫抑制薬の作用機序

表 52-1　免疫抑制薬の種類

種類	薬品名	作用機序	適応症
糖質コルチコイド	プレドニゾロン	免疫反応全体の抑制	自己免疫疾患 造血系腫瘍
抗原認識の阻害	抗胸腺細胞グロブリン	T 細胞増殖抑制	再生不良性貧血
抗生物質	シクロスポリン タクロリムス	T 細胞増殖抑制	臓器移植後の拒絶反応
細胞毒性薬	シクロホスファミド	B 細胞の増殖抑制	糸球体腎炎
活性化因子産生抑制	サリドマイド	アポトーシス誘導	多発性骨髄腫
モノクローナル抗体	インフリキシマブ	抗 TNF-α	クローン病 関節リウマチ
	エタネルセプト	抗 TNF-α	抗 TNF-α 治療抵抗性の関節リウマチ
	トシリズマブ	抗インターロイキン -6 受容体	キャッスルマン病 関節リウマチ
インターフェロン		抗ウイルス活性、 細胞増殖抑制	B 型および C 型肝炎、腎がん、 多発性骨髄腫、慢性骨髄性白血病

瘍、高血糖、骨粗鬆症などの副作用が見られます（Stage 49）。

　細胞毒性薬とは、細胞の増殖を阻害する薬物であり悪性腫瘍に対しても使用されます。免疫抑制薬として免疫細胞である B 細胞や T 細胞の増殖も阻害し、悪性腫瘍に使用するよりも投与量を少なくして使用されます。なお、葉酸代謝拮抗薬のメトトレキサートは関節リウマチの第一選択薬です。

　自己免疫疾患に対してモノクローナル抗体が使用されています。これは、サイトカインそのものや、その受容体など特定の抗原にだけ活性があるため、副作用が少ないとされています。

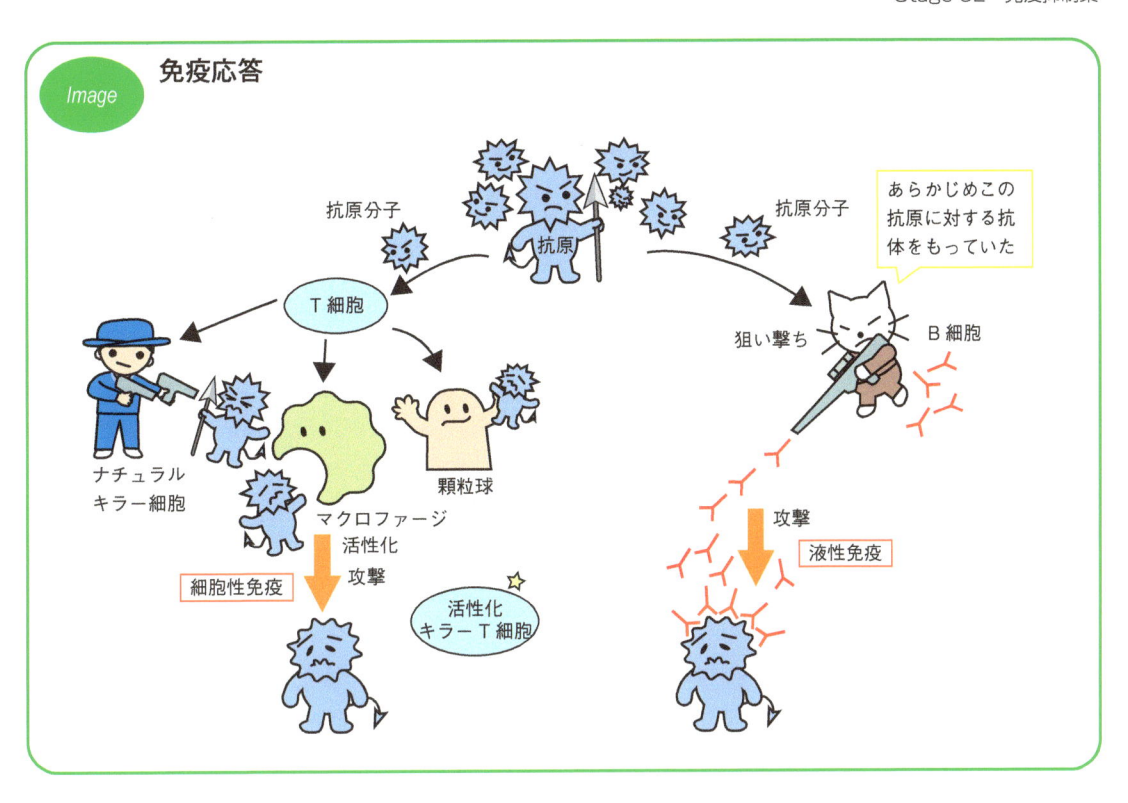

免疫応答

練習問題

次の文章の（　　）内に適切な語を入れましょう。

1. 免疫は、体の（¹　　　）システムである。体外から侵入してきた排除対象の物質を（²　　　）とよび、それに対応して産生される物質を（³　　　）とよぶ。

2. 免疫には、（³　　　）がB細胞から分泌されて（²　　　）に反応する（⁴　　　）免疫と、（²　　　）により活性化された免疫細胞が攻撃する（⁵　　　）免疫がある。

3. 特定の（²　　　）への反応が過剰に起こる現象を（⁶　　　）といい、花粉症や喘息発作がある。抗原が体内に入ったとたんに起こり、重篤な場合死亡する危険がある反応を（⁷　　　）反応という。

4. 自分の組織を異物と認識する疾患を（⁸　　　）疾患とよび、（⁹　　　）リウマチなどがある。

5. 免疫抑制薬のうち、副腎皮質ホルモンの（¹⁰　　　）コルチコイドは免疫と炎症全般を抑制する。臓器（¹¹　　　）後の拒絶反応を抑制する薬に（¹²　　　）や（¹³　　　）がある。

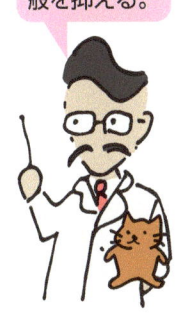

Point
★糖質コルチコイドは免疫や炎症機構全般を抑える。

【解答】1. 防御　2. 抗原　3. 抗体　4. 液性　5. 細胞性　6. アレルギー　7. アナフィラキシー
8. 自己免疫　9. 関節　10. 糖質　11. 移植　12 ～ 13. シクロスポリン、タクロリムス（順不同）

Stage 53 免疫賦活薬

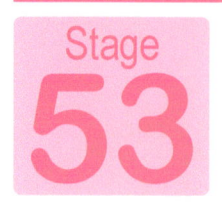

異常免疫応答②：応答が不足する場合

異常免疫応答が不足し体が防御されない場合があります。先天的に免疫のどこかに欠陥があり体を十分に防御できない原発性免疫不全症候群と、後天的にウイルスが免疫細胞を壊すことで免疫力が低下するエイズ（HIV 感染症）のような疾患があります。どちらの場合も感染症にかかりやすくなり、普段なら免疫系で防御できる病原体に感染してしまう（日和見感染）ことがあります。

免疫賦活薬

免疫賦活薬は、がんなどで免疫が抑制されたときに免疫反応を高めるために使用されます。インターフェロンやインターロイキンなどのサイトカインや T 細胞分化因子などを使用します。

ワクチンの予防接種も一種の免疫賦活です。予防接種は、あらかじめ弱くした特定のウイルスなどの病原体を接種し、免疫を作る、免疫反応の応用です。感染したときにすぐに反応できるので、症状を軽くすることができます。

血清療法、抗体薬

血清療法は、抗原をもっている動物の血清を治療に使うことをいいます。たとえばハブ毒を注射した動物の血清には、ハブ毒に対する抗体が含まれています。それを、ハブに咬まれた人に注射することで、ハブの抗体がすぐに抗原を攻撃できるようにします。

この考え方が進んで、モノクローナル抗体の作製、開発につながりました。モノクローナル抗体とは、特定の抗原や酵素などに対する単一の抗体産生細胞に由来するクローンから得られた抗体分子のことで、クローン病などの治療に使用されています。また、がん細胞が体内で免疫細胞にかけるブレーキを外すことで体内の免疫細胞の攻撃力を復活させる、免疫チェックポイント阻害薬のニボルマブやペムブロリズマブなどもモノクローナル抗体薬です。

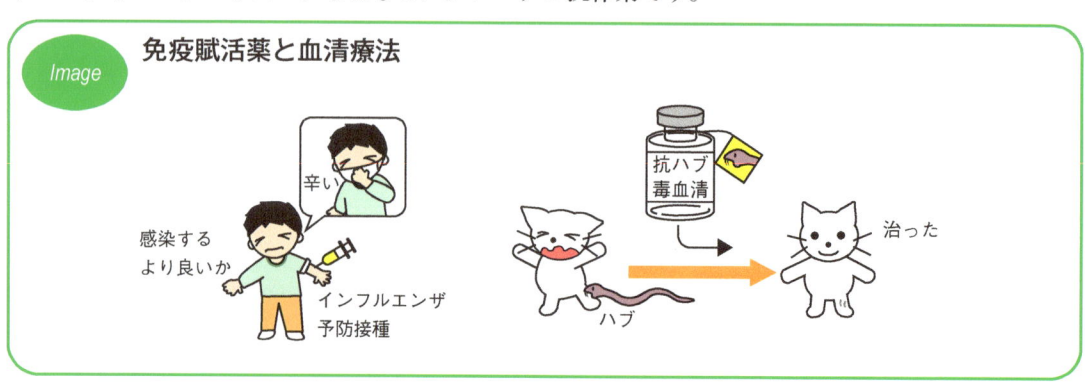

Image 免疫賦活薬と血清療法

辛い

感染するより良いか

インフルエンザ予防接種

抗ハブ毒血清

ハブ

治った

抗体薬

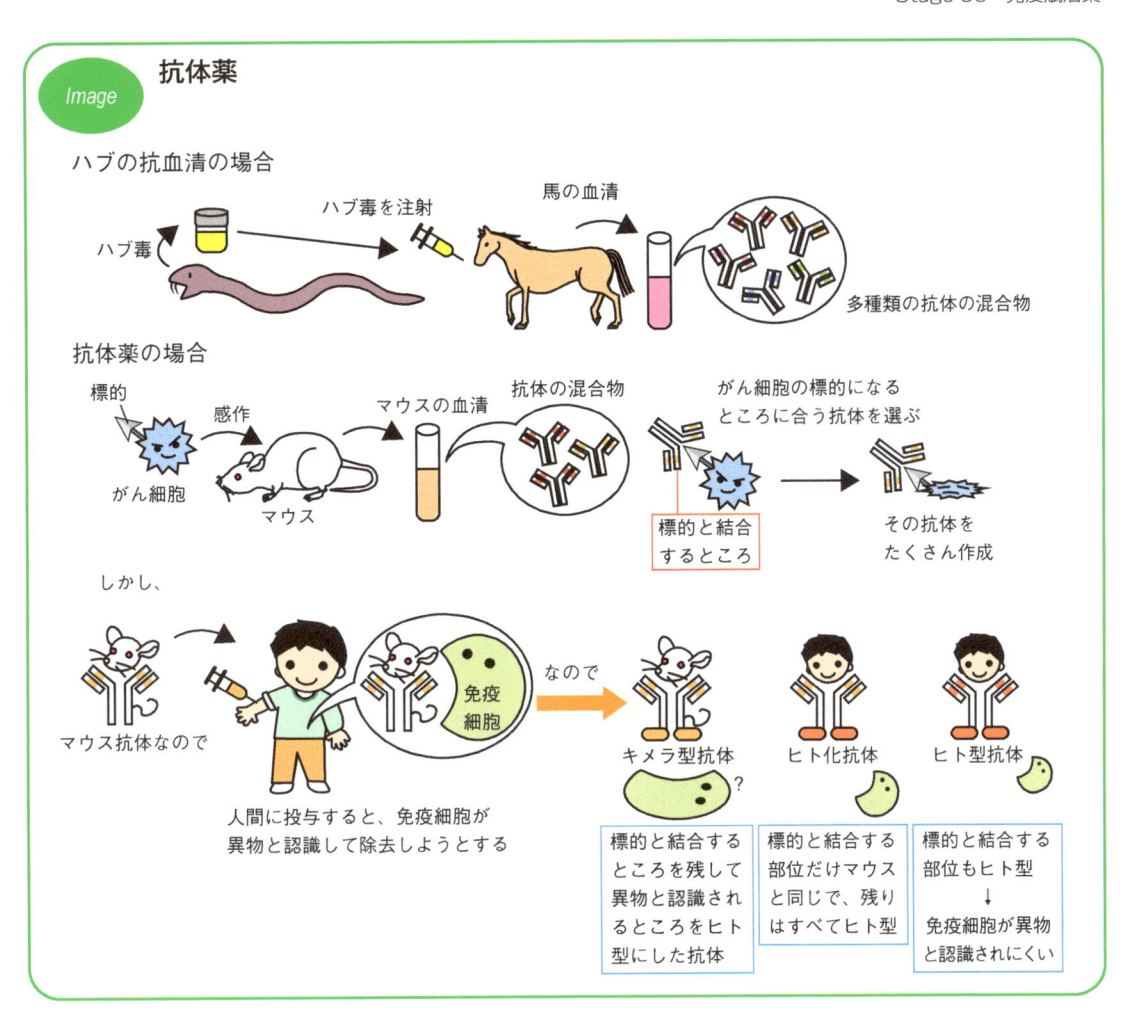

ハブの抗血清の場合

ハブ毒　→　ハブ毒を注射　→　馬の血清　→　多種類の抗体の混合物

抗体薬の場合

標的　がん細胞　→　感作　→　マウス　→　マウスの血清　→　抗体の混合物　→　標的と結合するところ　がん細胞の標的になるところに合う抗体を選ぶ　→　その抗体をたくさん作成

しかし、

マウス抗体なので　→　人間に投与すると、免疫細胞が異物と認識して除去しようとする　免疫細胞

なので　→　キメラ型抗体　ヒト化抗体　ヒト型抗体

キメラ型抗体：標的と結合するところを残して異物と認識されるところをヒト型にした抗体

ヒト化抗体：標的と結合する部位だけマウスと同じで、残りはすべてヒト型

ヒト型抗体：標的と結合する部位もヒト型　→　免疫細胞が異物と認識されにくい

練習問題

次の文章の（　　）内に適切な語を入れましょう。

1. 免疫力低下により通常の免疫系では防衛できるはずの病原体に感染し発症することを（¹　　　）感染という。

2. 病原体に感染したときに迅速に身体の防衛体制に入るために、あらかじめ（² 強・弱）めた病原体を体内に取り込むことを（³　　　）という。また、免疫系が機能しない疾患に、インターロイキンなどのサイトカインを（⁴　　　）として使用する。

3. ハブに咬まれた直後の治療に（⁵　　　）を投与する方法がある。その（⁵　　　）は、ハブの抗原を注射し、それに対応する（⁶　　　）を作らせた動物のものである。同様の考え方に基づき、特定の（⁷　　　）や酵素に対する（⁶　　　）産生細胞を作成・精製して治療に使われる薬を（⁸　　　）抗体とよぶ。

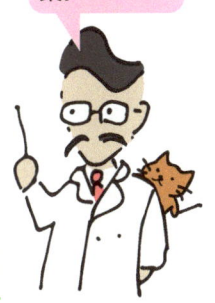

Point
★インターロイキンなどのサイトカインが免疫賦活薬。

【解答】1. 日和見　2. 弱　3. 予防接種　4. 免疫賦活薬　5. 血清　6. 抗体　7. 抗原　8. モノクローナル

Stage 54 点眼剤、眼軟膏

感染性疾患には抗生物質、抗炎症薬

　眼の疾患の多くは、結膜炎のような感染性疾患です。殺菌効果を求める場合、0.2％ホウ酸水、抗生物質の点眼剤、収斂薬を使用します（**表54-1**）。現在では、抗生物質の点眼剤のみの使用が多いようです。抗生物質の中でもテトラサイクリン系、マクロライド系、ニューキノロン系が使用されます。

　抗炎症薬として副腎皮質ステロイド薬も使用されます。副腎皮質ステロイド薬は、花粉症や動物アレルギーなどのアレルギー性の充血の治療にも使われます。

白内障・緑内障

　加齢による白内障は、白濁した水晶体を人工の水晶体に置換する手術をします。眼圧が上がりすぎる緑内障では、手術かラタノプロスト投与をします（Stage 55）。

眼軟膏

　眼軟膏は粘度が大きいので、点眼剤よりも長く、患部に局所的にとどめておける薬です。水に溶けにくい薬物などを流動パラフィンや白色ワセリンなどに混ぜて作成されています。

検査薬

　眼科での検査時に、眼の瞳孔を開いたままにする散瞳薬が使用されます。眼底を詳細に検査できます。副交感神経のムスカリン受容体遮断薬（抗コリン薬）であるトロピカミドなどの、瞳孔括約筋（**図54-1**）を弛緩させる作用や、交感神経 α_1 受容体作動薬であるフェニレフリンの、瞳孔散大筋を収縮させる作用を利用します。

表54-1　眼疾患治療薬、眼底検査薬

	種類	薬品名
眼疾患治療薬	抗菌薬	ホウ酸
		サルファ剤
		抗生物質
	抗炎症・抗アレルギー薬	副腎皮質ステロイド薬
	充血除去	アドレナリン点眼剤
	収斂薬	硫酸亜鉛
眼底検査薬（散瞳薬）	ムスカリン受容体遮断薬	トロピカミド
	α_1 受容体作動薬	フェニレフリン

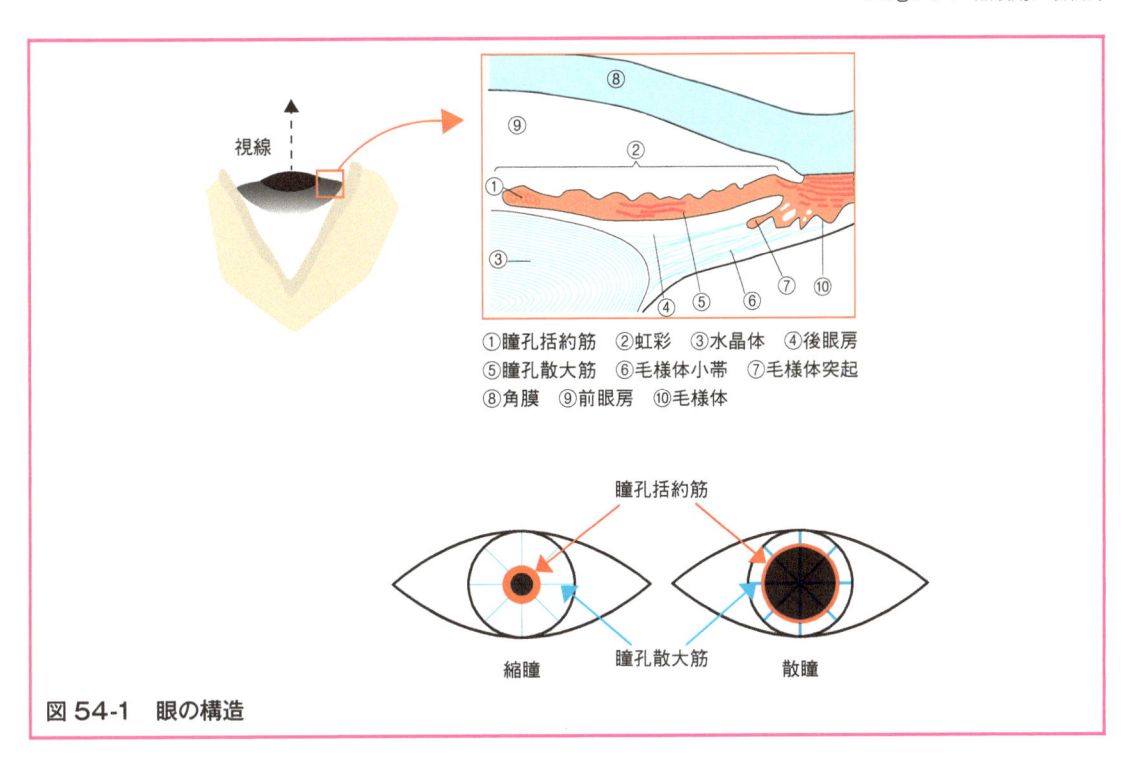

①瞳孔括約筋　②虹彩　③水晶体　④後眼房
⑤瞳孔散大筋　⑥毛様体小帯　⑦毛様体突起
⑧角膜　⑨前眼房　⑩毛様体

瞳孔括約筋

縮瞳　　瞳孔散大筋　　散瞳

図 54-1　眼の構造

練習問題

次の文章の（　　）内に適切な語を入れましょう。

1. 眼疾患には感染性のものが多いため、治療薬として（¹　　　　　　）や
   （²　　　　　）が多用される。アレルギー性の充血には、
   （³　　　　　　　　　）薬が使用される。
2. 眼底検査で（⁴　　　）を開いておくために使用する薬物である
   （⁵　　　）には、副交感神経の（⁶　　　　）受容体遮断薬の
   （⁷　　　　　）および（⁸　　　）受容体作動薬の（⁹　　　　　　）
   などがある。

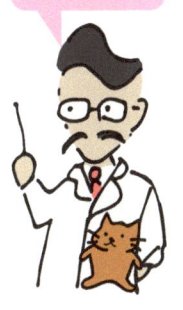

【解答】1～2. 抗生物質、抗炎症薬（順不同）　3. 副腎皮質ステロイド　4. 瞳孔　5. 散瞳薬　6. ムス
カリン　7. トロピカミド　8. α_1　9. フェニレフリン

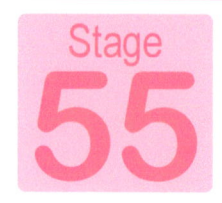 緑内障治療薬

眼の自律神経支配と眼圧調節

　眼球内の平滑筋や圧力（眼圧）は自律神経に支配されています。瞳孔散大筋は交感神経の刺激で収縮して散瞳を起こし、瞳孔括約筋は副交感神経の刺激で収縮して縮瞳を起こします（図 54-1）。また、毛様体筋は交感神経の刺激で弛緩し、副交感神経の刺激で収縮します（**表 55-1**）。

緑内障と眼房水

　緑内障とは、眼圧が上昇することで、視神経が圧迫されて、視野が欠けていく病気です。眼球内部を満たす眼房水が増えることで眼圧が上昇します。眼房水は、角膜、硝子体および水晶体に栄養を与えるはたらきをしており、毛様体から分泌されシュレム管から排出されます（**図 55-1**）。

　眼房水の量を減らすことで緑内障が治療できます。表 55-1 からわかるように、毛様体上皮からの眼房水の分泌は、交感神経の β 受容体刺激によって亢進され、α_2 受容体刺激によって抑制され

表 55-1　眼の自律神経支配と眼圧調節

	交感神経		副交感神経	
	受容体	効果	受容体	効果
瞳孔散大筋	α_1	収縮	（−）	
瞳孔括約筋	（−）		M_3	収縮
毛様体上皮	β_1、β_2	分泌亢進		
	α_2	分泌抑制		
毛様体筋	β_2	弛緩	M_3	収縮
眼圧	β_1	増加	M_3	減少
	α_1	減少		
作用	眼房水増加		眼房水減少	

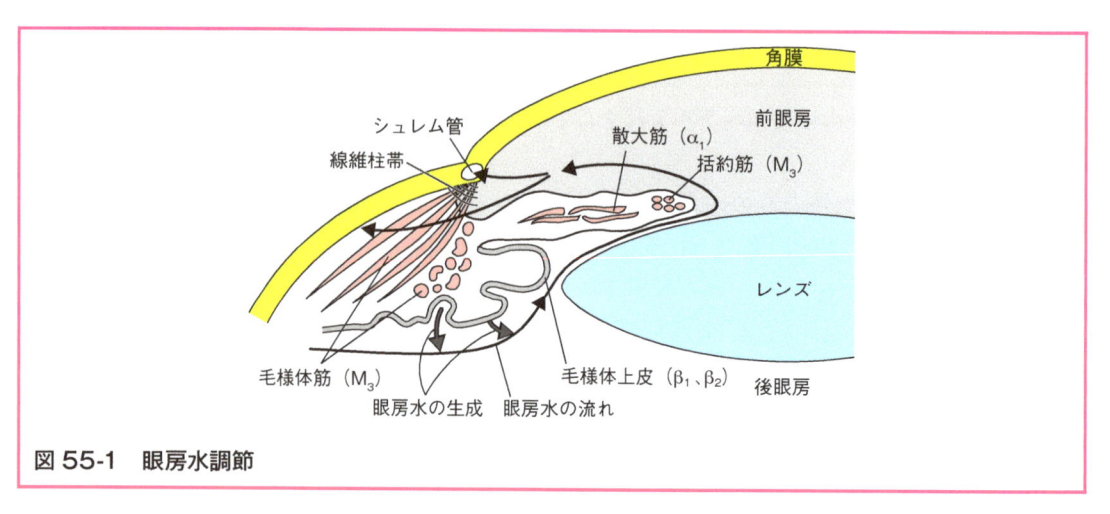

図 55-1　眼房水調節

ごろごろ薬理　血も汗も油も 2 人のプロに任せる緑内障治療
（チモロール）（アセタゾラミド）（アプラクロニジン）（ラタノプロスト）（タフルプロスト）

ます。よって治療には、β遮断薬（チモロールなど）とα₂受容体作動薬（アプラクロニジンなど）が用いられます。

　ムスカリン受容体作動薬（カルバコール）は毛様体筋を収縮させ、シュレム管からの眼房水の排出を促進するため、眼圧を下げます。また、眼房水をぶどう膜強膜流出経路から排出させ眼圧を下げるプロスタグランジン系薬剤（ラタノプロスト、タフルプロストなど）は、副作用が少ないため頻用されます。

　利尿薬の炭酸脱水酵素阻害薬（アセタゾラミド）は、眼房水の分泌を抑制します（**図 55-2**）。

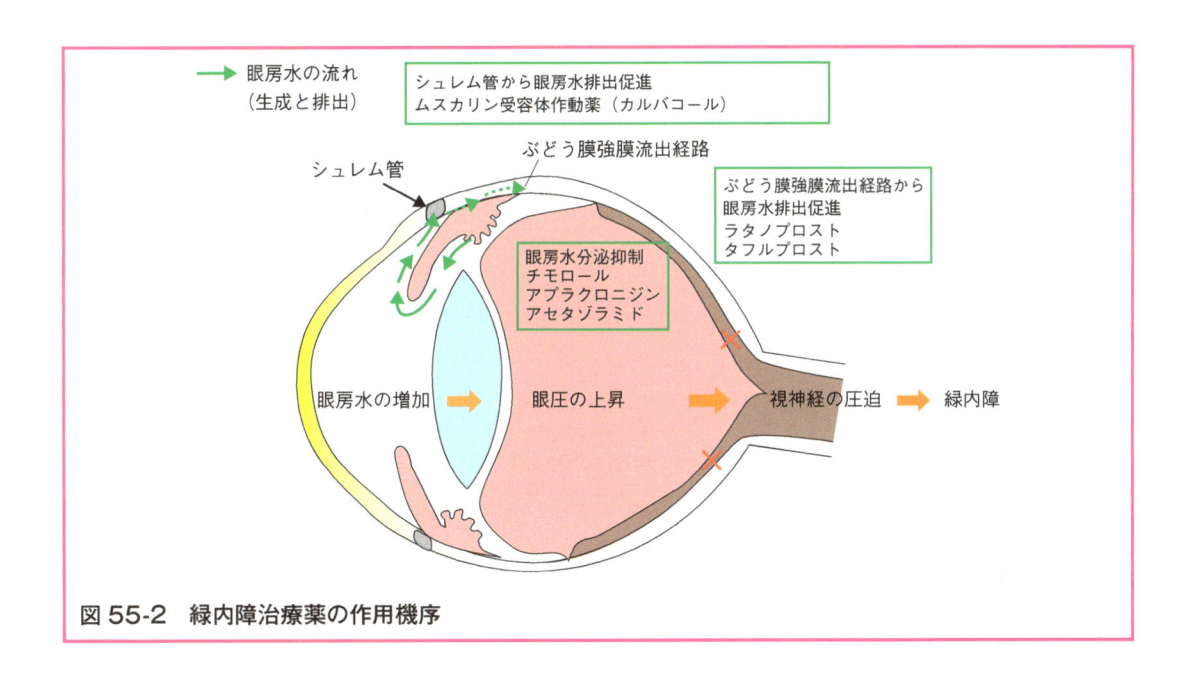

図 55-2　緑内障治療薬の作用機序

練習問題

次の文章の（　）内に適切な語を入れましょう。

1.　緑内障とは、眼圧が上昇することで、視神経が（¹　　　　）され、周辺から（²　　　　）が欠けていく病気である。眼圧上昇の原因は、眼球中の（³　　　　）水が増加することである。

2.　緑内障の治療には、（⁴　　　　）遮断薬、（⁵　　　　）受容体作動薬や、ムスカリン受容体（⁶　　　　）薬などが使用される。そのほか、ぶどう膜強膜からの経路で眼房水の吸収を高める（⁷　　　　　　）系薬剤も副作用が少ないためよく使用される。また、利尿薬の（⁸　　　　）阻害薬である（⁹　　　　）も、眼房水の分泌を抑制するため使用される。

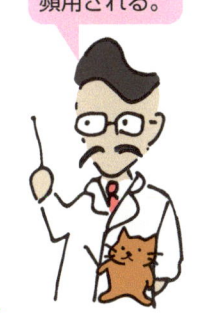

Point
★ラタノプロストは副作用が少ないので頻用される。

【解答】1. 圧迫　2. 視野　3. 眼房　4. β　5. α₂　6. 作動　7. プロスタグランジン　8. 炭酸脱水酵素　9. アセタゾラミド

Stage 56 皮膚疾患治療薬

治療薬の分類

皮膚も眼と同様に感染、炎症、アレルギーの症状が出やすい部位です。皮膚疾患の治療には、皮膚の状態と患者の受けている刺激の種類を考える必要があります。また、皮膚症状が膠原病、がんなどの全身性の疾患の部分的な症状である可能性も考慮します。治療薬には、炎症性のかゆみ止めに抗ヒスタミン薬、病変部の保護をする収斂薬、血管拡張作用のあるメントールやサリチル酸メチルなどの引赤薬、抗生物質などの殺菌薬、抗炎症効果の強い副腎皮質ステロイド軟膏などがあります（**表56-1**）。

アトピー性皮膚炎

アトピー性皮膚炎は、免疫反応の一種で、抗原に対し即時反応と細胞性免疫反応を起こしている慢性の皮膚の炎症です。治療薬には、抗ヒスタミン薬、抗アレルギー薬、ステロイド薬、免疫抑制薬（タクロリムス軟膏）などが症状の程度と原因によって選択されます。皮膚が乾燥すると悪化するので、保湿が大切です。

にきび

にきびは、主に思春期に、皮脂腺からの皮脂の分泌が増加することで、毛孔を塞ぎ、毛包内の細菌が繁殖して起こる皮膚炎です。治療には、毛孔を清潔にすることが有効で、中等度以上の場合、

表56-1　皮膚疾患治療薬

適応	種類	薬品名
かゆみ止め	抗ヒスタミン薬	
表面保護	収斂薬	硫酸亜鉛 タンニン酸アルブミン
血管拡張	引赤薬	メントール サリチル酸メチル
化膿防止	消毒薬 抗生物質	
抗炎症	抗炎症薬	デキサメタゾン
アトピー性皮膚炎	抗ヒスタミン薬	ジフェンヒドラミン
	抗アレルギー薬	
	ステロイド薬	
	免疫抑制薬	タクロリムス
褥瘡、皮膚潰瘍治療薬	消毒薬、軟膏	
	抗炎症薬	
	線維芽細胞成長因子	トラフェルミン
かいせん	抗ダニ薬	イベルメクチン

抗菌薬を使用します。

褥瘡

　褥瘡は床ずれともよばれ、病気などで長期間寝たきりの場合に、腰や背中が圧迫されることで局所の血流が障害されたり、皮膚への異常な張力やひずみがかかったりして、皮膚の潰瘍や壊死を起こした状態です。発症後は、皮膚の発赤、水疱、潰瘍、壊死と進行し、骨に至ることもあります。治癒には時間を要するため、予防が大切です。

　治療薬のトラフェルミンは遺伝子組み換えヒト線維芽細胞成長因子で、褥瘡や皮膚潰瘍に対して、血管新生作用や肉芽形成促進作用があります。スプレー剤として用いられます。

練習問題

次の文章の（　　）内に適切な語を入れましょう。

1.　皮膚も眼と同様に（^{1}　　　　）、（^{2}　　　　）、（^{3}　　　　）の症状が出やすい。

2.　治療薬として、炎症性のかゆみ止めに（^{4}　　　　）、病変部の保護に（^{5}　　　）、患部の血管を拡張させる引赤薬である（^{6}　　　　）や（^{7}　　　　　　）などが使用される。

3.　免疫の異常で発生するアトピー性皮膚炎には、抗ヒスタミン薬やアレルギー薬、（^{8}　　　　）薬、免疫抑制薬の（^{9}　　　　）軟膏が使用される。

4.　にきびは、（^{10}　　　）の分泌が増加し毛孔をふさぐことで菌が繁殖して起こる炎症であるため、治療には（^{11}　　　）が有効である。

5.　褥瘡の治療には、線維芽細胞成長因子である（^{12}　　　　）が使用される。

Point
★褥瘡対策は血行の改善と感染の予防から。

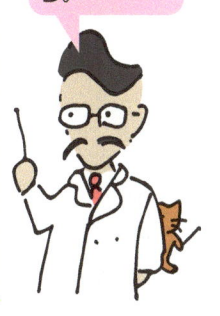

【解答】1～3. 感染、炎症、アレルギー（順不同）　4. 抗ヒスタミン薬　5. 収斂薬　6～7. メントール、サリチル酸メチル（順不同）　8. ステロイド　9. タクロリムス　10. 皮脂　11. 抗菌薬　12. トラフェルミン

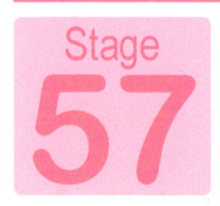メニエール病・内リンパ水腫

メニエール病

メニエール病は、三半規管・内耳の障害で、平衡感覚の異常からくる回転性めまい、難聴、耳鳴り、嘔吐、眼振の発作を繰り返す疾患です。内耳の中の三半規管や蝸牛を満たしている内リンパ液が増えすぎた状態を、内リンパ水腫とよびます。メニエール病の本態は、内リンパ水腫により感覚器が圧迫されることです。原因は、精神的・肉体的ストレス、過労、睡眠不足といわれています。治療として、ストレスを取り除き、症状を緩和する薬と内リンパ水腫を治療する薬を投与します。

メニエール病の治療薬

メニエール病の治療薬の症状を緩和する薬物として、吐き気を止める抗ヒスタミン薬のジメンヒドリナート、消化器異常を改善するメトクロプラミド、抗精神病薬のクロルプロマジン、抗不安薬のジアゼパム、内耳刺激感受性を低下させる炭酸水素ナトリウムが使用されます。

内リンパ水腫の治療には、内耳内の血液循環改善をするベタヒスチン、浸透圧利尿薬であるイソソルビド、グリセリン、およびステロイド薬のベタメタゾンが使用されます。

めまいの鑑別

めまいは、内耳、平衡の中枢である脳幹、小脳、大脳基底核、大脳皮質のどの部分が障害されても発生します。めまいを鑑別し、発生した随伴症状を明らかにすることで、障害されている部位の特定が確実になります（**表57-1**）。めまいの随伴症状には、嘔気、嘔吐、耳鳴、難聴、頭痛、言語障害、運動失調、意識障害、そのほかの神経症状があげられます。

表57-1　めまいの鑑別

種類	特徴	原因
回転性めまい	視覚、体性感覚の回転感	内耳（三半規管など）の障害
浮動性めまい	ふらつきなど、よろめくような非回転性のめまい。眼前暗黒感もある	中枢神経系の異常、高血圧
立ちくらみ	血の気が引いて意識を失いそうになる感覚	脳幹への血流不全（起立性低血圧など）

ごろごろ薬理　じめじめしたいじめがベタなメニエール治療
（ジメンヒドリナート）（イソソルビド）（ジアゼパム）（ベタヒスチン）

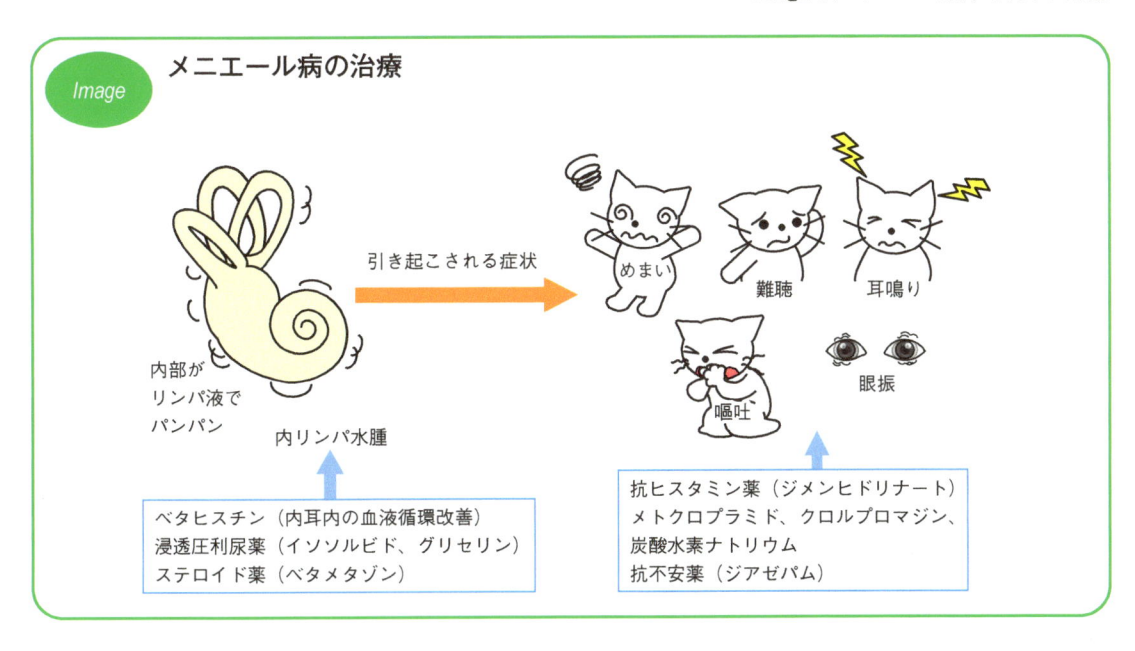

Image　メニエール病の治療

引き起こされる症状

内部が
リンパ液で
パンパン

内リンパ水腫

めまい　難聴　耳鳴り

嘔吐　眼振

ベタヒスチン（内耳内の血液循環改善）
浸透圧利尿薬（イソソルビド、グリセリン）
ステロイド薬（ベタメタゾン）

抗ヒスタミン薬（ジメンヒドリナート）
メトクロプラミド、クロルプロマジン、
炭酸水素ナトリウム
抗不安薬（ジアゼパム）

練習問題

次の文章の（　　）内に適切な語を入れましょう。

1. メニエール病は、（¹　　　）性めまいや難聴、耳鳴り、（²　　　）、
   （³　　　）の発作を繰り返す症候群で、その本態は（⁴　　　）
   水腫である。症状を緩和する治療薬として、抗ヒスタミン薬の
   （⁵　　　　　）、抗不安薬の（⁶　　　）などが使用される。
2. 内リンパ水腫の治療には、内耳内の血液循環改善をする（⁷　　　）、
   浸透圧利尿薬である（⁸　　　）、（⁹　　　）、およびステ
   ロイド薬の（¹⁰　　　）が使用される。

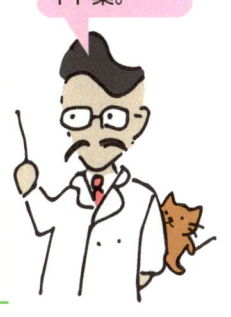

Point
★内耳の内リ
ンパ水腫を取
るベタヒスチ
ン、浸透圧利
尿薬、ステロ
イド薬。

【解答】1. 回転　2〜3. 嘔吐、眼振（順不同）　4. 内リンパ　5. ジメンヒドリナート　6. ジアゼパム
7. ベタヒスチン　8〜9. イソソルビド、グリセリン（順不同）　10. ベタメタゾン

排尿障害治療薬

膀胱の自律支配と受容体

　排尿は、膀胱壁排尿筋の収縮によって膀胱内に圧力がかかり、尿道括約筋が弛緩することで起きます。尿道括約筋には、内尿道括約筋と外尿道括約筋があります。平滑筋である膀胱壁排尿筋と内尿道括約筋は、自律神経系により調節されています。外尿道括約筋は骨格筋で、随意的にコントロールできます。交感神経がはたらくと膀胱壁排尿筋は弛緩、内尿道括約筋は収縮し、陰部神経の興奮により外尿道括約筋も収縮し、尿は膀胱に貯留されます。副交感神経がはたらくと逆の反応が起こり、排尿されます。（**表58-1**、**表58-2**）。

表58-1　膀胱の自律神経支配と受容体

	交感神経：貯留		副交感神経：排尿	
	受容体	作用	受容体	作用
膀胱壁排尿筋	β_2、β_3	弛緩	M_3	収縮
尿道括約筋	α_1	収縮	M_3	弛緩

表58-2　尿貯留と排尿

尿貯留	排尿
交感神経	副交感神経

膀胱壁排尿筋弛緩
膀胱
内尿道括約筋収縮
外尿道括約筋収縮
尿道

膀胱壁排尿筋収縮
膀胱
内尿道括約筋弛緩
外尿道括約筋弛緩
尿道

排尿障害

　排尿障害が起きる疾患には、前立腺肥大症、前立腺がん、膀胱がん、尿路結石、感染症による膀胱炎や尿道炎があります。また、神経が原因の排尿障害である神経因性膀胱や過活動膀胱があります。排尿障害には、尿を貯留できない頻尿・失禁（蓄尿障害）と排尿困難の2ケースがあります（**表58-3**）。

頻尿・失禁（蓄尿障害）治療薬

　副交感神経の刺激を抑制するムスカリン受容体遮断薬（抗コリン薬）や、交感神経受容体を刺激して膀胱壁排尿筋を弛緩させるβ_3受容体作動薬であるミラベグロンが使用されています（表58-3）。

ごろごろ薬理　べたに根を張った排尿困難治療
（ベタネコール）（ネオスチグミン）（タムスロシン）

表58-3　排尿障害治療薬

症状	作用機序		薬品名
頻尿・失禁（蓄尿障害）	M_3受容体遮断		オキシブチニン
	β_3受容体作動		ミラベグロン
排尿困難	副交感神経作動	直接作動（コリン作動）	ベタネコール
		間接作動（アセチルコリンエステラーゼ阻害）	ネオスチグミン
	α_1受容体遮断		タムスロシン
	前立腺肥大抑制（抗アンドロゲン）		

排尿困難治療薬

　内尿道括約筋を弛緩させるように、交感神経 α_1 遮断薬や副交感神経作動薬を投与します。副交感神経作動薬には、直接的に作用するコリン作動薬と、間接的に作用するコリンエステラーゼ阻害薬があります。シルデナフィルは尿道を広げる作用ももっています。

　また、前立腺肥大症による排尿困難には、抗アンドロゲン薬で前立腺肥大を抑制し、尿道圧迫を軽減させます。前立腺肥大症では、膀胱内に尿が多量に貯留し、尿意は感じるが排尿できない尿閉を生じることがあります。

　排尿困難は、薬の副作用で起こる可能性もあります。たとえばパーキンソン症候群治療薬、抗不整脈薬、鎮痙薬、制吐薬、三環系抗うつ薬、抗ヒスタミン薬のように抗コリン作用をもつ薬物の副作用として知られています。

練習問題

次の文章の（　　）内に適切な語を入れましょう。

1.　排尿障害には、尿が貯留できない頻尿・失禁（（^{1}　　　　　）ケースと排尿困難のケースがある。

2.　頻尿・失禁治療薬には、平滑筋の収縮に関与する（^{2}　　　　）神経を抑制する（^{3}　　　　　）受容体遮断薬（抗コリン薬）がある。β_3受容体作動薬である（^{4}　　　　　）もある。

3.　排尿困難治療薬には、（^{5}　　　　）筋を弛緩させる交感神経の（^{6}　　　）遮断薬がある。（^{7}　　　　）神経作動薬も治療薬として使用される。前立腺肥大症による排尿困難には、（^{8}　　　　　）薬が使用される。

4.　抗コリン作用をもつ（^{9}　　　　　）症候群治療薬、抗不整脈薬、（^{10}　　　）薬、（^{11}　　　）薬、三環系（^{12}　　　　）薬には、排尿困難の副作用がある。

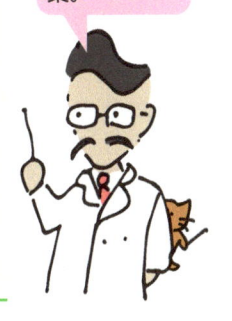

Point
★頻尿・失禁には副交感神経ムスカリン受容体遮断薬。

【解答】1. 蓄尿障害　2. 副交感　3. ムスカリン　4. ミラベグロン　5. 内尿道括約　6. α_1　7. 副交感
8. 抗アンドロゲン　9. パーキンソン　10〜11. 鎮痙、制吐（順不同）　12. 抗うつ

Stage 59 子宮収縮・収縮抑制薬

早すぎても遅すぎてもだめ

　通常は、妊娠40週前後で出産を迎えます。早産では、胎児が未成熟なまま生まれるため、生命と生後の発達にリスクが伴います。また、遅すぎる過期産では胎盤の機能が低下するため、胎児の命が危険にさらされます。子宮の収縮が弱すぎる微弱陣痛では母体が疲れ、胎児の心拍数が下がることもあります。

子宮収縮機構

　分娩中、母体の子宮の平滑筋が収縮して、胎児を子宮から押し出します。そのとき、子宮平滑筋はホルモンによる調節を受けます。プロゲステロン作用が低下しエストロゲン作用が上昇することで、オキシトシンとプロスタグランジン$F_{2\alpha}$が作用し、分娩時の子宮収縮を刺激します。オキシトシンは下垂体後葉ホルモンで、視床下部で作られ下垂体後葉から分泌されます。愛情ホルモンともよばれ、乳腺の筋線維を収縮する乳汁分泌（射乳）の促進作用もあります。

子宮収縮薬

　子宮収縮薬には、オキシトシン、プロスタグランジン（PG）類、麦角アルカロイドがあります。オキシトシンは、分娩誘発、陣痛促進、分娩後の弛緩出血防止のため注射で使用されます。

　プロスタグランジン類は、オータコイドの一種で、卵巣、子宮筋、月経血中に存在し、分娩時に羊水、臍帯血、母体血中で濃度が上昇します。プロスタグランジン$F_{2\alpha}$とE_2は陣痛誘発、分娩促進を起こし、微弱陣痛に対し使用されます。海外では、経口妊娠中絶薬として、黄体ホルモンアンタゴニストのミフェプリストン（p.137）とPG類のミソプロストールを順番に服用する方法があります。

　麦角アルカロイドは、セロトニン受容体の部分的な作動薬で、子宮平滑筋を収縮させます。麦角アルカロイドの中でも強い子宮収縮作用があり毒性が低いエルゴメトリンと、その誘導体のメチルエルゴメトリンが子宮収縮薬として使用されます（**表59-1**）。

表59-1　子宮収縮薬と子宮収縮抑制薬

子宮収縮薬	オキシトシン	
	プロスタグランジン類	
	麦角アルカロイド	エルゴメトリン
子宮収縮抑制薬	β_2受容体作動薬	リトドリン
		イソクスプリン
	硫酸マグネシウム	
	カルシウム拮抗薬	

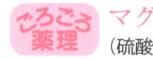 **ごろごろ薬理** マグカップ持ってリスと急ぐ、子宮収縮抑制
（硫酸マグネシウム）（リトドリン）（イソクスプリン）

子宮収縮抑制薬

　子宮を弛緩させる必要があるのは、切迫早産、切迫流産、もしくは分娩を一時的に停止させるときです。子宮収縮抑制薬には、交感神経 β_2 受容体作動薬、硫酸マグネシウム、カルシウム拮抗薬、プロスタグランジン合成酵素阻害薬などがあります。代表的なものは β_2 受容体作動薬のリトドリン、イソクスプリンが使用されます。硫酸マグネシウムは、平滑筋の Ca^{2+} チャネルで Ca^{2+} の流入を抑制することで子宮平滑筋を弛緩させます。（表59-1）。

練習問題

次の文章の（　　）内に適切な語を入れましょう。

1. 子宮が収縮することで母体から胎児が生まれるが、収縮時期が早すぎる（¹　　　　）でも遅すぎる（²　　　　）でも胎児の命は危険にさらされる。

2. 子宮収縮薬には、（³　　　　　　）および（⁴　　　　　　　）類、（⁵　　　）アルカロイドがある。（³　　　　　　　）は、視床下部で作られ（⁶　　　　）から分泌されるホルモンで、乳汁分泌作用もある。（⁴　　　　　　）類は、（⁷　　　　　　）の一種であり、（⁸　　　）陣痛に対し使用される。

3. 子宮収縮抑制薬の代表薬は、（⁹　　　）受容体作動薬であり、（¹⁰　　　）早産・流産の予防、分娩の遅延・停止に使用される。Ca^{2+} と拮抗して収縮を抑制する硫酸（¹¹　　　　）やカルシウム拮抗薬も使用される。

Point
★オキシトシン、プロスタグランジン類は子宮収縮薬。

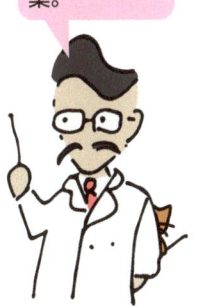

【解答】1. 早産　2. 過期産　3. オキシトシン　4. プロスタグランジン　5. 麦角　6. 下垂体後葉
7. オータコイド　8. 微弱　9. β_2　10. 切迫　11. マグネシウム

ED 治療薬、生活改善薬

NANC 神経

男性器の陰茎の勃起は、海綿体動脈が弛緩することで生じます。この弛緩は、非アドレナリン作動性非コリン作動性神経（NANC 神経）が関与し、その神経の伝達物質は一酸化窒素（NO）です。刺激を受けた神経から NO が遊離され、海綿体に流入する動脈の平滑筋のグアニル酸シクラーゼが活性化され、cGMP が上昇することで、海綿体に血液が流入して勃起します（**図 60-1**）。

ED 治療薬

平滑筋の弛緩を生じるには、cGMP の産生が必要ですが、これはホスホジエステラーゼ 5（PDE5）によって分解されてしまいます。シルデナフィルは、この PDE5 を抑制し海綿体動脈平滑筋の弛緩を持続させることで ED 治療薬としてはたらきます。PDE5 阻害薬には、ほかにバルデナフィルやタダラフィルがあります。

内皮細胞から分泌される NO やシルデナフィルは、全身の血管平滑筋も同様に弛緩させます。硝酸薬や ANP とシルデナフィルは併用禁忌です。

生活改善薬という概念

ED 治療薬のように、病気の治療のためでなく日常生活を改善し快適に過ごせるように使用される医薬品のことを、生活改善薬といいます。気になっているところを改善し、生活の質（QOL）

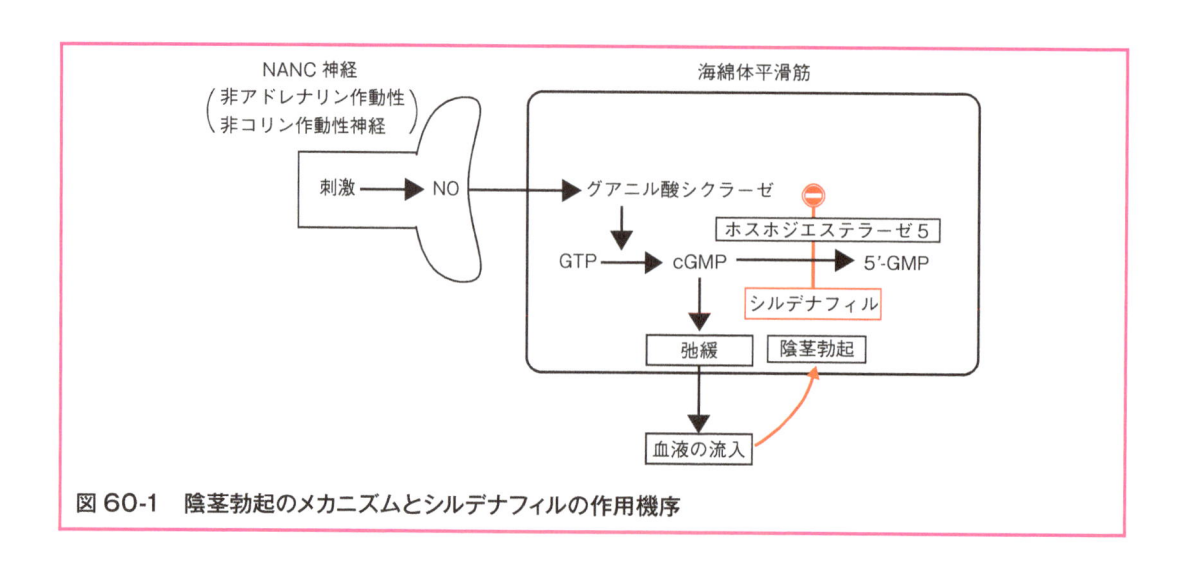

図 60-1　陰茎勃起のメカニズムとシルデナフィルの作用機序

を改善する医薬品ですが、厚生労働省の承認が必要である点では医療用医薬品と同様です。生活改善薬には、禁煙補助薬、育毛・発毛薬、勃起不全治療薬、経口避妊薬、冷え性改善薬、肌の老化防止薬などがあります（**表 60-1**）。

表 60-1　生活改善薬

種類	薬品名
育毛・発毛薬	ミノキシジル*（皮膚の血行改善、毛根活性化）
	フィナステリド（抗アンドロゲン薬）
禁煙補助薬	ニコチンガム
	ニコチンパッチ
	バレニクリン
経口避妊薬	低用量ピル
肌の老化防止薬	レチノイン酸誘導体
肝斑治療薬	ビタミンC
	グルタチオン
	エストラジオール
	トラネキサム酸
冷え性改善薬	当帰芍薬散
	温経湯
	β_3 受容体作動薬

＊ミノキシジルは KCO（カリウムチャネル開口薬）。

練習問題

次の文章の（　　）内に適切な語を入れましょう。

1. 勃起障害（ED）治療薬として、ホスホジエステラーゼ 5 阻害薬である（¹　　　　　　）、（²　　　　　　　　）、（³　　　　　　　　）が使用される。

2. 生活改善薬とは、病気の治療ではなく日常生活の不快・不便を改善し、（⁴　　　　）の向上を助ける薬である。

3. 育毛・発毛薬には、皮膚の血行改善と毛根活性化をする（⁵　　　　　　）、抗アンドロゲン薬の（⁶　　　　　　）が使用される。禁煙補助薬として、（⁷　　　　　　）パッチ・ガム、（⁸　　　　　　　）が使用される。肌の老化防止に（⁹　　　　　　）が使用され、肝斑には、ビタミン（¹⁰　　　　）、（¹¹　　　　　　　　）、（¹²　　　　　　　）、（¹³　　　　　　　）が使用される。

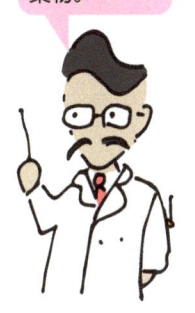

Point
★生活改善薬とは QOL の向上が目的の薬物。

Stage 61 抗菌薬の使用と注意点

抗菌薬の選択と副作用

　化学療法は、病原となるターゲットと人間の生体細胞の、代謝系あるいは構造上の違いを利用し、人間に影響を与えることなくターゲットの増殖を抑制、または死滅させることが求められます。これを選択毒性といいます。そのターゲットが細菌であるとき使用される薬を抗菌薬とよびます。抗菌薬のうち、細菌の増殖を抑制する物質が微生物によって産生されている薬を抗生物質とよびます。

　抗菌薬は、以下の項目を考慮して選択されます。①原因菌とその薬剤感受性、②感染臓器移行性（マクロライド系、テトラサイクリン系、ニューキノロン系の抗生物質は肺への移行性が高い）、③副作用、④経済性、⑤患者の状態（免疫力、肝臓機能、腎臓機能、高齢者かどうか）です。

　妊娠中の禁忌は、核酸やタンパク質合成阻害薬で、安全に使用できる抗菌薬は β ラクタム系です。

　主な抗菌薬に共通する副作用には、①過敏症（アレルギー反応、アナフィラキシー反応）、②菌交替現象、③腸内細菌叢の乱れ、④肝障害、腎障害などがあります（**表 61-1**）。使用頻度の高い β ラクタム系抗生物質は、アナフィラキシーショックに注意しなければなりません。

表 61-1　抗菌薬の作用機序と副作用

菌細胞

作用機序	種類		副作用
細胞壁合成阻害	β ラクタム系薬	ペニシリン系薬	アナフィラキシーショックなどのアレルギー反応（抗原性が強いため）
		セフェム系薬	過敏反応（皮疹、発熱）
	グリコペプチド系薬		腎障害
タンパク質合成阻害	アミノグリコシド系薬		腎障害、前庭・聴神経障害
	テトラサイクリン系薬		小児に一過性の骨発育不全、歯牙の着色、エナメル質形成不全
	マクロライド系薬		CYP3A4 と結合し活性を阻害するため、同じ代謝経路の薬剤を併用するとその薬剤の代謝が遅延する。
	クロラムフェニコール系薬		再生不良性貧血、小児でグレイ症候群
核酸合成阻害	サルファ剤、ST 合剤		消化器症状、アレルギー
	ニューキノロン系薬		消化器症状
細胞膜障害	ポリペプチド系薬		腎障害、神経障害
	抗真菌薬	ポリエンマクロライド系薬	腎障害
		アゾール系薬	肝障害

結核の治療と看護

　結核の治療では、他者への感染を防ぐことも大切です。結核を発病している人が、体の外に菌を出すことを排菌といい、咳やくしゃみによって空気感染が起こります。そこで排菌がある場合は患者さんを個室管理しマスクを着用してもらい、医療従事者は特殊なマスク（N95）を着用します。抗結核薬（**表61-2**）の4剤を約2週間服用すると、感染性はなくなるとされています。抗結核薬使用時の看護では、以下のことに気をつけましょう。

1) 抗結核薬は朝1回で服用する。
2) 耐性菌を生じさせないよう服用管理する。
3) 服用中は禁酒させる。
4) 併用薬があるか確認する
5) ツベルクリン皮内反応陰性の医療従事者は結核患者ケア後4～6週後にツ反を行う。

表61-2　主な抗結核薬

	作用機序	副作用
イソニアジド	ミコール酸合成阻害	末梢神経炎
リファンピシン	RNA合成開始阻害	黄疸、CYP450酵素誘導
エタンブトール	細胞壁合成阻害	視力障害
ストレプトマイシン	タンパク質合成阻害	聴覚毒性
ピラジナミド	ミコール酸合成阻害	肝障害、高尿酸血症

練習問題

次の文章の（　　）内に適切な語を入れましょう。

1. 抗菌薬は、（¹　　　　）を攻撃して壊したり、増殖を抑える薬である。（²　　　　）により産生された抗菌薬を抗生物質とよぶ。

2. 抗菌薬の条件は、（³　　　　）毒性があることである。また、抗菌薬の選択には、（⁴　　　　）菌、感染臓器（⁵　　　　）性、（⁶　　　　）作用、患者の状態を考慮する必要がある。

3. ペニシリン系薬は、抗原性が（⁷ 強・弱）いため、アレルギー反応を発生しやすい。
　　アミノグリコシド系薬は、副作用として（⁸　　　　　　）障害や（⁹　　　　　　）障害がある。
　　テトラサイクリン系薬は、副作用として胎児や小児に（¹⁰　　　）不全、歯牙の（¹¹　　　）、エナメル質（¹²　　　）がある。
　　マクロライド系薬は、薬物代謝酵素（¹³　　　　　）で代謝される他の薬物と併用すると、他の薬物の代謝が遅れる。（¹⁴　　　）への移行性が高い。
　　クロラムフェニコール系薬は、（¹⁵　　　　　）性貧血を生じる可能性がある。

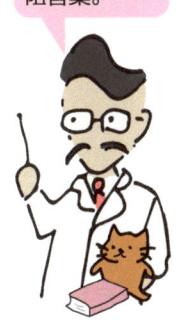

Point
★妊娠中の禁忌は核酸やタンパク質合成阻害薬。

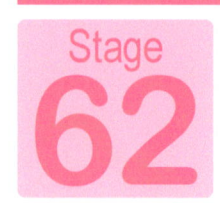

抗ウイルス薬

抗ウイルス薬のターゲット

　ウイルスに対する化学療法に使用される薬物を抗ウイルス薬とよびます。ウイルスは、自分自身では複製ができないので、宿主の細胞の中に入り込み宿主の DNA や RNA やタンパク質の合成過程を利用して増殖し、遊離します。宿主の細胞の中に入るウイルスを攻撃するため、抗ウイルス薬は宿主の正常細胞に害がなく、ウイルスの増殖過程の特徴的なところを阻害するという選択毒性が求められます。

　ウイルスは、宿主の細胞に吸着して侵入すると、外皮を脱殻しウイルスの核酸を宿主細胞の中に出します。その後宿主の RNA、DNA を使用して複製、転写、タンパク質を合成して、ウイルスを増殖させ、組み立てて、遊離します。抗ウイルス薬は、その中の過程を阻害することでウイルスの増殖を抑制します（**図 62-1**）。

主な抗ウイルス薬

　主な抗ウイルス薬の作用機序と副作用を**表 62-1** にまとめました。

　プリンやピリミジンのアナログは、DNA や RNA を構成するヌクレオシドに類似しているため、ウイルスの転写時に通常のヌクレオシドと間違えて取り込まれます。すると正常なヌクレオシドではないため、ウイルスの DNA 合成が阻害され、増殖が抑制される作用機序を示します。

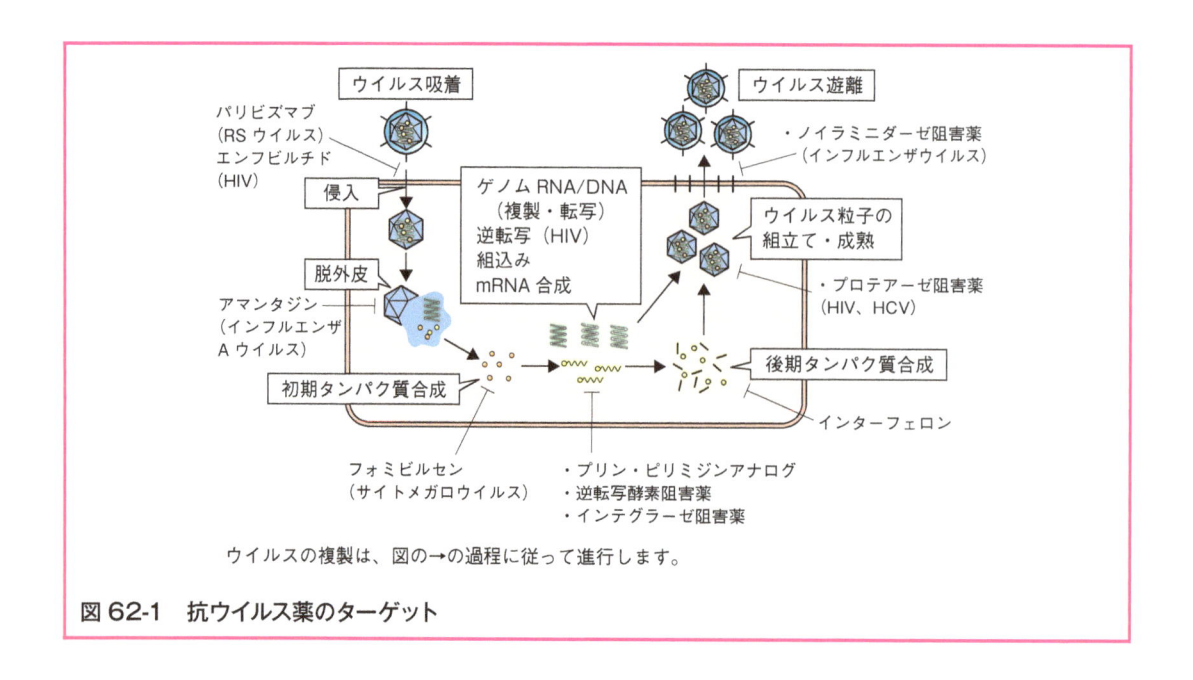

図 62-1　抗ウイルス薬のターゲット

表 62-1　主な抗ウイルス薬の作用機序と副作用

抗ウイルス薬		薬物名		副作用
抗ヘルペスウイルス薬		アシクロビル	プリンアナログ	下痢、肝障害
		ビダラビン（ara-A）	プリンアナログ	精神障害、皮膚障害
抗サイトメガロウイルス薬		ガンシクロビル	プリン・ピリミジンアナログ	骨髄抑制、不眠
		ホスカルネット	DNA 合成阻害	腎障害
抗肝炎ウイルス薬	B 型	ラミブジン	逆転写酵素阻害薬	貧血、血小板減少
	C 型	リバビリン	プリンヌクレオシドアナログ	貧血、血小板減少
		インターフェロン	タンパク質合成阻害	抑うつ、自殺企図、間質性肺炎
抗インフルエンザウイルス薬		アマンタジン	脱殻阻害	不眠、抑うつ、吐き気、嘔吐
		オセルタミビル	ノイラミニダーゼ阻害薬	吐き気、嘔吐
		ファビピラビル	RNA ポリメラーゼ阻害薬	血中尿酸増加、下痢
抗 HIV 薬		ジドブジン	逆転写酵素阻害	貧血、嘔気
		リトナビル	プロテアーゼ阻害薬	下痢、悪心
		ラルテグラビル	インテグラーゼ阻害薬	スティーブンス・ジョンソン症候群
抗 RS ウイルス薬		パリビズマブ	ウイルス侵入阻害	アナフィラキシーショック

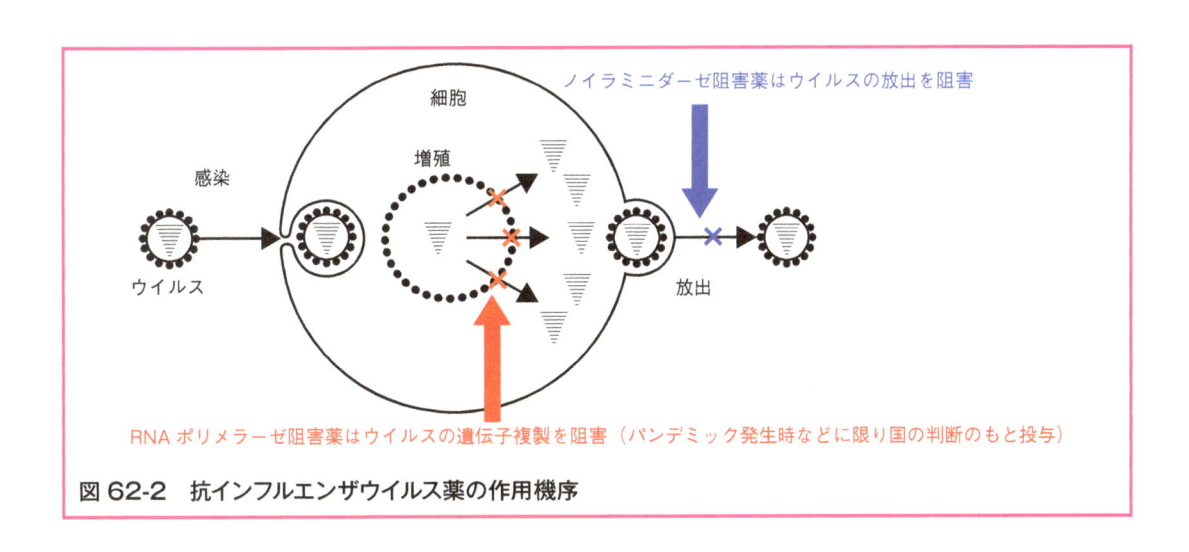

図 62-2　抗インフルエンザウイルス薬の作用機序

　インフルエンザの治療に抗インフルエンザウイルス薬が使用され、その作用機序はさまざまです（**図 62-2**）。オセルタミビルは、インフルエンザウイルスが細胞に侵入し増殖後に放出されるときに必要なノイラミニダーゼという酵素を阻害することで、インフルエンザウイルスの拡散を阻害します。一方、ファビピラビルは、インフルエンザウイルスが細胞に侵入後に遺伝子の複製をするのを阻害します。この薬は、種々のインフルエンザウイルスに対する抗ウイルス作用があり、エボラ出血熱、ノロウイルス、西ナイル熱、黄熱ウイルスにも抗ウイルス作用も期待されています。また、アマンタジンは、パーキンソン病の治療薬としても使用されています。

　インターフェロン製剤は、抗ウイルス作用、抗腫瘍作用、免疫増強作用を示す薬剤です。

エイズ（HIV 感染症）

　エイズ（後天性免疫不全症候群）は、HIV ウイルスが感染して免疫機能が低下し合併症を伴う進行性の疾患です。HIV ウイルスが宿主の T 細胞の CD4 受容体に結合・感染して細胞機能を障害

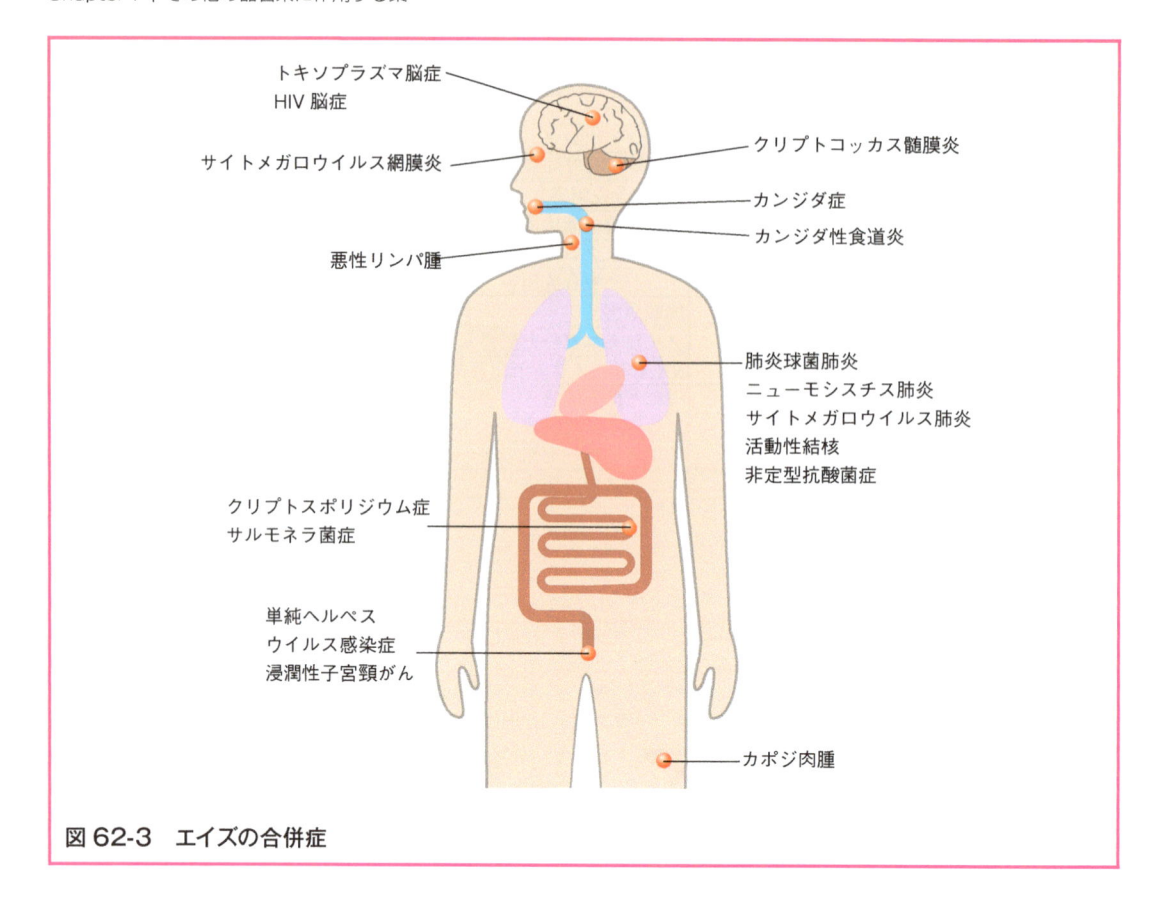

図 62-3　エイズの合併症

しT細胞を破壊し、宿主に免疫不全をもたらします。感染初期の短いインフルエンザ様の症状を呈した後、長期間の無症候状態になります。その後発病期になると、倦怠感、体重減少、下痢、帯状疱疹、風邪のような症状があらわれます。さらにT細胞が減少することで日和見感染が起こり、ニューモシスチス肺炎、カポジ肉腫、悪性腫瘍のような生命を脅かすような症状も起きます。また、感染が脳の神経細胞に及ぶことで、精神障害や記憶障害を呈することもあります（**図 62-3**）。

抗 HIV 薬

　現在では抗 HIV 薬もありますが、完全に HIV ウイルスを体内から消滅させるものではありません。HIV 感染症に対する第一選択薬はジドブジンでヌクレオシド系逆転写酵素阻害が作用機序です。HIV ウイルスの増殖が抑制されます。副作用には、好中球減少症および貧血があります。そのほか、非ヌクレオシド系逆転写酵素阻害薬（ネビラピン）、プロテアーゼ阻害薬（リトナビル）、インテグラーゼ阻害薬（ラルテグラビル）などもあります。これらの抗 HIV 薬は単独で使用するのではなく、抗 HIV ウイルス薬の3、4種類を組み合わせて投与する多剤併用療法（HAART）が HIV キャリアの延命に著しく貢献しています。ヌクレオシド逆転写酵素阻害薬2剤とプロテアーゼ阻害薬1剤との3剤併用などの例があります。

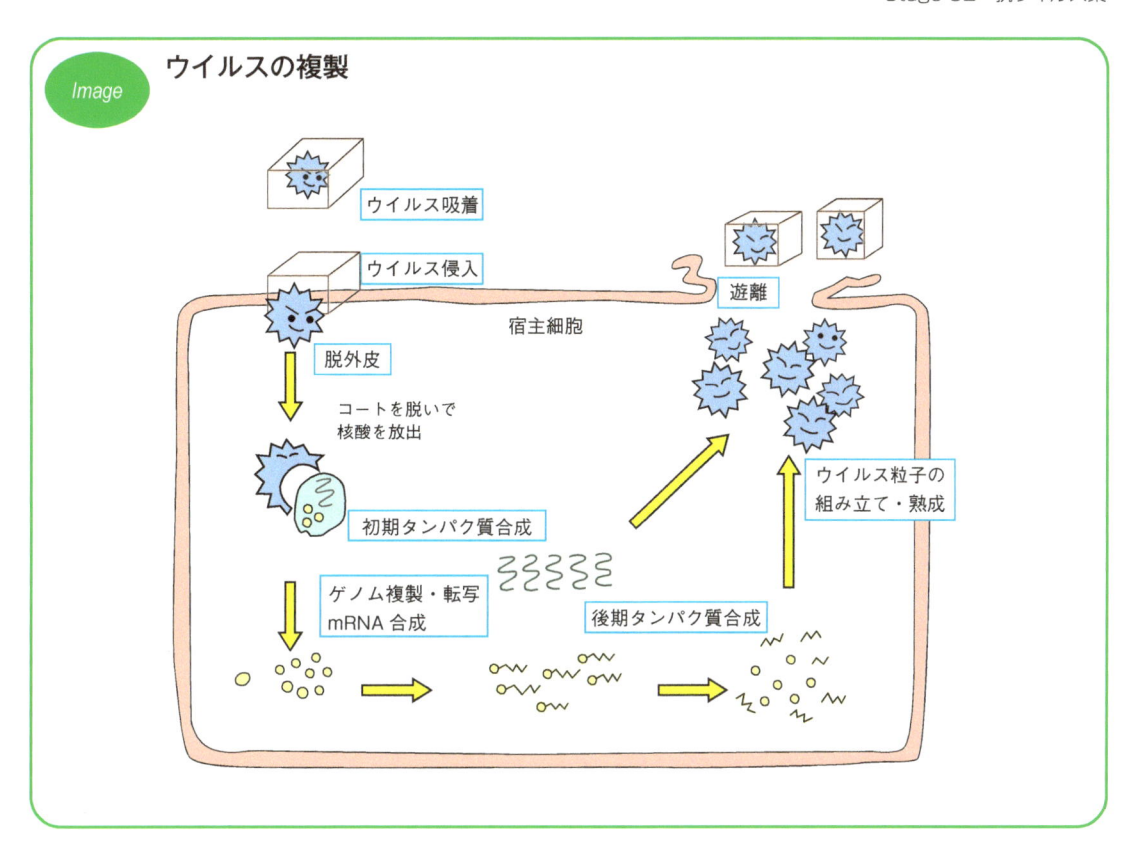

Image

ウイルスの複製

- ウイルス吸着
- ウイルス侵入
- 脱外皮
- コートを脱いで核酸を放出
- 宿主細胞
- 初期タンパク質合成
- ゲノム複製・転写 mRNA 合成
- 後期タンパク質合成
- ウイルス粒子の組み立て・熟成
- 遊離

練習問題

次の文章の（　　）内に適切な語を入れましょう。

1. ウイルスは、(^{1}　　　　　）の細胞の機構に依存して増殖するため、抗ウイルス薬はウイルスの（^{1}　　　　　）細胞への吸着、侵入などウイルスの特徴的な増殖過程を阻害する高い（^{2}　　　　　）が必要になる。

2. 抗ヘルペスウイルス薬のアシクロビルの副作用として（^{3}　　　　　）や（^{4}　　　　　）がある。抗サイトメガロウイルス薬のガンシクロビルの副作用には（^{5}　　　　　）や（^{6}　　　　　）がある。抗肝炎ウイルス薬には（^{7}　　　　　）（B型肝炎）、（^{8}　　　　　）（C型肝炎）、および（^{9}　　　　　）がある。抗インフルエンザウイルス薬には、パーキンソン病治療薬でもある（^{10}　　　　　）やノイラミニダーゼ阻害薬である（^{11}　　　　　）がある。

3. エイズは、HIV ウイルスの感染で生じる（^{12}　　　　　）不全の合併症を伴う進行性の疾患である。抗 HIV 薬のジドブジンはヌクレオシド系（^{13}　　　　　）酵素を阻害する。

Point

★ウイルスの吸着、増殖、組み立て、遊離の各段階で阻害。

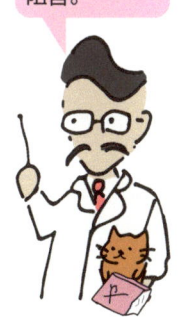

【解答】1. 宿主　2. 選択毒性　3〜4. 下痢、肝障害（順不同）　5〜6. 骨髄抑制、不眠（順不同）
7. ラミブジン　8. リバビリン　9. インターフェロン　10. アマンタジン　11. オセルタミビル
12. 免疫　13. 逆転写

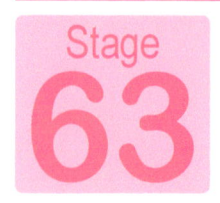 Stage 63 抗悪性腫瘍薬

抗悪性腫瘍薬と核酸・タンパク質合成阻害機序

　悪性腫瘍は、細胞が異常に増えて塊になり周囲の組織に浸潤する腫瘍をいいます。治療法には放射線治療、外科手術での除去、抗悪性腫瘍薬による化学療法、そして免疫療法があります。抗悪性腫瘍薬は、白血病や転移したがんを特に対象としています。抗悪性腫瘍薬は、核酸やタンパク質が合成される過程を阻害することで腫瘍細胞を増殖させないようにします。DNA 鎖の間に入ることで DNA を傷害する薬物もあります（**図 63-1**）。

　抗悪性腫瘍薬は、正常な細胞の DNA も傷害するため、強い副作用が頻繁にみられます。特に、骨髄、毛髪や皮膚、消化管粘膜のような細胞分裂の盛んな組織が影響を受けやすく、感染症（白血球減少）、出血（血小板減少）、貧血、嘔吐、下痢、脱毛などが生じます。

その他の抗悪性腫瘍薬

　上述の抗悪性腫瘍薬以外には、ホルモン製剤や分子標的薬があります（**表 63-1**）。ホルモン製剤は、がん細胞を増やす体内のホルモンを抑制する薬です。分子標的薬は、がんの増殖に関連する特定の因子に結合して阻害する特異性の高い薬物です。

抗体薬

　抗体薬とは、分子標的薬の一種で、がん細胞の増殖に関与している特定の分子を抗原とみたてて人工的に作った抗体のことです。通常の抗体は、動物の血清を抗原にして調製するため、いろいろ

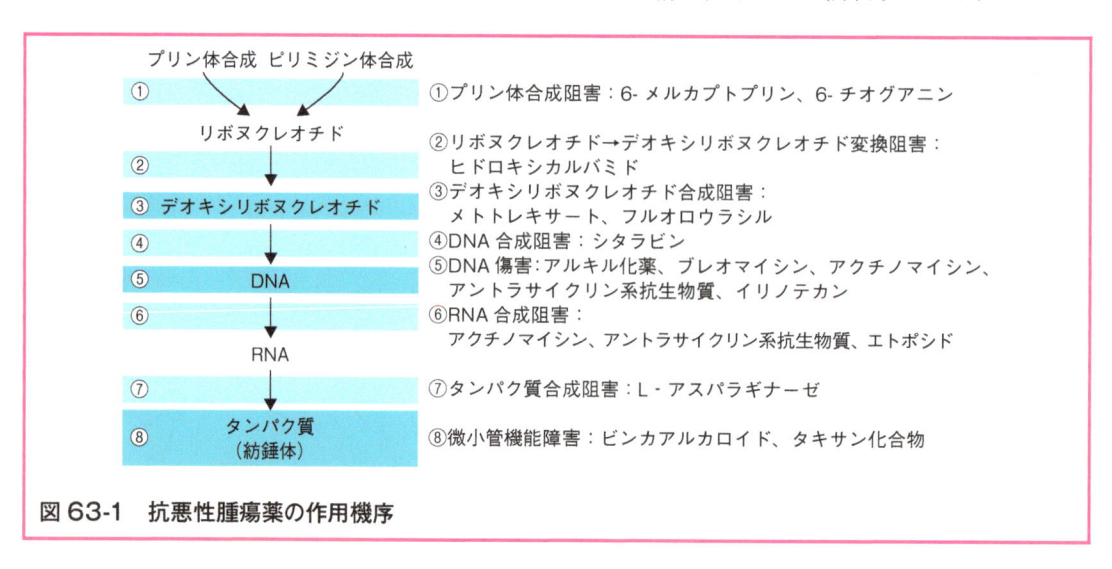

図 63-1　抗悪性腫瘍薬の作用機序

表 63-1　その他の抗悪性腫瘍薬

	薬品名	作用機序；適応症
ホルモン製剤	エストロゲン、リュープロレリン	前立腺がんの治療
	アンドロゲン	乳がんの治療
	タモキシフェン（抗エストロゲン）	乳がんの治療
	アロマターゼ阻害薬	アンドロゲンをエストロゲンに変換させる酵素を阻害しエストロゲン依存性乳がん細胞の増殖を抑制する
	副腎皮質ステロイド	白血病、悪性リンパ腫
分子標的薬	ゲフィチニブ（イレッサ®）	上皮成長因子受容体（EGFR）チロシンキナーゼ阻害；非小細胞肺がん
	イマチニブ（グリベック®）	BCR-ABL チロシンキナーゼおよび KIT チロシンキナーゼ阻害；慢性骨髄性白血病、消化管間質腫瘍
	ボルテゾミブ（ベルケイド®）	プロテアソーム阻害薬（アポトーシス誘導）；多発性骨髄腫
	リツキシマブ（リツキサン®）	CD20 発現 B 細胞（非ホジキン性）；リンパ腫
	トラスツズマブ（ハーセプチン®）	HER-2 タンパクを標的とする抗体薬；乳がん
	ベバシズマブ（アバスチン®）	血管新生阻害薬（血管内皮細胞増殖因子 VEGF を標的とする抗体薬）；大腸がん

な抗体の混合物ですが、抗体薬は標的にする分子に対する単一の抗体産生細胞からクローン技術で作成されます（モノクローナル抗体、Stage 53）。標的とする分子には、がん遺伝子、増殖関連因子、血管新生関連因子などがあります。

練習問題

次の文章の（　　）内に適切な語を入れましょう。

1.　悪性腫瘍の治療は、腫瘍が局所的である場合（¹　　　　）での除去および放射線治療を実施するが、全身性である場合化学療法が実施される。

2.　抗悪性腫瘍薬は、（²　　　　）や（³　　　　）合成を阻害することで作用する。それらには、副作用として（⁴　　　）（白血球減少のため）、出血、（⁵　　　）、（⁶　　　）、（⁷　　　）、脱毛などがある。

3.　抗悪性腫瘍薬には、ホルモン製剤や（⁸　　　）標的薬もある。ホルモン製剤には、前立腺がん治療に使用される（⁹　　　　）、（¹⁰　　　　）、乳がんの治療に使用される（¹¹　　　　）、（¹²　　　　）、（¹³　　　　）、白血病および悪性リンパ腫の治療に使用される（¹⁴　　　　）がある。

　　また分子標的薬には、非小細胞肺がんに使用される（¹⁵　　　　）、慢性骨髄性白血病および消化管間質腫瘍に使用される（¹⁶　　　　）、多発性骨髄腫に使用される（¹⁷　　　　）、CD20 発現 B 細胞（非ホジキン性）リンパ腫に使用される（¹⁸　　　　）、乳がんに使用される（¹⁹　　　　）、大腸がんに血管新生を抑制する目的で使用される（²⁰　　　　）がある。これらは、特定の因子に結合して（²¹　　　　）する、特異性の（²² 高・低）い薬物である。

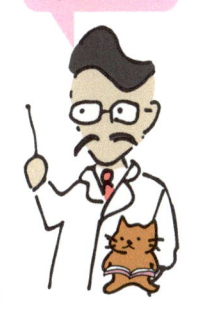

Point
★核酸・タンパク質合成阻害薬は副作用が強い。

【解答】1.　外科手術　2〜3.　核酸、タンパク質（順不同）　4.　感染症　5〜7.　貧血、嘔吐、下痢（順不同）　8.　分子　9〜10.　エストロゲン、リュープロレリン（順不同）　11〜13.　アンドロゲン、タモキシフェン、アロマターゼ阻害薬（順不同）　14.　副腎皮質ステロイド　15.　ゲフィニチブ　16.　イマチニブ　17.　ボルテゾミブ　18.　リツキシマブ　19.　トラスツズマブ　20.　ベバシズマブ　21.　阻害　22.　高

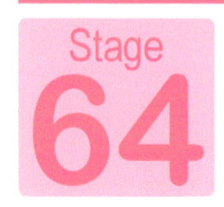

急性薬物中毒の治療

Stage 64

対処と管理

　急性薬物中毒は、過剰用量の投与時や、合併症や体質のため投与してはならない患者に薬物を投与したときに起こります。急性薬物中毒が起きた際、原因物質が生体に及ぼす有害反応を最小化するためには迅速な対応と情報収集が鍵となります。急性薬物中毒患者には、中毒救急の ABCD、毒性薬物の同定、薬物除去、排泄促進の順に対処します。

1）中毒救急の ABCD

　中毒救急の ABCD は、急性中毒救急の緊急の対応についてわかりやすく ABCD にまとめたものです（**図64-1**）。

　Airway（気道）：気道の確保と維持

　Breathing（換気）：人工呼吸などでの呼吸の確保と維持（呼吸数、呼吸音、酸素飽和度）

　Circulation（循環）：脈拍、心拍数、リズム、血圧の確認

　Dextrose（ブドウ糖液）または Drug（薬物・解毒薬）：血糖値が低い場合にはブドウ糖液を静脈内投与（Stage 42）。中毒の原因物質が分かるときは解毒薬投与（**表64-1**）。

2）毒性薬物の同定

　毒性薬物がどのような薬物なのかわからない場合、特徴的な症状、血液検査、心電図、レントゲン画像などの検査データから推測する必要があります。

3）薬物除去

　毒性薬物の生体への影響を最小限にするために薬物除去を行います。患者に意識があれば催吐薬

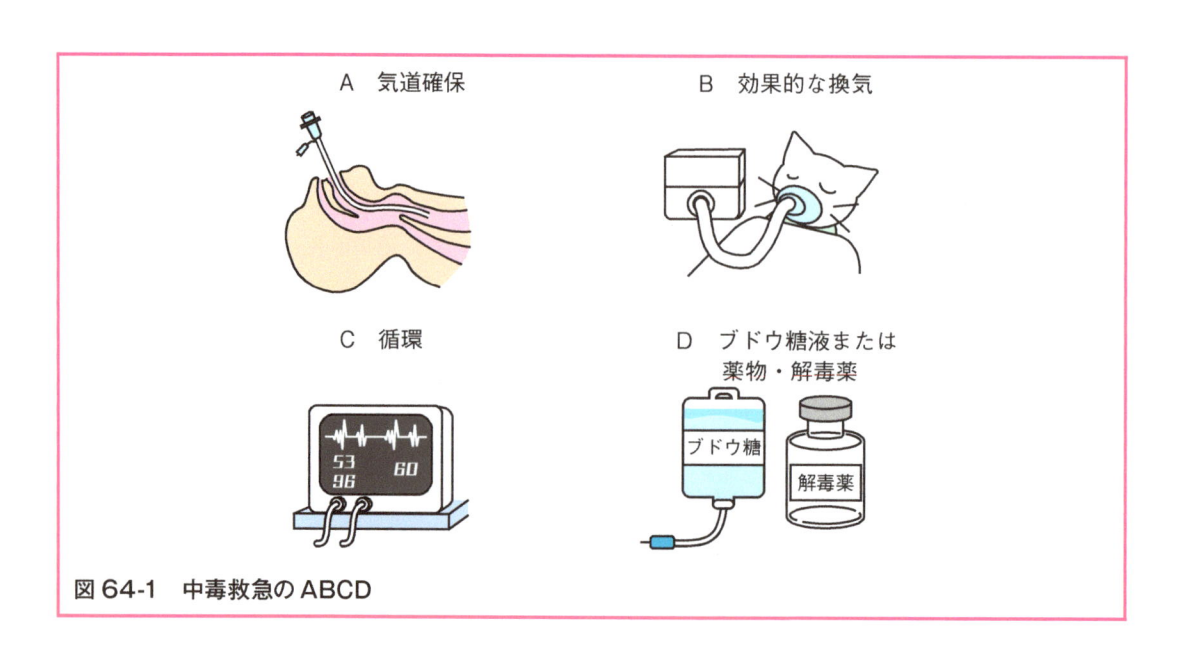

図64-1　中毒救急の ABCD

表64-1　特定の解毒薬

毒物・中毒薬物	解毒薬	作用機序
アセトアミノフェン	アセチルシステイン	グルタチオンの前駆物質
カルシウム拮抗薬	アドレナリン	心臓のβ作用と血管のα作用刺激
コリンエステラーゼ阻害薬	アトロピン	ムスカリン受容体遮断
カフェイン、アンフェタミン	エスモロール	短時間のβ受容体遮断作用
メタノール、エチレングリコール	エタノール	アルコール・アルデヒド脱水素酵素の競合
ベンゾジアゼピン系睡眠薬	フルマゼニル	ベンゾジアゼピン受容体拮抗
β遮断薬	グルカゴン	心筋細胞内cAMP生成亢進、心機能回復
銅、鉛、ヒ素	ペニシラミン	キレート作用
麻薬性鎮痛薬、アヘン、ヘロイン	ナロキソン	オピオイド受容体拮抗
有機リン系殺虫剤、サリン	プラリドキシム（2-PAM）	アセチルコリンエステラーゼ再活性化

を投与しますが、意識がないときは禁忌です。消化管内の毒性薬物を体外に排出するために、胃洗浄や胃洗浄の後の活性炭、腸洗浄、下剤などを行います。

4）排泄促進

　中毒薬物の尿量を増やし体外へ排出します。輸液1,000 mLを1時間で投与し、その後アルカリを投与して尿をアルカリ性にすることで弱酸のバルビツール酸やサリチル酸の排泄を促します。逆に、尿を酸性にすることでアンフェタミンやニコチンなどの弱塩基物質の排泄を促します。血液透析も有用です。

練習問題

次の文章の（　　　）内に適切な語を入れましょう。

1. 急性薬物中毒は、（¹　　　　）な用量を投与したときや、（²　　　　）や体質のため投与してはならない患者に薬物を投与したときに発生する。

2. 急性薬物中毒患者の対処は、中毒救急のABCD（A：（³　　　　）、B：（⁴　　　　）、C：（⁵　　　　）、D：（⁶　　　　））、毒物薬物の（⁷　　　　）、薬物（⁸　　　　）および排泄促進が重要である。薬物の除去には、患者に意識があれば（⁹　　　　）を使用する。排泄の促進は、尿を（¹⁰　　　　）性にすることで、アンフェタミンなどの弱（¹¹　　　　）物質の排泄を高める。尿をアルカリ化することで弱酸のサリチル酸や（¹²　　　　）酸の排泄を高める。排泄には、血液（¹³　　　　）も有用である。

3. 中毒薬に対する特定の解毒薬もある。アセトアミノフェンの過剰投与に対し（¹⁴　　　　）が、コリンエステラーゼ阻害薬に対し（¹⁵　　　　）が、メタノール、エチレングリコールに対し（¹⁶　　　　）が、ベンゾジアゼピン系睡眠薬に対し（¹⁷　　　　）が使用される。また銅、鉛、ヒ素中毒に対し（¹⁸　　　　）が、オピオイド中毒に対し（¹⁹　　　　）が、有機リン殺虫剤やサリンに対し（²⁰　　　　）が使用される。

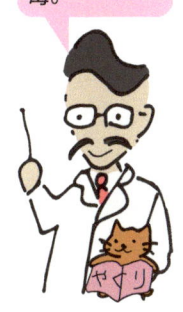

Point
★呼吸確保、血流確保、そして排泄と解毒。

【解答】1. 過剰　2. 合併症　3. 気道　4. 換気　5. 循環　6. ブドウ糖液または薬物・解毒薬　7. 同定　8. 除去　9. 催吐薬　10. 酸　11. 塩基　12. バルビツール　13. 透析　14. アセチルシステイン　15. アトロピン　16. エタノール　17. フルマゼニル　18. ペニシラミン　19. ナロキソン　20. プラリドキシム

《参考図書》

1. 休み時間の薬物治療学、柳澤輝行・藤下まり子、講談社、2009
2. 休み時間の薬理学 [第 3 版]、丸山敬、講談社、2021
3. 休み時間の免疫学 [第 3 版]、齋藤紀先、講談社、2018
4. 新薬理学入門 [第 3 版]、柳澤輝行他、南山堂、2008
5. カッツング薬理学 [原書 10 版]、柳澤輝行他（監訳）、丸善出版、2009
6. カッツング薬理学エッセンシャル [原著 12 版]、柳澤輝行他（監訳）、丸善出版、2021
7. イラストレイテッド薬理学 [原書 6 版]、柳澤輝行・丸山敬（監訳）、丸善出版、2016
8. FLASH 薬理学、丸山敬、羊土社、2018
9. 薬物治療学、越前宏俊・鈴木孝（編集）、医学書院、2009
10. カラー版内科学、門脇孝・永井良三（総編集）、西村書店、2012
11. 看護のための臨床病態学 [第 3 版]、浅野嘉延・吉山直樹、南山堂、2017
12. 生理学テキスト [第 9 版]、大地陸男、文光堂、2022
13. 人体の構造と機能 [第 4 版]、エレイン N. マリーブ、医学書院、2015
14. サイエンスビュー　生物総合資料、実教出版編集部（編集）、2024
15. まんが医学の歴史、茨木保、医学書院、2008
16. 病気がみえる vol.7 脳・神経 [第 2 版]、医療情報科学研究所（編集）、メディックメディア、2017

著者紹介

柳澤 輝行（やなぎさわ てるゆき）

1950 年生まれ。東北大学医学部卒業、同大学大学院医学研究科博士課程修了、医学博士。現在芳縁在宅診療所八幡院長。東北大学名誉教授。元東北福祉大学健康科学部教授。おもな共著書に『休み時間の薬物治療学』（講談社）、『新薬理学入門（第3版）』（南山堂）、『カッツング薬理学エッセンシャル（翻訳）』（丸善出版）、『イラストレイテッド薬理学　原著6版（翻訳）』（丸善出版）などがある。

小橋 史（こばし ふみ）

1965 年生まれ。岡山大学薬学部薬学科卒業。薬剤師。製薬会社の研究員として勤務後、現在は実務翻訳者として働く。

NDC 491.5　　189p　　26 cm

休み時間シリーズ（やす じかん）

休み時間のワークブック　薬理学（やす じかん・やくり がく）

2019 年 11 月 6 日　第 1 刷発行
2024 年 9 月 12 日　第 3 刷発行

著　者	柳澤　輝行（やなぎさわ てるゆき）・小橋　史（こばし ふみ）
発 行 者	森田　浩章
発 行 所	株式会社　講談社

〒112 - 8001　東京都文京区音羽 2-12-21
　　販　売　(03)5395-4415
　　業　務　(03)5395-3615

KODANSHA

編　集　株式会社　講談社サイエンティフィク
　　　　代表　堀越俊一
〒162-0825　東京都新宿区神楽坂 2-14　ノービィビル
　　編　集　(03)3235-3701

本文データ制作　株式会社双文社印刷
印刷・製本　株式会社ＫＰＳプロダクツ

ISBN978-4-06-517133-2